JN276563

The Integrative
Family Therapy Supervisor:
A Primer

家族療法の
スーパーヴィジョン

――― 統合的モデル ―――

❦

ロバート・E・リー
クレッグ・A・エベレット

福山和女　石井千賀子＝監訳
日本家族研究・家族療法学会評議員会＝訳

Ψ
金剛出版

The Integrative Family Therapy Supervisor : A Primer
by Robert E. Lee and Craig A. Everett

Copyright © 2004 by Taylor & Francis Book, Inc.
Japanese translation rights arranged with Paterson Marsh Ltd.
through Japan UNI Agency, Inc., Tokyo.

家族療法の次世代に向けて

楢林理一郎（湖南クリニック，前・日本家族研究・家族療法学会会長）

　精神科医療，心理，福祉，教育あるいは司法などの心理的な支援を行うさまざまな臨床現場で，家族も含めた援助の必要性が認識されるようになって久しい。個人や家族が直面する心理的，行動的な問題の解決に向けて，個人のみならず，その家族，さらにはそれら個人や家族を取り巻く環境を含むより大きなシステムを視野に入れて支援を組み立てた方が有効であることを，多くのメンタルヘルスの専門家は感じとっている。

　本邦において，家族療法が紹介されたのは1980年代初頭のことであった。1960年代初めより欧米を中心に発展してきたシステム論的家族療法は，システム論という新しい視点と共に筆者をも含む当時の若い臨床家たちを魅了し，またたく間に全国的に展開した。それはちょうど，そのころ臨床的な問題となり始めていた不登校や家庭内暴力，摂食障害，境界性パーソナリティ障害などの若者を巡る新しい課題に当時の臨床家が直面しており，それらが家族的な背景と密接に関連していることが見て取れ，新しい臨床の方法論を求める機運が大変高まっていた時代状況とも関連していた。

　新しい臨床の方法論は，しばしば，その時代の臨床的，社会的な問題解決を求める要請を背景にして発展する。1984年に日本家族研究・家族療法学会が創立されて30年近くが経とうとしているが，この間の家族療法，家族援助へのニーズの拡がりは改めていうまでもないであろう。そして，本学会創立当時の若い臨床家たちも，今やこの領域では中核をなし，指導的な立場にあって次の世代を担う若い臨床家たちに自分たちの経験を伝える時期に達している。

　いかに家族療法を教えるか。じつはそれは簡単なことではない。いくつか理由が挙げられる。筆者が思うに，一つには，臨床の技術を伝えることの困難さがある。臨床とは，理論的な背景を共有したとしても，実際にはきわめて個別的なものであり，一人ひとりのクライエントに合わせて工夫するオーダーメイドな行為である。家族療法的にいえば，治療者とクライエントの間で形成される個々の治療的コンテクストに即して，問題解決に向けて対話に基づく相互交流のプロセスを構成していくことである。そして，そのプロセスは治療ごとに固有のものなのである。二つ目には，家族療法自体の持つ多様性にあろう。実際，ひとことで家族療法を定義することは大変難しい。かつてのシステム論的家族療法が主流であった時ですら，構造的家族

療法，戦略的家族療法，ボーエン理論に基づく家族療法，ミラノ派とも呼ばれたシステミック家族療法などさまざまな流派がみられ，1980年代後半の家族療法の言語論的／解釈学的転回以降のナラティヴ・セラピーや協働的対話モデル，リフレクティング・チームなどが大きな流れとして加わり，それらを一つの言葉で家族療法として説明することが大変難しいという事情がある。三つ目には，家族療法の教え方について，本邦ではまだその方法が十分に標準化されていないことが指摘できよう。上に述べたような概念の広い家族療法すべてを一人の臨床家が教えるということは，実際かなり困難なことなのである。教える臨床家の臨床的，理論的背景によって，教える家族療法の内容もかなりの幅があるのが実情といえよう。

　しかし，拡がるニーズに対して家族療法をいかに教え，次世代の家族療法家を育てていくかは，本学会にとって必ず取り組まねばならない課題であった。

　将来の資格化も遠望しながら，本学会が教育研修制度の整備に取り組みはじめたのは10年ほど前のことである。以来検討を重ね，2003年にはそのはじめの里程標として『臨床家のための家族療法リソースブック：総説と文献105』（金剛出版）を上梓した。さらに次の段階として，家族療法を教えることのできる学会認定スーパーヴァイザー制度を創設する方向が決まり，AAMFT（American Association for Marriage and Family Therapy：米国夫婦家族療法学会）など，その領域では一日の長のある米国の制度を参考に整備を図ることになった。その際，スーパーヴァイザー養成のための教科書となるような参考文献として選定されたのが本書であった。

　本書は，そのタイトルにも書かれているように，最近の家族療法の中心的な流れとなっている統合的家族療法の視点に立つものである。また，スーパーヴァイザーとしてスーパーヴァイジーに家族療法を指導する立場の臨床家に向けて書かれており，著者のRobert E. Lee, Craig A. Everettの豊富なスーパーヴィジョン経験に裏打ちされた質の高い書である。本書によって，本邦でもスーパーヴィジョンのレベルが標準化され，その質が担保されるようになることを期待するものである。本書を紹介し，翻訳に精力的に取り組んでこられた監訳者の福山和女，石井千賀子両氏ならびに訳者諸氏のご努力に感謝を申し上げたい。

　本書の上梓と相前後して，上に述べた本学会の学会認定スーパーヴァイザー制度の運用が開始される予定である。本書が，多くの家族療法家のための指針となることを期待したい。

序　文

　本書は，関係療法や家族療法のスーパーヴィジョンの入門書である。夫婦家族療法などの実践家への新しい世代の臨床教育者とスーパーヴァイザーに対して知識提供することを目的としている。家族療法のスーパーヴィジョンに関する文献はこの10年間にいくつか刊行された。しかし，私たちは，本書がさまざまな厳しい臨床現場における統合的臨床実践に焦点をあてたという意味で，この領域での歴史的，画期的なものとなると期待する。今日の家族療法家には，過去の世代の先達がしていたような単一介入モデルを適用しているものはほとんどいない。この分野が発展し，臨床の全疾患に家族療法が広く適用されるようになり，さらに公的ヘルスケアの実施に伴い，夫婦家族療法などの実践家に課せる役割や期待が大きく変化した。

　私たちが焦点をあてたのは，**それぞれの実践家のレベルに合った一つの統合的スーパーヴィジョン・モデル**である。本書は，大学院をはじめ，教育現場や民間養成機関での家族療法コースのスーパーヴィジョンのテキストとして用いられることを期待している。また，本書をAAMFT（American Association for Marriage and Family Therapy：米国夫婦家族療法学会）認定スーパーヴァイザー候補生のためのワークブックとして用いることもできる。本書は，メンター（指導者）のもとで学びを終了する者に対して，認定申請に必要な基本的指針および実践内容の内省・習得の基盤を提供することを目標とする。

　私たちはこの30年にわたり夫婦家族療法家を教育し，スーパーヴィジョンを実践してきた。その訓練の場には，開業クリニック，行政の機関，大学院の授業，ワークショップ，研究所が含まれている。これらのどの場所であってもスーパーヴィジョンはAAMFTの要綱に準じて行われている。私たちの教育・訓練に用いたアプローチは，夫婦家族療法の実践上の変化－専門的，理論的，環境的（現場）変化に応じて，進化してきている。

家族療法分野における変化

　臨床に関わる皆さんの多くは，現在使っているセラピーやスーパーヴィジョ

ンのアプローチが「折衷的な」,あるいは「統合的な」ものであるというだろう。しかし,25年前の夫婦家族療法の分野では,現在とは異なり,パイオニアとされた主要理論や理論家への忠誠心が求められたのが特徴であった。当時,この分野はどちらかというと,ばらばらでしかも混沌としていた。全米レベルでは,精神保健領域の専門家としての認めを得るための競い合いがあり,一方で,家族療法家の間には,理論や志向(オリエンテーション)の点で内部的分裂があった。統合という概念は,パイオニアたちには受け入れられなかった。まるできょうだい喧嘩のように,互いに自らのアプローチをもっとも効果的でシステム論的である,と主張した。同じようなシステム論的志向であるにもかかわらず,初期のパイオニアたちにとっては,彼らの特定のシステム論的概念を合わせて夫婦家族療法分野全体の統一した共通基盤として認めることが困難であったと思われる。

家族システム内と同様に,世代間でも信念や価値観は変化してきた。主要理論同士にみられた競り合いも,徐々に「等価性」の考え方を持つようになった。つまり,すべての治療的な道は,癒しへと導かれ,すべてのアプローチは,共通した治療的要素をもつとする考え方である。今日の議論の多くは,治療のジェネリックな側面が取り上げられ,「治療的同盟」「喪失」「ライフサイクル」「アイソモーフィズム」「分化」などの核となる概念を確認することや,エナクトメント,儀式,リフレーミング,ジェノグラムの用い方などの介入方法について証明することが中心となっている。最初に受けた訓練,用いた概念,介入方法がどの学派に属したものであっても,読者の多くは,今では上述の用語や技術を使っているだろう。

家族に対する治療においてみられるこのような変化に並行して,夫婦家族療法の実践家の数も激増し,臨床環境も拡張された。このような領域の発展と成長が,臨床での実践方法や考え方に独特の影響を与えることになった。

読者の多くは,伝統的な一人体制ないしはグループでの開業の場や高度の教育機関での実践をしているだろう。多くの家族療法家は,コミュニティーの精神保健センター,精神科病院,家族サービス機関,児童福祉プログラムで働いている。また,非行少年の入所プログラム,医療機関,宗教法人の家族カウンセリング・サービス,ホスピスに従事しているものもいる。そのほかにも,家族療法家は,アメリカ生まれの市民,移民の一世,二世,他の大陸からの市民に対するプログラムを実践している。ある人々は家庭に出向き家族療法のスーパーヴィジョンを行う。あるいはコミュニティーの中で特定の人々向けの,たとえば,軍の基地,メノナイト派の信者の地域,インディアンの保護区,フモン族やメキシコ人のコ

ミュニティー・センターでも行う。今日，家族療法家はさまざまなクライエントに会う。「異性愛の」人々，同性愛のゲイやレスビアン，両性愛者，性転換を行った人，そしてさまざまな年齢の人々に会う。あなたのクライエントの中にはいろいろな意味で特権階級の人も，そうでない人もいるだろう。

　このような話はまだまだ続けることができるが，皆さんに一番伝えたいことは，家族療法のスーパーヴァイザー，あるいは AAMFT 認定のスーパーヴァイザーを目指している方々がもっている教育体験，キャリア体験，価値観，ニーズを高く評価しているということである。私たちは多くの異なった訓練や多様なコンテクストの中での臨床体験をしてきているので，一つの特定の方法だけが効果的であるとは期待できないことを知っている。伝統的な授業を受けてきた人たちがそこでの授業の講義目標にがっかりしたこと，また自分たちのユニークな体験やストーリーが尊重されたとは感じられなかったという失望体験を語ることがよくある。彼らは自身が何者であるかの定義を語ることから始まり，その後独自の学習目標について語る機会があるようなコラボラティヴな学習体験を望んでいたと語った。彼らは，主要家族療法理論やベスト・スーパーヴァイザーとしての学術的知識の伝承ができる探求の旅を望んでいた。そして旅の終了時には，AAMFT 認定スーパーヴァイザーの要件を満たせるものと期待していた。

　したがって，みなさんが本書を読み終えた時には，AAMFT が 2002 年に出版した『Approved Supervisor Designation : Standards and Responsibilities』(AAMFT, 2002a) に明記された内容の目標を達成していることを望む。皆さんが以下の項目を達成されることが私たちの目指すところである。

1. スーパーヴィジョンのプロセスにおいて，家族療法の主要な学派が貢献してきた理念上の仮説および実践上の示唆に精通していること
2. 現在用いられているスーパーヴィジョン・モデルと自分に適したセラピーのスタイルから引き出された，あなた自身のスーパーヴィジョン・モデルを展開させ，明確に述べることができること
3. スーパーヴァイザー・セラピスト・クライエントの世代間システムの意味を理解したうえで，セラピスト・クライエントと，スーパーヴァイザー・セラピスト・クライエントとの並行した関係を促すこと，セラピスト・クライエントとスーパーヴァイザー・セラピスト・クライエントとの関係にみられる問題を確認し，評価すること

4. スーパーヴィジョンを構造化し，問題を解決し，スーパーヴィジョンでの介入を，スーパーヴィジョンの様式（ライブかビデオ，個人かグループ）の範囲で実践できること
5. 文化，ジェンダー，民族的，経済的背景などコンテクストによる変数に敏感であり，スーパーヴィジョンにおける倫理的，法的な問題に精通していること
6. スーパーヴィジョンのスーパーヴィジョンで起こりうる特有の問題に敏感であり，それらの問題を十分に指摘することができること
7. AAMFT臨床会員の申請者のためにスーパーヴィジョンの実施要綱と手続きについて熟知していること

統合の定義

1970年代半ばのころ，家族療法学会では参加者に自らが師事する家族療法のパイオニア名，ないしはアプローチ名を問うた。このなかには，院生やその分野のリーダー格の人たちも含まれていた。Bowen, Haley, Minuchin あるいは他のパイオニアについて研究している臨床家も，院生も，それぞれの「モデル」の「ユニークさ」と効果について検討した。今日，アメリカで「共和党か民主党か」を問われることと同じように，当時は，ある特定の狭義のオリエンテーションにのみ忠誠を誓わせるという圧力があった。

しかし，William C. Nichols (Nichols & Everett, 1986) と共同研究をしていた本書の著者であるCraigは，この分野の中で初期から家族療法の統合的モデルを啓蒙した数少ない研究者のひとりである。この統合モデルでは，家族システムという実体と取り組むことの複雑さを高く評価した。

> 私たちがチャレンジしたことは，……特定の学派とか技法にコミットしないで，多様な源から複雑かつ豊富な現象にいたるまでのすべてを理解し，統合することに，情緒的かつ知的な戦いを続けたことにある。私たちがここで紹介する統合的家族療法アプローチは，歴史的，相互作用的，実存的視点のそれぞれの立場を保持しながらも，これら三つを一貫したシステム論的な枠組みとして形成し，研究や臨床に用いることができるようにした。(p.64-65)

それから二世代が過ぎた。家族療法の分野では素材と認識論の両方の評価が高まり，発展してきた。Nichols, Everett, Feldman, Grunebaum, Gurman, Lebow, Liddle, Pinsofらの声は，理論的な「ネガティブ・スペース」となり，そこから現代の家族療法のイメージが出てきている。これは，Jay Lebow (1997a) が「カップル・セラピーと家族療法における静かな（統合的）改革」と述べたものである。

　最近，臨床環境として，これまで伝統的に行われてきたようなところとは異なる現場が増えて，その多様性から考えると，家族療法家がさまざまな概念や技法をそれぞれの実践に合うように，組み合わせて発展させている事実は驚くべきことではない。しかしながら，そのようなアプローチは「折衷派」と呼ばれ，「さまざまなアプローチの素材が理論的な裏づけなしに，実用本位にケースに合わせて用いられている」(Lebow, 1997a, p.5)。折衷派の臨床家は治療上多くの選択肢に富んでいて柔軟性があり，クライエントからは治療の需要が高く，そして治療の効果がみられる点で好まれている。彼らは多様なアイデアを取り入れているので，ポストモダンの時流の中では宇宙に関する「真なる」一つの考え方を好む人々から隔たりがある。

　このアプローチが一部の臨床家にアピールできることは理解できるが，私たちは，**全体を覆う概念的な地図**あるいは理論が，家族療法の実践において，また家族療法臨床家訓練において中核をなすものであるということに確信をもっている。その地図には私たちが何者で，何を考えるものかについて描かれている。この地図をもつことにより，家族療法の専門家は，知識をつめこんだ道具袋から技法を取り出す技術者よりも，俯瞰（ふかん）した位置に座ることができる。統合的な家族療法家として，そしてスーパーヴァイザーとして，私たちはこの地図を使って，その場の心の状態に影響されることなく，社会の現象を理解するために，一貫した方法で決断できるようになる。事実，もっとも折衷的といわれる人の中にも，特定の状況に対して自分の知る道具の中からどれを使うかを決める際に意識しないでそれとなく筋が通る方法をとっているかもしれない。その場合，自分の中に内在化されたモデルを明確にさせ，その根拠や新しい傾向を表示することは重要だと考える。そのようにすることで，これらのモデルは，確固たる意図をもち，形式化されたものへと発展すると思われる。

　統合的なオリエンテーションは第2章で詳しく述べる。簡潔にいえば，家族療法の統合的なアプローチはシステム論（Lebow, 1997a）を基礎にして，以下の2点を含む。

1. 周辺の理論と実践を取り入れている
2. 歴史的,相互作用的,実存的なデータを統合している

　しかし,家族療法の臨床家とスーパーヴァイザーを教育するという目的では,実際の統合のプロセスはもっと複雑なものである。つまり,臨床家が,機能全般,症候,ダイナミクスを含むトレーニング・システムという大きな絵から,特定の対応,介入を知識に基づき,より狭められた選択をするという方向へと動いていくプロセスである。ここでの概念的,かつ介入のための応用のきくツールとは,関係性の変化,スーパーヴァイザー,セラピスト,クライエントのそれぞれの発達レベル,快適さレベルとスタイル,そして家族の主訴に関する臨床と診断について理解するためのシステムを基礎にしたメタ理論である。一方すべての介入は,高いレベルの継続的教育とトレーニングに基づく集中度の高いアプローチから導き出されたものである。これを質の管理と考える。他方,多くの統合的なアプローチはコラボラティヴであり,また非常に個別化したものである。そこで,統合的なアプローチは,セラピーだけではなく,スーパーヴィジョンにおいても,信頼性の高い,対応可能なものである。

統合的スーパーヴィジョン

　基本的なモデルのアウトラインを第3章に示してあるが,この統合的モデルの価値は,スーパーヴァイザーが認知と体験の両レベルを以下のようにブレンドして,セラピストを訓練する際の,方向性と資料を提供していることである。

アセスメントのために
1. 対象家族の観察と体験を通して(理論でいわれる)システム論的なダイナミクスに気づくこと
2. 対象家族の発達段階,構造,プロセス,症候を理解すること
3. 臨床的なダイナミクスの認識を片寄らせることになる,セラピスト自身の個人的な資源,偏見,オリエンテーションを意識すること

治療に関して
4. 対象家族がもつ資源,バランス(ホメオスタシス),変化の可能性を理解

序　文

すること
5. 標的とする症候そして / あるいは家族の構造やプロセスの中で見られる標的とするダイナミクスを確認すること
6. セラピストが特定の介入を実行するために，自分自身の訓練と経験のレベル，および技法について意識していること
7. すべてのデータを取りまとめた上で，適切に臨床的な介入を選定すること。選定された介入は，構造的，戦略的，原家族，ナラティヴ，体験的な一つあるいは複数のフィードバックを提供するかもしれない。あるいは単にサポートと理解を示す介入となるかもしれない

　統合的な家族療法のスーパーヴィジョンの産物として，臨床家に次のようなものを期待したい。歴史的，相互作用的，実存的なデータを用いながら，対象家族のダイナミクスについて認知的にも体験的にもシステム論的に理解すること。そして，さらにこれらのデータをまとめ，それらを統合し，一貫性を保ち，ある程度システム論的な枠組みをアセスメントと治療に取り入れることができること。家族とはそれ自体，家族メンバーにとって統合的システムであると私たちは理解する。家族は，家族内だけでなく，家族のもとを物理的に離れた後の発達においても，必要な育成と道案内をする。スーパーヴィジョンは，家族に類似した統合的な環境とプロセスであり，セラピストやスーパーヴァイザーに対して，個人および専門家としての発達のコンテクストのもとに，システム論を臨床実践に混合するスキルを学ぶための育成や道案内を供給するものである。

本書の目標

　本書は学術的にも臨床的にも役立つものであることを願っている。しかし，同時にスーパーヴァイザーを目指す候補生がリフレクティヴな学びのプロセスを体験し，AAMFTのスタンダードを満たすスーパーヴィジョンのモデルと理念を編み出せるような基本的な要素を，提供したいと考えている。そのために統合的なオリエンテーションに基づいて，実践的，実用的で，しかも親しみやすさを感じるような本となるように，AAMFTのスーパーヴァイザー設定に必要な内容にたどり着くことができるエクササイズを掲載した。
　そのために「ジェネリックな」家族療法のスーパーヴィジョンについてのディ

スカッションからまず始める。しかしながら，誰が読者で，その人が最終的に何を必要としているかを尊重したいという思いから，読者自身の仕事場のユニークなコンテクストから目を離さないようにする。第1章では，読者自身がすでにスーパーヴィジョンをしている，あるいは始めようとしているところであれば，スーパーヴィジョンをスタートするための基本的な考えを探索する。つまり，家族療法スーパーヴィジョンを行うすべての環境で必要とされる基本的なルールと方法を概説する。

　第2章では，家族療法の分野の歴史と発展における統合的なアプローチの役割について，私たちが考える見解を提示する。その後，第3～6章では実際に用いられる統合的なモデルの理論基盤を示す。そのなかには多世代的な理論，臨床訓練プログラムのダイナミクス，発達理論からスーパーヴィジョン・プロセスをみることの重要性を語り，そして主要な家族療法アプローチのスーパーヴィジョンへの貢献をレビューする。第7～8章ではスーパーヴィジョンで実際に行われる形態，つまりライブ・スーパーヴィジョン，ビデオによるスーパーヴィジョン，あるいは事例提示法によるスーパーヴィジョンについて，また個人スーパーヴィジョンとグループのスーパーヴィジョンと呼ばれるユニークなフォーマット（様式）について取り上げる。第9章ではセラピー，スーパーヴィジョン，訓練が行われる環境における文化について考えるために，まずは文化の影響をうけている読者自身を注意深く見るようにお願いする。あなたがどのような人であるかがスーパーヴァイザー，セラピスト，クライエントというトレーニング・システム全体に影響を与えるためである。第10章ではスーパーヴィジョンが効果的になるようなリソースを取り上げている研究の成果をレビューし，第11章ではスーパーヴィジョン関係やそのプロセスで起こりがちなトラブルの解決に役立つことを取り上げる。第12章ではスーパーヴァイザーとして求められるその他の責任をリストアップした上で，果たすべき役割に必要な管理上のツールを一緒に考える。

　第13章では読者がスーパーヴィジョンの消費者の立場からすでに知っていることを発見し，そして自分自身にあったスーパーヴィジョンのモデルと理念を作り上げ，ソリューション・フォーカストのプロセスに沿って歩むように，実際的なアプローチを提示する。これらはダイナミクスな構成概念であり時間とコンテクストにより変化するものであるが，エクササイズを通して概念を作り上げるようスタートを切り，もし読者が望むならば認定を得ることができる！　第14章も家族療法の訓練生の臨床教育をしていくときに通るいくつかのトレーニング

「段階」にそって，二人の訓練生との歩みを描く実践的な事例を検討した章である。統合的なスーパーヴィジョンが「具体的に」どのように進むかを明示した。最終の第15章ではスーパーヴィジョンのスーパーヴィジョンについて，また家族療法のスーパーヴァイザーという一生かかるプロセスについて取り上げる。

　私たちは現在スーパーヴィジョンが行われている環境において，学識が実際に日々どのように応用されているかについて，読者の皆さんと絶えず対話を創造していくことを目標としている。私たちは自身の長年の経験に基づいた明解な考察と効果的であるモデルを示しながら，読者の皆さんが学びつつ，自分自身のモデルを築き上げることができるようにと，ファシリテーターとしての役割をとっている。もちろん私たちがここで提示している統合的なモデルはあくまで仮定の概念である。その最高の価値は皆さんがどのように用いるかにかかっている。

　本書をとおして，皆さんが体験することは旅路であると私たちは考えている。出発点と到達点は一人ひとり異なることであろう。旅路の質は本書の内容と提案にどれほど深く巻き込まれ，深入りするかによるであろう。エクササイズに刺激されながら思いを巡らし，自分自身の考えをまとめていく場合に役立つことを期待している。読者が記録に書き留めてきたメモが，認定スーパーヴァイザーのためのスーパーヴィジョンの理念と事例研究をまとめる時に，役立つように意図している。本書が公的機関やその他コミュニティーの場にいるスーパーヴァイザーにとって実際に使いやすいものであればと願っている。

　本書はAAMFTの推薦を受けたわけではないが，AAMFT認定スーパーヴィジョン・コース用のテキストとして用いられることを願って書かれたものである。このコースはCOAMFTE（Commission on Accreditation of Marriage and Family Therapy Education／夫婦家族療法教育認定委員会）の認定を受けている大学院のクラス，プライベートな訓練機関，AAMFTが開催する上級臨床プログラム，またAAMFTの年次大会などで開催されるものである。

　すでに伝えたように，読者に読みやすいように，読者一人ひとりに向けて書くように心がけた。そこで，内容に入る前に，まず私たち自身の略歴と経験を示し，読者が今後スーパーヴィジョンを受ける際に，スーパーヴァイザーのメンター（指導者）についての情報を得ることの必要性を理解してもらえることを願う。

著者について

Robert E. Lee

　私は，ミシガン州立大学の夫婦家族療法課程の臨床ディレクターを約10年務めた。それ以前に25年間の臨床経験をもつ。私がどのような場で専門的な教育と訓練を受けたかを伝えることで，私の現在の家族療法のオリエンテーションを理解していただけるだろう。私が大学院生になった当時は，まだ家族療法のプログラムはなかった。存在していたとしても私の知る限りではなかった。私が受けた修士と博士課程は実験社会心理学で，Kurt Lewinのいう場の理論，一般システム理論，Piagetの同化と調節の概念が特に印象深かった。それぞれの理論において，個人が置かれている周囲の環境と交互作用して，個人と環境がそのプロセスで共に変化するということが記述されていた。

　私は博士課程修了後のインターンとして，夫婦家族カウンセリングの臨床に入った。そこでは，治療を受けに来ている子どもの行動が明らかに親の行動を示していること，また効果が出てきたと思い始めた矢先に治療に来なくなる家族がいることなど，私が見たものの意味づけを理解しようとした。そのような経験の後，大きな内科・外科をもつ総合病院に勤務した。そこで，身体的病気に関する発症前や発症時に付随するもの，症状の特徴，あるいは発症後の状態に精通することになった。私は「なぜ，今なのか」に興味をもった。なぜ，そのときに病気になったのだろうか。なぜ，そのときに治療を求めて来たのだろうか。なぜ，多くの人が治療計画に沿わないのだろうか。なぜ，多くの人が病院から退院したがらないのだろうか，などなど。

　精神力動理論がカウンセリングのインターンにとってほどほどに役立つだけで，病院ではそれほど役に立たないことに気がついた。そこで大学院で印象に残った理論家をよりどころとした。そして，どちらの環境でも疑問を抱いていたものが，個人や家族を取り囲む社会的コンテクストと非常に関係していることに気づいた。このような洞察を適用することで，家族療法領域が急速に展開され，博士課程修了後のインターン先の臨床現場とそこでの教授陣が中心的な役割をとっていることも見い出すことができた。

その後私は，最初に指導を受けたスーパーヴァイザーの一人であった William C. Nichols（通称 Bill）と一緒に開業した。彼は，そのころ刊行されはじめた家族療法の文献を読むことや，私たちの臨床の基礎と考えられる家族サイエンスへと私を方向づけてくれた。本書の著者である Craig も同じ意見かと思うが，Bill は常に科学者／臨床家であり，権威的な指導者やセラピーの流行に従うことはなかった。Bill はあるべき家族療法を私に教えた。目標設定へと導く理論を慎重に考慮に入れた。その時点，その状況下で，その対象家族が実現可能な目標を達成しようとする技法を追求した。そのオリエンテーションは，この30年間，私にとって，私が会うクライエントにとって，そして教えてきた学生にとっての指針であった。お気づきのように，それがこの本のガイドになっている。

私は夫婦家族療法家としてライセンスをもち，AAMFT（米国夫婦家族療法学会）の認定スーパーヴァイザーである。ミシガン州の夫婦家族療法のライセンス資格委員会の委員長，全米夫婦家族療法監査評議員会の委員長，AAMFT ミシガン州支部の支部長を長年務めている。また，夫婦家族療法家の全米ライセンス試験監督も，初期のころは行っていた。

現在，私は夫婦家族療法の大学院レベルの課程で教鞭をとり，夫婦・家族のライフ，離婚，個人・家族のアセスメント，および専門家訓練など，多様な分野での広範囲にわたる著書がある。最近の研究のほとんどは，里親のケア・システムにおける子どもと里親について，また，子どもの高い「情緒的IQ」の発達を促進させる家族への援助に関するものである。また1987年から特定の児童福祉の大規模施設の活動も行ってきた。

Craig A. Everett

私自身の訓練の最初のころを考えると，家族療法分野の発達に関していつも時宜を得た機会に出会ってきたと思う。家族療法家の第一世代として，1970年代半ばにフロリダ州立大学大学院の博士課程で，実際に「統合的」家族療法の訓練を受けた。これは当時の夫婦家族療法の分野ではユニークだった。当時の院生には，精神医学，心理学，社会福祉の分野ですでに訓練を受けてきたか，あるいは家族療法の分野の特定のパイオニア（すなわち，Minchin, Bowen, Haley 等）の下で，どちらかというと狭い訓練体験を積んできた臨床家が大半だった。

私はフロリダ州に来る前に，若い初心のセラピストとして，入院病棟の現場で2年間臨床を経験する機会をもっていた。最初は小児神経科センターに配属希望

を出した。私は唯一の大学院生だった。このセンターでは脳水腫，あるいはその他の脳損傷の子ども達に，必死で手術を施していた。この最初の臨床経験の場で，どのように家族が機能し，悲しみ，死にゆく子どもについての疑問にどのように答えようとしているのかについて，葛藤しながら学ぶことになった。当時，実験的な手術が発達段階にあり，そこにいる子どもたちの重症度は高く，存命率はたったの25〜30%だった。そこで悲しみ暮れる家族と，死にゆく子どものイメージは私から消えることなく，その体験が私を家族療法へと駆り立てたのだった。この体験を通して私は，キャリアの初期から一種の実践的なリアリズムの基礎をもつことになった。論文を書いているときも，教えているときも，実践を行っているときも，常に臨床の基本的な側面ともっとも実践的な側面に焦点をあて続けるように心がけてきた。

　その後，私は，大規模な州立精神科病院で一年間訓練を受けた。そこでは主に，子どもとその家族が対象だったが，ほかに高齢者，成人，法医学の病棟も担当した。そこから私は精神保健センターの外来に移り，思春期までの子どもやその家族の臨床に携わった。私の初期のころの臨床訓練は，家族に焦点をあてたものであったが，特に理論家・パイオニアの下で学んだ経験はなかった。家族療法のワークショップや訓練の機会を追い求め，独学で家族の力動を学んだ。1970年代の初め，シカゴ家族研究所創設者であるChuck Kramer医師のセミナー出席のために毎月4時間かけて通い，新しく出現してきたばかりの家族療法について，彼の系統立てた論述を学び，その原則を精神保健分野における私の仕事に応用するよう励ましを受けたことに感謝している。

　この初期段階で，私のキャリアにはさらにフォーマルな家族療法訓練と理論が必要だと感じた。6年間のかなり着実に積み重ねてきた臨床訓練の経験を基盤に，誰か家族療法の分野全体についての見解を与えてくれる人と研究をしたいと思った。それまですでに十分な経験を積み，自分なりに独立していると感じていたので，それを握りつぶされて，誰か他の人のオリエンテーションに組みこまれることを望んではいなかった。当時フロリダ州立大学を選択したことは，Bill Nicholsをメンター（指導者）として経験を積むことを可能にするという理由で，最適だった。もし統合的家族療法の祖父と呼ぶにふさわしい人というならば，それはBillであると思う。しかし，Billがこれを読んだなら，いやだというだろうし，あるいはなにかいたずらをするかもしれない。

　その当時の家族療法のパイオニアや教育者の中でも，Bill Nicholsは，家族を

広くシステミックに理解することを提唱した点で，明らかに傑出していた。彼は一貫して，効果的な臨床とは良い臨床理論から展開することであると教えていた。私たちは対象家族に対して，あまりに狭義の，あるいは単一のアプローチを治療に結びつけたり，また，すべてのケースをある特定のモデルに結びつけたり，あるいは（さらに悪い場合）週末に参加したワークショップで学んだばかりの技法を用いようとすることには，実践上に限界があることを学んだ。私たちは理論的に説明をする必要性について，またすべての臨床的アセスメントと可能な介入について，注意深く弁護することの必要性を精力的に学んだ。

これらの経験すべてが，この分野における私自身のオリエンテーションと役割を形作った。私は自分自身の臨床の仕事はもとより，教育にも，類似した統合的なアプローチを取り入れた。Nicholsと私とが共著で，1986年に統合的家族療法の最初のテキスト『Systemic Family Therapy : An Integrative Approach』を著した。ほかにも，私の初期のころの精神科病棟と外来での経験を反映したものがある。私は，システミック家族療法の臨床的英知を，ボーダーライン人格障害（Everett et al., 1989, Everett & Everett, 1998），離婚（Everett & Everett, 1994），そして最近では注意欠如・多動性障害（Everett & Everett, 1999）に対する家族療法に統合するよう努力してきた。

プロフェッショナルとしての私は，アカデミックな場と開業の場の両方で，家族療法家を教育し訓練するという，他の人にはあまりない機会に恵まれた。私は，オーバーン大学大学院の修士課程で，またフロリダ州立大学大学院の博士課程で，教えると同時に，AAMFT認定夫婦家族療法専攻課程の整備を手伝った。1987年にアカデミックな世界を去り，アリゾナ州ツーソンにてフルタイムで開業している。妻のSandra Volgy EverettはAAMFT認定スーパーヴァイザーであり，臨床児童心理士として訓練を受けている。共著のほかに，1987年よりアリゾナ家族療法研究所という民間の家族療法訓練プログラムでともに指導している。

謝　辞

編集のアシスタントを務めてくださった，忍耐強く，また洞察にあふれたMitchelle Crooks博士に深く感謝する。彼女のおかげでこの本が読者に読みやすく，さらに著者にとっては気持ちよく創造的な体験ができたことを感謝する。

目　　次

家族療法の次世代に向けて *3*
序　　文 *5*
著者について *14*

第1章　スーパーヴィジョン過程における基本要素
　　　　——スーパーヴィジョンの基本原則 *23*

第2章　実践現場に与える過去と未来のスーパーヴィジョンの
　　　　歴史的影響についての理解 *39*

第3章　スタートを切る
　　　　——統合的スーパーヴィジョンの基本的指針 *47*

第4章　トレーニング・システムの多世代的構造とダイナミクス *55*

第5章　スーパーヴィジョンの発達段階的側面 *69*

第6章　スーパーヴィジョンのための主要な理論的リソース *85*

第7章　スーパーヴィジョンの様式
　　　　——ライブ，ビデオ，音声テープ，事例提示法 *107*

第8章　スーパーヴィジョンの形態——個別スーパーヴィジョンと
　　　　グループ・スーパーヴィジョン *127*

第9章　スーパーヴィジョンにおける
　　　　文化とコンテクストに関する課題 *141*

第10章　スーパーヴィジョンにおける効果的な実践
　　　　──トレーニング・システムの構成員の視点から 153

第11章　スーパーヴィジョン・プロセスを妨げる問題の取り扱い方 169

第12章　スーパーヴァイザーの責任と管理的側面のツール 181

第13章　スーパーヴィジョンにおける
　　　　あなた独自のモデルを明確にすること 211

第14章　統合的スーパーヴィジョンの実際 223

第15章　私たちの旅路の第一段階を終えるにあたって 245

文　献 255

あとがき 269

索　引 274

著者略歴 278

監 訳 者 278

訳者一覧 279

家族療法のスーパーヴィジョン

―― 統合的モデル ――

第1章

スーパーヴィジョン過程における基本要素
──スーパーヴィジョンの基本原則

Basic Ingredients in the Supervisory Process : The Ground Rules of Supervision

　スーパーヴァイザーになるための学習は，セラピストのそれと同じように，生涯続くものである。たとえると，1,000マイルもの長旅も，その一歩を踏み出すところから始まる。本章は，その始めの一歩にあたる。ここでは，本書で述べるあらゆるものの礎を築くことを意図している。どの効果的な家族療法スーパーヴィジョンにおいても中核をなす諸原則について，スーパーヴァイザー初心者が，明確に理解することは重要である。

　まず，読者自身が受けたトレーニングの中で，スーパーヴィジョン・サービスを消費者として活用したときの肯定的および否定的な経験を思い出し，それらから何を学んだかについてよく考えてほしい。次に，家族療法領域において，一般に家族療法スーパーヴィジョンの基礎と考えられているものを確認し，検討を重ねていく。本書での旅を進めるなかで，家族療法スーパーヴィジョンについて熟慮し，読者自身の視点を築くことを期待したい。

すでに知っていることの値打ちを理解する

　読者が，後に検討する臨床的あるいは理論的課題へと統合していくことができるように，自身のもつ資源について個人的に内省するプロセスを歩んでほしい。あなた自身の最良，そして最悪のスーパーヴィジョン経験を思い出し，記憶をひもとき，本書を読みこむことの意義を見出すこと。また，そのことが，あなたにとって効果的なスーパーヴィジョンとはなにかについての気づきを得てほしい。

　読者自身のスーパーヴィジョンの実践に役立つ事柄を記憶の中から引き出し，体系的にしかも言動をも含めた的確な描写をすること。具体的にエクササイズをする方法を述べる。まず，目を閉じて，ある出来事やある関係があたかも実際に

この場で起こったかのように心に描くこと。声の調子や顔の表情，その他身振りや手振りなどに注意を払って具体的に心に描いてほしい。そのときの部屋，あなたの服装，さらに季節までも描くことが役立つだろう。このように過去を再構築して，あなたの言葉の意味することを，「私は＿＿＿している」「私のスーパーヴァイザーは＿＿＿している」といったように，具体的な実際の言動で描く。たとえば，画像の中で「私のスーパーヴァイザーはサポーティブである」というなら，「サポーティブ」とは，その画像の中でどのようにみえるのか。もし，「批判的である」というならば，画像ではどんな言動だろうか。最後に，このエクササイズで構築した内容について，日記やノートに書き留めておくことを勧める。これは，第13章で述べる読者自身のスーパーヴィジョンの理念を形成する際に，あなたの洞察を統合するのに役立つ。

エクササイズ1：自己の肯定的モデルと否定的モデル

数分間，目を閉じ，思い出し，心に描きなさい。

- これまでのあなたのスーパーヴァイザーたちが行ったことの中で実際に役に立ったと思えることはどんなことでしたか。その時点であるいは振り返ってみて，値打ちがあると思ったスーパーヴァイザーの資源はどんなものでしたか。有益だったと感じたスーパーヴァイザーとのセッションを思い描いてください。そのとき，スーパーヴァイザーは何をしていましたか，そしてあなたは，何をしていましたか。

このことをしばらく考えた後，これらの事柄を書き出し，役立った順に並べなさい。

- 次は，スーパーヴィジョンを受けたことについて思い出し，二度と体験したく**ない**と思った事柄を割り出しましょう。役に立た**なかった**とそのとき思ったり，今振り返って思う体験は，どんなことでしたか。実際にひどいセッションを描けるなら，そうしてみましょう。そのときスーパーヴァイザーは，そしてあなたは，何をしていましたか。

そこでまた，これらの事柄を書き出し，優先順位をつけなさい。

エクササイズ2：スーパーヴィジョンの関係

- 現在，あるいは最近のスーパーヴァイザーの中で評価できる，あるいは好きであると思える何人かを思い出してください。これらのスーパーヴァイザーと一緒に過ごしたすべての時間を思い出してください。あなたとの関係の中で，あなたが評価したスーパーヴァイザーを特定してみましょう。

そのリストを作り，あなたにとって重要度順に並べなさい。

- 現在，あるいは最近の個人スーパーヴィジョンの中で不満だったり，不安だったり，イラついたり，困惑したり，否定的な意味合いでの緊張したときを思い出しましょう。これらの関係の全体的な雰囲気を思い出してください。

あなたの経験の中で反感を覚えたり，役に立たないと感じたりした課題のリストを作りなさい。そして，これらをあなたのスーパーヴィジョン体験で重要とみなす順にランクをつけなさい。

エクササイズ3：発達段階上，適切なモデルと不適切なモデル

- あなたが初心者として第一歩を踏み出したときに，力になってもらったスーパーヴァイザーについて考えてみましょう。関係上で，値打ちがあると認めたスーパーヴァイザーの資源についてリストを作ってください。

その当時，（あるいは現在，あなたの知覚を変えるものであっても）あなたにとって重要とみなした順にリストを作成しなさい。

- あなたが初心者だったとき，とりわけ役立たなかった，あるいは有害だとさえ感じたスーパーヴァイザーについて思い出しましょう。すべての関係の中で，あなたがネガティブに感じたスーパーヴァイザーの特性や行動についてリストを作ってみましょう。

その当時，（あるいは現在，変化していても）あなたにとって重要とみなした順にリストを作成しなさい。

・最初のころのスーパーヴァイザーたちによるトレーニングの中の，ある特定の一コマを思い出しましょう。そのエピソードの中であなたが求めていたものは何だったのか，またあなたが役に立たない，あるいは，有害であると感じたのは，スーパーヴァイザーのどの言動だったのでしょうか。

再度，可能であるならば，重要度の順に並べてリストを作りなさい。

エクササイズ4：効果的なスーパーヴィジョンに関するあなたの個人レッスンの整理

今までまとめたリストについて数分間考えを巡らせなさい。あなたのリストを見て，スーパーヴィジョンでどの段階や状況，場面でも，共通して重要だと思われる事柄に焦点をあてなさい。これらの中で，その当時のあなたの発達段階や臨床状況に意味のあるものを明らかにしなさい。そのような個人的な経験がスーパーヴァイザーとしてあなたが現在行っていることをどのように形作っている（あるいは今後形作られていく）のだろうか。

二つのリスト——あなたにとって典型的なよいスーパーヴィジョン経験の資源とダイナミクス，および有害だったスーパーヴィジョン経験の資源とダイナミクス——を眺めることで，よいスーパーヴィジョンの本質の基本的な認識が生まれるだろう。長年のスーパーヴァイザー候補生と同様に，このエクササイズを完了したときには，今までリストにあげて検討してきた諸課題が，特定の理論的課題や学派の考え方を考慮したとしても，それ以上にスーパーヴィジョンの過程により深く関連していることに気づくであろう。

今まで述べてきたすべてのことに留意して，次のステップでは，スーパーヴィジョンに関する文献にみる基本とされる事柄を検討する。

臨床スーパーヴィジョン：13の基本原則

著者たちは，自らのスーパーヴァイザー経験から，家族療法スーパーヴィジョンに関する理論とリサーチの中核となる13の基本原則を導き出した（表1.1）。これらは，一般的な臨床スーパーヴィジョンの理論とリサーチだけではなく，私たちのスーパーヴァイザーの訓練の体験から作り上げたものである。これらの原則は私たちの長年にわたる臨床家への教育者そして家族療法スーパーヴァイザー

第1章 スーパーヴィジョン過程における基本要素——スーパーヴィジョンの基本原則

表1.1　スーパーヴィジョンの13の基本原則

1. スーパーヴィジョンは，尊厳をもって行われなければならない
2. スーパーヴィジョンは，セラピーと同じように安全な場でなくてはならない
3. スーパーヴィジョン上での同盟は，発達するものである
4. スーパーヴァイザーは，スーパーヴァイジーの対象家族へのセラピーはしない
5. スーパーヴァイザーは，トレーニング中のスーパーヴァイジーにセラピーをしない
6. スーパーヴィジョンは，世代間サブシステムとそのダイナミクスを含めた明確に規定された臨床的なトレーニング・システムの中で行われる
7. スーパーヴィジョンのダイナミクスには，ヒエラルキーと権力が含まれる
8. スーパーヴィジョンは，予測しうる段階にそって発展するものである
9. スーパーヴィジョンの介入は，理論に基づいて行われる
10. スーパーヴィジョンは，コンピテンシーに基づいて行われるべきである
11. スーパーヴァイザーは，セラピスト，対象家族，臨床現場・機関，そして自身に対して同次元の責任をもつ
12. スーパーヴァイザーは，セラピストと同様に実践や行動に関する倫理的原則に順じる
13. スーパーヴィジョンは，トレーニング・システムごとの特性をもつ

としての経験における本質的なものであることを見出した。これらの原則のそれぞれについては，本章以降の各章で論じられることになる。ここでは，その基本原則リストを提示する。それは，読者自身の家族療法スーパーヴィジョンのモデルを構築し，発展させるための基礎となると考える。しかし，このリストが網羅すべきすべてであるとは思わないでほしい。今後，あなた自身の経験からさらなる原則を追加していくことを期待する。

1. スーパーヴィジョンは，尊厳をもって行われなければならない

　私たちがキャリアの中でスーパーヴィジョンをする多くのセラピストたちやクライエントたちの特質や資源，現実の構築を探索し，明確にし，そして認めることを学ばなければならない。それを的確に行うためには，私たち自身の文化的見解や価値を吟味し，それが，対応する人たちのものを知覚する際にどう影響するのかについて鋭く察知しなければならない（Anderson. J., 2000）。スーパーヴァイザーは，バーバルとノンバーバルの言動や相互作用を敏感にキャッチし，かつ尊厳を保持する態度で振る舞わなければならない（Corey, Corey, & Callanan, 1988 ; Haber, 2000 ; Isaacs & Benjamin, 1991）。

2. スーパーヴィジョンは，セラピーと同じように安全な場でなくてはならない

　スーパーヴァイジーが必要以上に不安だったり，怖がっているときは，学習が妨げられる。私たちすべてにとって一人ひとりが安全であることを保証されれば，学習やプロとしての成長のために必要である自己開示や肯定的なフィードバック，そして，責任をもって振る舞うことができるようになる。読者自身のトレーニング経験を思い出してほしい。スーパーヴィジョンが自分にとって安全な場ではないと感じたとき，どんなことが起きたのだろうか。私たちの推測では，おそらくあなたが防衛的，あるいは，用心深くなったのではないかと思う。また，もしスーパーヴァイザーを怖がっていたり，びくびくしていたならば，あなたがクライエントの幾人かに対しても居心地が悪かったのではないだろうか。スーパーヴァイザーが，強いてセラピストにあることをさせようとすれば，セラピストは，そのような期待を自分のクライエントにもしてしまうであろう。（これについては，並行プロセスとアイソモーフィズムの概念を参照してほしい。またこれについては，原則6で，さらには，第3章でも述べている。）

　スーパーヴァイザーとして，仮に私たちが，スーパーヴィジョンをする役割の中で成長のための安全な場を創り出すことができないならば，スーパーヴァイジーが，抵抗からごまかしまでのさまざまな防衛的態度を示すと考える。たとえば，治療が難しい家族とのセッションの録画を「忘れたり」，振り返りのために「成功事例」だけを提出するかもしれない。スーパーヴァイジーは，自分のクライエントに対して過度に不安になったり，厳しくなったりするだろう。

　私たちはスーパーヴァイジーに，冷静さを保つようにといっているわけではないので安心しなさい。一人ひとりの学習や成長のための安全性を確保するには，批評，挑戦，直面化を除外することを意味しているのではない。経験豊かな家族療法のセラピストが，機能不全に陥った家族システムを注意深く揺さぶる方法を知っていることと同じように，私たちは，ある程度の不安が成長を促すということを認識している。おそらく，それは双曲線のような形をしている。すなわち，ストレスがほとんどないと，個人が自己満足に終わり，ストレス過多であれば，パニックにおちいるだろう。ある程度の刺激は「ちょうどよい」のである（次章では，実際のスーパーヴィジョン過程におけるストレスと学びとの均衡について議論する）。

　Emerson（1999）は，スーパーヴァイジーの安全性を促進し，向上させるスー

パーヴィジョンの五つの要素について提唱した。

1. スーパーヴィジョンの（グループ）セッションとは，スーパーヴァイジーが他の参加者から，積極的に，そして，丁寧に傾聴してもらっていると感じられるような環境設定であることが望ましい
2. スーパーヴァイザーは，話しているスーパーヴァイジーを尊重し，受容しながら，その言葉や背景にある感情に細心の注意を払うべきである
3. 誰かを傷つけるような意見，誰かを犠牲にするようなユーモア，あるいは自己格下げの受容などがあってはならない
4. スーパーヴァイジーは，特定の課題に苦悩して取り組むことについて，「パスする権利」を持つべきである
5. スーパーヴァイザーとスーパーヴァイジーの両者は，厳格な秘密保持によって安全性を共有することを名誉に思うことと同時に，奨励されなければならない。この推奨は，スーパーヴァイジーに関する秘密の情報を開示することをスーパーヴァイザーだけに禁止している AAMFT（米国夫婦家族療法学会）の倫理基準（13 の基本原則の 12 と第 12 章参照）の枠外のものである。しかし，家族療法のトレーニング・システムの参加者全員が，信頼していることが必要である

3. スーパーヴィジョン上での同盟は，発達するものである

　スーパーヴィジョン関係における相互作用の初期段階から，いくつかの目標を共有し，それらの目標を達成するために十分に同盟が作用する（たとえば Colapinto, 1988）。Bordin（1979）は，この作業上の同盟が，目標，理論，技法，組み合わせ，および契約についての合意をも含むものであることを観察した。どのような問題やジレンマが，スーパーヴィジョン体験の中で現れても，スーパーヴァイジーとの作業同盟を維持することが，あなたの第一の関心であらねばならない。

　この作業同盟が発達するための重要な側面は，スーパーヴァイザーが開かれた姿勢をもち，かつ適切な境界を維持しながら，セラピストのニーズに応じることができることである。スーパーヴァイザーのセラピストに対する自己開示は，このプロセスにおける重要な部分である。しかし，すべての自己開示は計画的になされるべきである。関わりや距離の適切さを正確に測らねばならない家族臨床と

同様のダイナミクスを，スーパーヴァイジーとの間でも意識する必要がある。
　WilliamsとDombeck（1999）は，彼らのスーパーヴァイザーとスーパーヴァイジーによるフォーカス・グループで，スーパーヴァイザーが自己開示をすることは，開かれたモデルとなり，ジョイニングを促し，安心感を与えることになり，治療やスーパーヴィジョンの両方の過程について教育をする上でのよい方法となることを見出した。しかし，親密さをさらに深めたり，セラピストが知りたいと思っていないような個人的な情報を与えるなどの過度の個人情報や自己の開示は，スーパーヴァイジーを居心地悪くさせてしまうことがある。したがって，スーパーヴァイザーによる自己開示は，慎重に考慮された介入となるべきであり，スーパーヴァイザーによって十分に吟味された情報だけを与えるべきである。スーパーヴァイザーは，自身の個人的問題や同僚との葛藤のために，スーパーヴァイジーをその反射板として使ってはならない。また，スーパーヴァイジーは，他人に知られると困るような情報についての保管者にさせられるべきではない。

4. スーパーヴァイザーは，スーパーヴァイジーの対象家族へのセラピーはしない

　クライエントに直接的に臨床的な関わりをもつのは，セラピストの役割である（Nichols, 1988）。たとえ，あなたのスーパーヴァイジーがどんなに経験が浅く，効果を出せないとしても，スーパーヴァイザーとして焦点化する的確なレベルとは，セラピスト・クライエントのサブシステムであると覚えておくことが重要である（Liddle, 1988）。初心者のスーパーヴァイザーなら，自分自身の臨床的なスキルを見せたいとか，そのセラピストや治療状況を救いたいという衝動に駆られることがあるかもしれない。多くのセラピストは，治療の責任を彼らのスーパーヴァイザーに転嫁したり，あるいは，救いを求めるかもしれない！　セラピストはクライエントを治療し，スーパーヴァイザーはセラピストを支援することを覚えておこう。もちろん，クライエントの福祉の問題，家族の安全の問題，そして個人的被害などの問題が生じる恐れがあるなら，スーパーヴァイザーが介入する必要がある。これらの問題については，第12章で述べる。

5. スーパーヴァイザーは，トレーニング中のスーパーヴァイジーにセラピーをしない

　私たちは，臨床家として，一方では心理学的，精神医学的な障害を理解し，も

う一方では教育や治療を阻止するものとして個人的感情の問題を理解する。ボーエン派の観点（第6章参照）は例外として，スーパーヴィジョンとセラピーはまったく別の役割を持つものと見なしている。また，AAMFT倫理綱領の原則4.2（American Association for Marriage and Family Therapy [AAMFT], 2001）は，これらを併用することを禁じている。そのため，ほとんどのスーパーヴァイザーにとって，両者の役割の境界を認識し，その役割間に一線を画することが重要であろう。また，スーパーヴァイザーは，どんな時にセラピーが有効であり，あるいは求めるべきかを査定する必要がある。スーパーヴァイジーをセラピーに紹介すべき場合の課題については，第11章および第12章でさらに論じる。

6. スーパーヴィジョンは，世代間サブシステムとそのダイナミクスを含めた明確に規定された臨床的なトレーニング・システムの中で行われる

　臨床的トレーニング・システムは，「互恵的関係にある，概念化や行動の領域」を含む複合的な環境である（Liddle, 1988, p.154）。しかしながら，そのトレーニング・システムは，家族療法のセラピストが，家族システムの世代間ダイナミクスを理解する場合と同じ方法で考えることができる。

　トレーニング・システムは，少なくとも三世代，ときには四世代を含んでいる。

1.　メンター（指導者）／スーパーヴァイザーのスーパーヴァイザー
2.　認定スーパーヴァイザーの候補生
3.　セラピスト／スーパーヴァイジー
4.　対象家族

　もちろん，相対的なヒエラルキーと多様なダイナミクスをもつこの世代間システムは，それぞれのスーパーヴィジョン・モデルのレンズを通して，異なって映し出される（第6章参照）。それにもかかわらず，各世代間，たとえば，スーパーヴァイザーとセラピストとの相互作用は，それぞれ別個の臨床的サブシステムを象徴するものである。ちょうど家族システムにおいて三角形や連合といった関係性のあるダイナミクスが存在するのと同じである。スーパーヴァイザーは，このシステム論的見解を用いて，相互作用的なダイナミクス，防衛的態度，行き詰まりを，一歩退いてより客観的に見ることができ，トレーニングの役割を理解するだろう。

システム論の視点をもったスーパーヴァイザーは，トレーニング・システム全体の中のいくつかの相互作用パターンが，各サブシステムにおいても見出しうると想定する（Liddle, 1988）。これを**アイソモーフィズム**と呼ぶ。アイソモーフィズムは，さまざまな方法で定義されている（White & Russell, 1997）。一般的には，**並行プロセス**と呼ばれ，そのプロセスではクライエントの関係の中で生じるパターンが，治療的関係やスーパーヴィジョン関係の中においても生じるかもしれない。このダイナミクスの考え方が，スーパーヴァイジーとの，また，セラピストとクライエントとの基本的な相互関係を理解する上で，スーパーヴァイザーに価値ある洞察力を与えることになる（Lee, 1999a；Liddle, 1988；White & Russell, 1997）。たとえば，あなたとスーパーヴァイジーとの関係の中で混乱を経験しているならば，下位のスーパーヴァイジーとクライエントとの関係で，何が起こっているのかを知る手がかりとなるだろう。

アイソモーフィズムは，また，今後の介入の手がかりを与えるものとなる（Liddle, 1988）。たとえば，スーパーヴァイザーとセラピストとの機能不全の関係を修正しようとする動きは，セラピストと対象家族との間にも並行して変化がもたらされる。著者の一人がスーパーヴァイザーになってまもないころに，スーパーヴィジョンの中でスーパーヴァイジーにお世辞を言われて客観性を失い，スーパーヴァイジーの息子にセラピーを行うことを承諾してしまったという気恥ずかしい一例がある。この出来事と並行して，スーパーヴァイジーは妻と別れた多情なクライエントとの間に，互いに魅きつけられる事態が発生した。スーパーヴァイザーの指導者は，何が起こっているかを見極め，スーパーヴァイザーに倫理綱領を示したところ，スーパーヴァイザーはスーパーヴァイジーとの境界線の問題が泥沼化するのを食い止め，ただちにそのスーパーヴァイジーも，クライエントとの非専門的関係を終結させることになった。アイソモーフィズムと世代間の問題は，第4章でさらに論じる。

7. スーパーヴィジョンのダイナミクスには，ヒエラルキーと権力が含まれる

安全性についての問題には，しばしば権力の課題が含まれている。初心者のスーパーヴァイザーは，トレーニング・セッションにおけるさまざまなタイプの権力を軽んじることがある。たしかに，権力に関するいくつかの課題には，公然のものがあり，制度化されているものもある。あなたは，スーパーヴァイザーとして

の立場では，臨床構造における権威者として認められ，また，スーパーヴァイジーのケースに対して，法律的にも倫理的にも最終的な責任を負う（Vesper & Brock, 1991 参照）。あなたは，審判したり，場合によっては処罰する権力さえ持つようになる（Emerson, 1999）。もちろん，最終的な役割として，セラピストになるためのトレーニングの修了を決定する権力をも持つ。

　スーパーヴァイジーたちは，スーパーヴァイザーの評価や推薦が，自己のキャリアや就職の見込みにまで影響することを心配するかもしれない（Todd, 1997a）。また，スーパーヴァイジーは，スーパーヴァイザーが自分たちの仕事ぶりをどのように見て，自分たちとの関係をどのように経験しているかについて気になるものである。にもかかわらず，スーパーヴァイザーは，役割，ジェンダー（Carolan, 1999 ; Turner & Fine, 1997），人種（Killian, 2000），社会・文化的地位（Nazario, 2000），そして，これらの組み合わせなどの問題にされていない圧力に基づいた目にみえない権力を持っている（第9章参照）。

　もちろん，スーパーヴァイジーは，トレーニング経験やスーパーヴィジョン関係における契約上の権利や期待に対してある程度明白な権力を持っている。一方，スーパーヴァイザー自身が，援助したいという欲求や評価について，社会的に認められているのに，スーパーヴァイジーの見えない権力が作用して，彼らの個人的な関係上の課題（私たちがこれまで議論してきた事柄の多くを含む）を解決できなかったことがあるかもしれない。また，ある特定のスーパーヴァイジーの面前で不安定になってしまうこともあるかもしれない。

　Rambo と Shilts（1997）は，「協働的な」スーパーヴィジョンの環境を創り出すことを推奨してきた。その環境においては，スーパーヴァイジーが意見を述べることが明確に保障されている。この点について Rambo らの提案によると，すべての関係者は，現在夫婦・家族療法がさまざまな治療環境のどこで実践され，どんな治療的なことが行われているかについて認識すべきである。私たちが論じてきたように，スーパーヴァイザーとスーパーヴァイジーは，使用する言葉と聴きとり方に注意を払うという目標を設定することが必要であり，また，スーパーヴァイザーは常に文化的多様性に身をおくべきである。

　たとえば，白人男性のスーパーヴァイザーは，グループ・スーパーヴィジョンの中で，黒人と白人との間に生まれた女性が，普段は控えめなのにぶっきらぼうに議論しはじめ，仲間が関心を示していないにもかかわらず，執拗にその議論を進め，スーパーヴァイザーを説き伏せる見通しもまったくないまま，その追求を

やめなかったことに驚いた。スーパーヴァイザーが、彼女の意見に対して決を下し、次に進むべきだと言うと、彼女は憤慨して退席し、スーパーヴァイザーが自分を軽蔑したとして、スーパーヴァイザーの所属する部局長のところに不満をぶつけにいった。そこで明らかになったのは、彼女がジンバブエの小村で育ち、長く白人男性の権力に恐怖心を抱いてきたとのことであった。そのスーパーヴァイザーとの対決は、彼女にとって非常に重要な個人的ステップだったのである。このステップはセラピストとしての危険をはらんだものであったにもかかわらず、スーパーヴィジョンに安全な雰囲気があったからこそ彼女がその一歩を踏み出すことができたのだと、あとになって部局長は、そのスーパーヴァイザーに教示した。この例は、トレーニング・システムにおける明らかな、かつ潜在的な権力の課題を認め、声なき声をエンパワーし、そして、苦情の原因を取り除く体制の重要性を示している。トレーニング・システムのスーパーヴァイザー・スーパーヴァイジー関係における、権力の課題に対する敏感さは、第3～5章および第9～12章において、さらに論じる。

8. スーパーヴィジョンは、予測しうる段階にそって発達するものである

　スーパーヴィジョンを受けているセラピストたちは、初心者からベテランまでいて、彼らの知っていること、できること、できないことは、それぞれ大きく異なるかもしれない（たとえばNichols, 1988）。ある程度経験をもつ者は、セラピーをする上でその方法も多様であり、主訴、クライエント群、治療モデル、そして、介入技法にさらされる度合いやうまくいく度合いも、それぞれ異なるかもしれない。
　スーパーヴィジョンの初期段階では、スーパーヴァイザーは、高度な理論的講義、文献の指定、治療上の指示をする。図1.1に示したように、スーパーヴァイザーの教訓的、指示的な言動は、時が経つにつれて次第に減少し、自律的な成長を促す場を作り上げる（Dwyer & Lee, 1999 ; Nichols & Lee, 1999）。当初の不安定さは、徐々に現実的な自信へと変わっていく（Nichols & Lee, 1999）。スーパーヴィジョンにおける発達的な課題については、第5章で十分に議論される。統合的なスーパーヴァイザーは、発達理論的考え方を用いて、スーパーヴァイジーの専門職的歩みと学習の経路をたどる上での重要な視点と理論枠組みを提供する。また、スーパーヴァイジー自身も、専門職としての成長段階に応じたそれぞれのニーズや役割を具体的に思い描くことができるようになる。

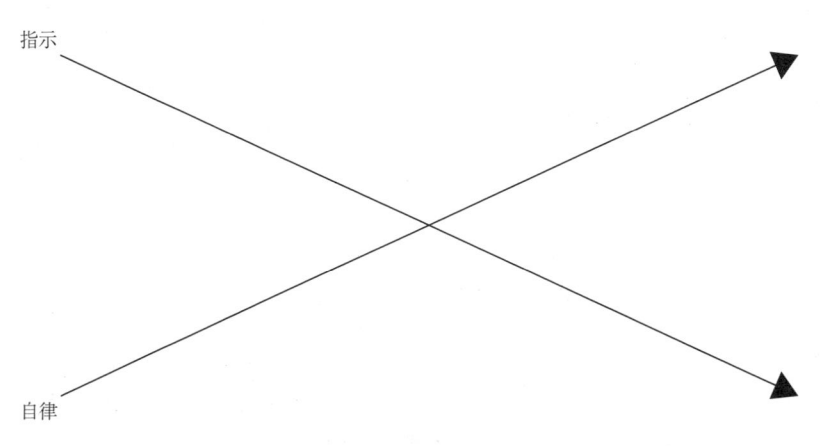

図1.1　指示と自律の滴定

9. スーパーヴィジョンの介入は，理論に基づいて行われる

　スーパーヴァイザーは，セラピストのように，自分自身が行っていることすべてを常に説明できるべきである（Nichols, 1988）。統合的なスーパーヴァイザーは，統合的なセラピストのように，システム論や論理的な介入計画に基づいて指導すべきである（Lee, 1999b ; Nichols & Everett, 1986）。多くの影響力のある家族療法の指導者たち（たとえばMinuchin & Fishman, 1981 ; Whitaker & Ryan, 1990）が，セラピーの実践を「アート」とか「ダンス」として説明してきたものは，実際には，長年の教育，訓練，そして臨床的経験に基づく芸術的な成果である。初心者の家族療法のセラピストが，単に直感的な行為ではなく，システム論に基づく確かな基盤から導き出されたアセスメントや介入を取り入れることの必要性を，スーパーヴァイザーは認識するべきである。同時に，統合的なスーパーヴァイザーも，システム論的原則の理解に基づき，スーパーヴァイジーに自分たちの実践について説明する必要がある（Liddle, 1988）。この件についてはさらに，第3, 4, 6章で検討する。

10. スーパーヴィジョンは，コンピテンシーに基づいて行われるべきである（監訳者注：コンピテンシーとは，人が持つ資質や能力を指すが，ここでは適度な分別のある理解や行動をする能力を含む）

　コンピテンシーに基づいたスーパーヴィジョンは，これまで述べてきた基本原

則の多くを当然含むものである。スーパーヴァイザーは，自分のスーパーヴァイジーが十分に力量を発揮できるように援助する役割を取ることで，結果的にはセラピストがクライエントに力を発揮できるように援助することになる（Wetchler, 1990）。もちろん，これらの問題の流れは，どちらか一方向に進んでいくものである。クライエントはセラピストに有能感をもたせ，そして，彼らは成功に歓喜し，スーパーヴァイザーにも有能感を抱かせる。逆に，もしクライエントがセラピストの誤りを見つけ，セラピストがその批判を効果的に取り扱うことができなければ，おそらく，そのセラピストは不審の念を持って自分のスーパーヴァイザーを見ることになるであろう。

11. スーパーヴァイザーは，セラピスト，対象家族，臨床現場・機関，そして自身に対して同次元の責任を持つ

　スーパーヴァイザーは，多くの臨床的・教育的現場において，教育者，管理者，同僚，スーパーヴァイザー，そして友人など，また学術的現場においては，スーパーヴァイザー，教授，（指導と研究のアシスタントとしてのスーパーヴァイジーの）雇い主，主任教授，そして博士論文指導者というさまざまな役割を同時に果たしているかもしれない。しかしながら，その現場とは関係なく，スーパーヴァイザーは少なくとも二つの具体的役割を持っている。彼らは，指導者であり，しかも警官である（Goldenthal, 2000 ; Grant, 2000 ; Vesper & Brock, 1991）。彼らの仕事は，一方で，セラピストの専門職としての成長を促し，もう一方で，クライエントが十分なサービスを受けているかどうか，また機関の管理運営的ニーズが満たされているかどうかを管理することである。クライエントと地域社会，そしてスーパーヴァイザーとセラピストの属する機関は，危害から守られなければならない。

　いくつかの役割はシンプルなものである。現在進行中の管理的責任は，事務書類の監査，面接時間数の確認，セラピストの評価などが含まれている。また，複雑なものもある。たとえば，スーパーヴァイザーが，精神科への入院を主張し損じたとき，クライエントは信任されたと思うかもしれない。このような場合，セラピストは強い不安を覚えるだろうし，セラピストの所属機関やスーパーヴァイザーの治療プログラムが訴訟やイメージダウンの危険にさらされるという結果をもたらすことになるかもしれない。スーパーヴィジョンと管理運営上の十分に考慮された構造には，合意に基づく契約，代替計画，チェックリストが含まれるが，これは，スーパーヴァイザー自身にとっても，トレーニング・システムすべての

メンバーにとっても役に立つであろう（Storm & Engelberg, 2000 ; Stromberg, 1987 ; Vesper & Brock, 1991 ; Welch, 1998a）。これらのツールについては，第12章で述べる。

12. スーパーヴァイザーは，セラピストと同様に実践や行動に関する倫理的原則に順じる

　AAMFTは，臨床実践と同様にスーパーヴィジョンに対しても，明確な倫理的基準を発展させてきた（AAMFT, 2001）。スーパーヴァイザーは，トレーニング・システムにおける開放性や行動上の柔軟性が妨げられる可能性，およびこのシステムに参画する関係者の搾取を容認してしまう可能性など，利害の葛藤について，気づき，敏感になることを習得しなければならない。スーパーヴァイザーは，成長のための適切な奨励が必要とされるときでも，トレーニング・システムのすべての関係者がそれぞれの能力に応じた実現可能な期待を持てるように配慮しなければならない。また，スーパーヴァイザーのプライバシーも適度に保たれる必要がある。これらの基準に関しては，第12章で再び詳述する。

13. スーパーヴィジョンは，トレーニング・システムごとの特性を持つ

　13の基本原則の1と8では，スーパーヴァイザー，セラピスト，クライエントが構成する「セラピー」（すなわち「スーパーヴィジョン」）の方法は，スーパーヴァイザーとスーパーヴァイジーの個人的特性，リソースやスーパーヴィジョンのコンテクストに左右される（Hoffman, 1997 ; Roberts, 2000）。「サイバネティックスのサイバネティックス」（Becvar & Becvar, 2003）によれば，スーパーヴァイザーは，スーパーヴィジョン・プロセスにおける不可欠な要素であるとされている。スーパーヴァイザーは，各々のトレーニング・システムの一部となりその独自性を形成する（Liddle, 1988）。スーパーヴァイザー・セラピスト・クライエント間での個性，定義，価値，そして期待の相違は，協働的同盟を妨げ，異なる治療上の目標を創り出すことになり，介入の選択や目標を誤った方向に導くことになるかもしれない。これには，セラピーが何であって，それがどのように行われるか，関係はどうあるべきか，何から「問題」が構成されているのか，そして，それが他の事柄と比べてどのくらい重要かといったことなど，関係者全員の考えが反映されている。

　これらの課題があるので，新人のスーパーヴァイザーにとっては，期待や生じ

うる学習課題の予測をもったコンテクストの中で，初めて会うセラピストにスーパーヴィジョン前にインタビューをすることは，新しいトレーニング関係を始めるにあたって有益と思われる（Lee, 1999b）。このスーパーヴァイジーとのインタビューでは，まず，スーパーヴァイジー自身の目標と一般的な抱負，そして，特定のトレーニング関係のコンテクスト，スーパーヴァイザーへの期待，以前にスーパーヴィジョンを終えているならどんな経験がもっとも有益であったかということに焦点があてられるべきである（Liddle, et al, 1988a）。スーパーヴァイザーは，長年にわたりスーパーヴィジョンを受けてきたので，自分のこれまでのキャリアのさまざまな段階において，どんな経験が役に立ち，また役に立たなかったのかについて明示することが適切である。最初の関わりでのこれらのインタビューでは，開放性，好奇心，そして，尊敬についての模範を示す必要がある。また，これらのインタビューは，相互作用の手段や，言動のサンプルを示すものとなる。信頼関係が形成され，次の話題へと転じていくなかで，スーパーヴァイザーは，自分とスーパーヴァイジーの両者がどのように問題を解決し，開放性や親密さをどの程度達成するかについて見ることができる。また，スーパーヴァイザーは，一方ではソーシャル・スキルを，他方ではそれぞれの価値や偏見について認識することができるだろう。権力の課題は，さまざまな仮説で，言語化されない疑問，あるいは絶対的な特権において，少しずつ明らかになるだろう（たとえば Akinyela, 2001；Anderson, 2000；Killian, 2000；Lawless, 2002；Turner, 2000）。

　これらの前述のエクササイズと 13 の基本原則の再検討は，読者が自分自身をスーパーヴァイザーとして考え始め，スーパーヴィジョンをスタートするのに役立たせる意図の下に作られている。これらは，家族療法スーパーヴィジョンに関しては広く認められており，スーパーヴァイザーとしてのトレーニングの理解と学びの枠組みを提供することになるだろう。また，一般に認められた実践の基準であるため，これらの基本原則は読者自身のモデルの基礎にもなるべきものである。くり返すが，これらのエクササイズから提案されたリストを作り，これら 13 の基本原則のコピーを作るように勧める。これは，スーパーヴィジョンにおけるより理論的かつ臨床的な課題を確認することを開始するときに，メモしたり，自分自身の考えを加えたりすることができるからである。

第2章

実践現場に与える過去と未来のスーパーヴィジョンの歴史的影響についての理解

Understanding the Historical Influences of the Field on the Past and Future of Supervision

　本章は私たちがほとんど手つかずで先送りしていた章である。最初，Craig が書き始め，Bob（Robert の通称）は見向きもしなかった。Bob はしきりに先の章に進みたがっていた。読者とは，他人のモデルには余り関心を示さず，むしろ自身のモデルを発展させることに熱中するものであると考えていた。とりわけ彼は，「教科書の第一章はいつも飛ばす」という学生たちのことを思い出していた。Craig が異議を唱えた。「歴史というのは重要だよ。もし家族療法の歴史的，理論的な発展の中にしっかりとした拠点を置かなければ，Bob の旅も君本位で気まぐれなものと見なされるに決まっているよ。家族療法が，現在はどのようであり，未来はどのようになるのだろうか，過去はどのようであったか，今にどのようにして至ったかについて，注意深く結びつける必要がある。もし読者が自身の仕事を，発展し続ける家族療法という専門職の体系の一部として見なすならば，私たちの著作はより価値のあるものになるに違いない」と。もちろん，Craig が正しかった。出版前の評論家たちの議論は終わったのである。この本が教室の中で他に際立つものとなるためには，家族療法スーパーヴィジョンの歴史的な根拠と発展を組み入れる必要がある。

　どんな歴史であれ，それを記述することは不安を喚起するものである。もし，あなたが誠実であれば，どの歴史を取り入れ，どれを切り捨てるか，そしてどれほどの比重を置くかによって，他の人の現実を形づくることになるということに気づくだろう。リチャード・M・ニクソン，ジョン・F・ケネディ，そしてベトナムが，おそらく若い世代からは，オリバー・ストーンが描いたように理解されてしまうことを，心に止めておくべきである。こうした理由から，家族療法の歴史が，これまで生きてきた他の人々によって記録され，提示された解釈であると読者が考えてくれることを強く願っている（Liddle, Breunlin, & Schwartz, 1988a ;

Nichols 1992, 1997 ; Todd & Storm, 1997 参照)。私たちの論評においても，私たちが理解した，その時代の精神というものを強調したつもりである。

歴　史

　家族療法スーパーヴィジョンは，理論志向や臨床専門職の発展と同じく，家族療法の発展からは切り離すことができないものである。30年前，夫婦・家族療法の領域は，創設期の先駆者の熱気と林立する見解やアプローチによって特徴づけられていた。確立されたメンタルヘルスの供給者の中で，あらたな供給者として承認を得るために熱心に競いあっていたが，一つの学問分野としての家族療法は，その内部で，理論間の対立と初期の理論家や臨床家の忠実な弟子たちの対立がみられた。そこには「統合」といった概念は，ほとんど存在していなかった。むしろさまざまな理論学派が，自分たちのアプローチと貢献こそが，もっとも効果的でありシステミックであると思い込んでいた。特定のシステミックな概念からなる共通の基盤がすでにあったことから，システム理論との相対的な結びつきがあったということになる。しかし当時のほとんどの創始者やその弟子たちにとっては，この概念が新たに出現した家族療法の現場に統合という意味あいを提供しうることを認めることは難しいことだったに違いない。

　1970年代，生まれたばかりの家族療法の専門家であった私たちは，同僚やスーパーヴァイザー，そしてリーダーから，創始者達のアプローチのどれに同一化しているのかについて宣言することを要求されたことを思い出す。社交の場でさえも，臨床家や学生たちは，自分たちが所属するモデルの「特異性」や「有効性」について語ることに熱中していたものである。これらのモデルは，主にMurray Bowen, Jay Haley, Salvador Minuchin, Carl Whitaker, Virginia Satirなど，理論を構築した人たちの名前で，識別できるものであった。こうした巨匠たち独自の志向に従うことや忠実であることへのプレッシャーは，非常に大きなものであった。それはあたかも共和党支持者か民主党支持者かを問いただされるのに似ていた。このような初期における職業的立場は，多くの場合，創始者達の弟子として見なされていたので，臨床的な決断でさえも，「(Murray, Jay, Sal, Carl あるいは Virginia なら)どうするだろうか」といった質問で議論されていたのである。スーパーヴィジョンやトレーニングにしても，当然ながら，当時にあってはこの弟子としての立場を延長したものに過ぎなかった。

幾人かの優れた家族療法研究者たちは，こうした傾向に憂慮していた。彼らは，家族療法の実践や発展が，基本的には「グル（教祖）」によって形作られてしまっていると考えていた。ある者は，事実と科学が神秘主義と席を共にしていると考えた。William C. Nichols（1986）は，「学習すべき第一の領域は，家族である。治療はその次である」といって，熱意にあふれた家族療法家たちに注意を喚起した（これを，MinuchinやFishmanが学生たちに向けた助言として，1981年の教科書で述べた，家族療法というのは「ダンス」であるとの書き出し文と，比べてみよ）。
　NicholsとEverettは次のように強調している。

　　学派や技法のどの組み合わせであれ時期尚早のコミットを避けること，そして，多様な理論家から統合できるものを，私たちが把握している大いに複雑な現象の深い理解へと統合するために，心理的にも知的にも葛藤し続けることを，私たちは学生たちに要求した（1986, p.80）。

実践現場の現状

　家族療法の専門職は，過去30年間，実質的に発展してきた。それは，スーパーヴァイザーの考え方や実践にも同様にいえることである。実践家たちに主要な家族療法理論，あるいは特定の理論志向を信奉することを期待することは，もはや過去の現象であるといえるだろう（Nichols, 1997）。ある特定のアプローチへの忠誠を競うことは，完全に姿を消してしまった。多くの実践家は，彼らの家族療法の理論志向を，折衷的とか統合的な見方でみる傾向にある（Lee, Nichols, & Odom, in press）。これは，理論の高度な分析や統合からの結果であるのかもしれない（共通要因モデルと統合的な治療アプローチの両者については，後述の議論を参照のこと）。
　しかし，このように家族療法理論は，家族療法家が増加し，実践環境が多様化したことによって人々に広まり，より進化することになった。今日米国においては46,000人が家族療法家として認められている（Northey, 2002）。そして彼らは，幅広い層のクライエント（Doherty & Simmons, 1996 ; Northey, 2002）と，広範な領域の現場（Northey, 2002）で実践している。これらの現場の多くは，個人

開業の実践に対して,非伝統的なものとみなされるかもしれない。それらは教会やコミュニティーの機関,小・中学校,家庭,そして医療センターなどを活動範囲としている。これらの現場では,家族療法の方法や形式が異なり,限界もある。

そこでの家族療法の臨床実践の多くは,さまざまなサブカルチャーからのクライエントに対して行われている。また,これらのサブカルチャーは,何を治療といい,どのようになされるのかについての考え方に,独自の枠組みを持っている。こうした多様な環境における多彩な実践と結びつけたトレーニングを提供するようにスーパーヴァイザーは,期待される。実践をする家族療法家と実践環境のそれぞれの数と多様性とを考えるなら,それらがシステムの部分であるかぎり,専門性に還元されることは,スーパーヴィジョンの実践ばかりでなく,教育においても,期待できるとするのは,決して非合理なことではないだろう。教育の場合,内容と態度の課題の両方を含む(第9章「スーパーヴィジョンにおける文化とコンテクストに関する課題」参照)。

発展する家族療法モデル

現在,伝統的な理論派への固執の減少に裏付けられた(Lee, et al, in press),スーパーヴァイザーが意識すべき,新たに出現した三つの理論的動向がある。

1. 折衷的,非理論的,直観的な実践
2. 「共通要因」モデルの擁立
3. 統合的治療モデル

私たちは,最初の折衷主義を理解可能だが無責任な発展をしたものとして見なしている。責任ある介入とは,明確な臨床理論に基づいた一貫した解釈による情報に導かれるものであると思う。また,共通要因モデルおよび統合的治療モデルが,今日の家族療法の発展の中では,もっとも将来性のあるものと信じている。本書では,これらのモデルについては別々に記述するが,その考え方や実践においては,相互影響が多々認められるであろう。

共通要因モデル

これまで学会や文献において,カップル・セラピーや家族療法が注意深く再構成されてきているのを見てきた。この再構成とは,主に治療的課題に焦点があて

られ，家族療法の共通する側面とみなされ，伝達されてきた理論と実践の両方を再構成するものである。これがおそらく，AAMFT（米国夫婦家族療法学会）が1982年に関わった家族療法の主要な用語解説集に発展したものと考える（Foley & Everett, 1982）。家族療法の概念についてのリソースブックがその後発行された（Simon, Stierlin, & Wynn, 1985）。これらの二つの仕事において，これらの用語や概念は家族療法理論の特定の主要学派にその起源をもつが，最終的には多様な実践環境の中での家族療法家は，たとえば「治療同盟」「三角形」「円環性」「構造」そして「リフレーミング」というような，主要概念とみなされてきたすべてを使いこなせるようになった。その上，全国統一のカップル・セラピーおよび家族療法試験プロセスが設定されたことにより（Lee & Sturkie, 1997 ; Sturkie & Lee, 2001），家族療法を実践する免許を得た人たちは，さまざまな理論的モデルからの概念を，多様な臨床的問題に応用するように求められる。その結果，家族療法家はなるべく偏りのない「多様な専門用語（multilingual）」を使いこなせることが求められたのである。

　同時に，ある人々（Blow & Sprenkle, 2001 ; Sprenkle, Blow, & Dickey, 1999）は効果的な個人精神療法に共通する経験的妥当性のある要因を明らかにした。彼らは，家族療法家が共通する同じ種類の中核的な要因を調べ，効果的であることを認めたならば，これまでの決まりきった特定の理論モデルに忠誠を誓う代わりに，それらを教えるべきだと議論した。この発展と関連して，家族療法を教える上で，多様な主要モデルに共通するキー要素について解説した新たな教科書が作られた（たとえば，Midori Hanna & Brown, 1995）。

統合的治療アプローチ

　主要な家族療法理論に共通する治療的要因や概念についてのリサーチとやや並行して，統合的家族療法志向が出現した。徐々に，セラピストが，多様な環境にあって，「あるときはこれを，またあるときはそれを」と使う場面を目にするようになった。そこには，理論的概念（たとえば，ヒエラルキーの不調和，分化，相互性，そしてメタファー）と介入（ジェノグラム，再構成，リフレーミング，原家族の招集）の両方が含まれている。初期のある学派から生まれた概念が，かつてはそれと競合していた学派に属した介入方法に編み込まれていることに気づくとき，このような発展は，さらに興味深いものとなる。たとえば今日の家族療法家は，家族についての初回アセスメントにおいて，分化（これは明らかにBowenの世

代間という概念からきている）やライフサイクル（これは発達論からのもの）の問題を見出し，そこからリフレーミングや再構成（この両者は紛れもなく構造派からきたもの）を含んだ介入を提示することがある。Craigならこれを**実用的統合**（pragmatic integration）というが，それらは折衷主義であるともいえなくもないだろう。Lebow（1997a）は，これらは家族療法の中に起こっているパラダイム・シフトの前触れであると確信した。「静かな変革……われわれはカップル・セラピーおよび家族療法における統合という時代に踏み込んでいる」と（p.1）。

統合的理論家やスーパーヴァイザーは，複数のレンズを使うことで，より広い概念的洞察や治療的な自由度を増させることができると考えている（Lebow, 1997b）。しかし，臨床家たちが，これらの「ジェネリックな」考えや行動を，**明確な意図と目的**とに関連づけることができるような基礎的な理論的枠組みも必要であると考えている。Lebow（1997a）は，文献，事例提示，そして臨床実践において，「家族療法の純派での実践」というのは，稀であることを見出した。むしろ「『統合的モデル』は今までに例のない広がりをみせている」という（p.2）。

統合とは，個人療法とか家族療法といった治療形態をさす場合，あるいは原家族のセッションのための準備としてのカップル・セラピーというような多様な家族療法の形態をさす場合もある（Framo, 1976）。あるケースでは，より限定的な理論が，さらに拡大された理論の網目に織り込まれるかもしれない。認知行動療法的な介入がシステミックな目的を果たすために使われるかもしれない。ある理論家たちは，行動療法的，精神力動的，そしてシステム的というものを，介入の「レベル」として考えている。現実的な有効性を持つ統合的なアプローチというのはたくさんある。Lebow（1997a）は，それらを分類するための効果的な研究をしたので，この志向に興味がある人は，彼の論文をぜひ読んでほしい。

折衷主義に比して，統合的なアプローチは，理論，アセスメント，そして介入方法のよく考え抜かれた混合物が必要である。いくつかの統合的アプローチは，特定の計画や戦略を提示し（たとえばBreunlin, Schwartz, & Mac Kune-Karrer, 1992 ; Pinsof, 1983），スーパーヴァイザーがそれに基づいて教えることができる地図（map）を提供する。他の統合的モデル（たとえばLebow, 1987 ; Moultrip, 1986 ; Nichols & Everett, 1986）は，セラピスト自身のモデルを創り出すように奨励する。ここでのスーパーヴァイザーの仕事は，セラピストが自身のモデルを創り出し，明確化し，実践し，検証し，そして育成するのを手助けすることである（Moon & Trepper, 1996参照）。

しかし，戦略的処方あるいはセラピスト中心であれ，ほとんどの統合的アプローチは，「人的機能の基本的要素」や人間の変化プロセスを包摂するメタ理論に基づいている（Lebow, 1997a）。理論，アセスメント，そして介入は相互浸透的に関係しあっていると見なされる。ある人間における変化は他の者に影響を与える。統合的志向は，システムについて説明していないが，それ自体がシステミックである。家族療法の臨床家を教育する目的では，統合的志向を以下のような一つのプロセスとして概念化している。臨床家たちが，家族の全体的な機能，症状，そして力動の「大きな像」から基本的システム概念におけるこれらのパターンを説明し，そしてさらには，見立ての作業仮説を立てるためにこれらのパターンと臨床的データとを統合し，そして最後に，これらのデータを適切な介入の選択に統合することへと進むプロセスである。このプロセスは，多方面の気づき，一貫した意図，中期目標や長期目標にあった戦略，そしてこれらのすべての間にある循環的な結びつきを通して特徴づけられるものである。

スーパーヴィジョンの未来への一瞥

　私たちが変革の真っただ中にあるなら，私たちの歴史は，否応なしにここで止まる。本書の読者たちは，彼らがどのように発展し，何処で実践しているのかに関して，次の歴史についての章を書くことになるだろう。私たちは本書を統合的志向，特にセラピスト中心モデルについて述べてきたが，これは認定スーパーヴァイザー資格を求めて家族療法スーパーヴァイザー・トレーニング・プログラムを受けている人にも，関係療法のスーパーヴィジョンをしている人にも役立つはずである。しかし，私たちの専門的な体験に基づき，そして私たちのスーパーヴィジョンを受けた人たちの調査を考慮に入れ，変革は**ある**と信じているという理由や折衷主義を避けることの理由から，統合的なアプローチに特別な注目を向けてきた。

　現在スーパーヴィジョンがこのような地点にあるとするなら，私たちは何処へ向かうのだろうか。Leeとその同僚たち（in press）は，1976〜2001年にかけてAAMFT認定スーパーヴァイザーについて，比較調査しその動向を調べた。多くのスーパーヴァイザーが，一定の割合でAAMFTの臨床会員として留まっていることを見出した。会員数が増えると，それにつれて認定スーパーヴァイザーの数も増えていた。さらに認定スーパーヴァイザーの人口動向を見ると，それは

活動している家族療法家の動きと並行していた。女性の数が増え，認定スーパーヴァイザーの50％は女性である（Lee, 2002a によれば，家族療法の免許を求めている人の70％近くは女性である）。

　残念ながら，家族療法が広範な環境のもとで提供されることが増えているにもかかわらず，一般的な家族療法家に対する認定スーパーヴァイザーのほとんどが白人である。半数の人は博士号を持っているが，これは過去10年間で67％から下降してきている。全体的に見て，認定スーパーヴァイザーの会員数は，彼らがスーパーヴィジョンしようとする人たちの人口動向を，大体反映していると思われる。スーパーヴァイザーの重要性が，セラピストの声に沿ったものであるとするなら，このことはよい発展である。しかし実践の環境が広範なものとなり，さまざまな国の学生が増え続けているならば（AAMFT, 2002b），認定スーパーヴァイザーと家族療法家の階層の狭間に，非常に多くの少数派の声が存在することは明らかなことである。

　多彩なクライエントに対して臨床実践が多様な環境の下で行われているにもかかわらず，少数派の声がセラピストやスーパーヴァイザーの間で存在し続ける以上，文化的資質が，どの人のトレーニングにも主要な構成要素となるにちがいない（第9章参照）。

　スーパーヴィジョンについてはますます，最終学位修士号取得者のスーパーヴァイジーが，最終学位修士号取得者の人から受けるようになるだろう。この点に関しては，基礎資格やスーパーヴィジョンの仕方について，修士号と博士号を持つスーパーヴァイザーとを詳細に比較検討することが助けとなる。また，認定スーパーヴァイザーのトレーニングを受けた人からスーパーヴィジョンを受ける場合と，セラピストの州免許をもった人からスーパーヴィジョンを受ける場合とを比較検討することが同じように役に立つに違いない。しかし，私たちのさまざまな家族療法のスーパーヴァイザーとしての長年の経験は，どのグループであれ，ひとまとめにして推測することは，注意深くあれ，と教えている。

第3章

スタートを切る
―― 統合的スーパーヴィジョンの基本的指針

Getting Started : A Basic Framework to Guide Integrative Supervision

　統合的スーパーヴィジョンについて私たちが説明してきたモデルは，大方の統合的モデルと同様，プロセス志向である。統合的臨床家は，システム論的レンズを使用し，家族全体の機能，症候，そしてダイナミクスに関する「大きな絵」を描くことから開始する。そして次に，実際の面接において得られた臨床データと観察したシステム論的パターンを統合し，初期のアセスメントの作業仮説を作成する。最終的には，これらのデータは，家族システムの変化を促しうる適切な臨床的介入法の選定に統合される。

　私たちの多くにとって，家族療法やスーパーヴィジョンに関するこの統合的モデルは，誰かにはっきり教示されたものではなく，何年にもわたる教育や臨床経験の中から形成されてきたものである。しかし，統合的であれ，折衷的であれ，いずれのモデルでも，対象家族の効果的なアセスメントや介入計画を遂行するために，広範囲にわたる資源を利用する。著者たちのモデルが折衷的ではなく**統合的**であるとするのは，包括的な理論のもとに従属的に組み合わせたいくつかの原理や概念をセラピストに一貫して，秩序ある，凝集した，まとまりのある方法で提供する点である。

　私たちの経験によると，特定の単一家族療法モデルを教育することに専念しているスーパーヴァイザーは，非統合的方法で機能するので，この役割がセラピストから家族システムのアセスメントや治療のための資源を広範囲に利用する学びの機会を奪うことになる。同様に，折衷的な技術を道具箱から選択することの教育に専念しているスーパーヴァイザーも非統合的であるため，臨床介入について理解し概念化するための理論的手段をセラピストに提供することはできない。どちらの場合も，情報に基づいた介入によって日常生活のアセスメント・データと臨床理論を統合することの重要な学習の側面が失われる可能性がある。

スーパーヴィジョンを受け始めるスーパーヴァイザー候補生が考察し，そして引き継ぐべきシステム論的臨床知識の基本原理について，ここにいくつか提示しよう。これらの原理は，スーパーヴァイジーに対するあなたの期待とスーパーヴァイザーとしてのあなたの責任に対して適用できるものである。

システム論的家族療法家によるアセスメントに関する臨床的視座

1. 対象家族が表現したもの，ないしは経験している家族システムの（理論上の）基本的なダイナミクスについて認めること
2. 対象家族の発達段階，構造，プロセス，そして多世代特徴を理解すること
3. 対象家族の症候学について，ホメオスタシス，バランス，連合，同盟といったシステム論的用語で理解すること
4. 対象家族をシステムとして捉え，特定の作業仮説をもって，展開すること
5. スーパーヴァイジーは，対象家族のダイナミクスを認識する上で，色づけやゆがみをもたらすような自らの個人的資源，バイアス，志向性についての気づきをもつこと

システム論的家族療法家による治療計画に影響する臨床的視座

1. 対象家族独自の資源，バランス，変化に対する潜在力
2. 標的とする症候，そして／あるいは，家族構造プロセスにおいて標的とするダイナミクス
3. 対象家族の第一次，そして／あるいは第二次変化への潜在力
4. 特定の介入を実践するためのセラピスト自身のレベルにあわせたトレーニング，経験，そして技術
5. 上記を考慮した上でのもっとも的確な臨床介入の選択

システム論的家族療法スーパーヴァイザーの目標

1. 家族プロセスに適用できる一般システム理論（Von Bertalanffy, 1980）についてスーパーヴァイジーに基本的理解を深めさせること
2. 実際のケース状況に応用するための家族システム論の十分な基礎知識をスーパーヴァイジーが得るように保証すること
3. 対象家族の生データにみられるシステム論的ダイナミクスに関するスーパーヴァイジーの感受性および認識力を向上させること

第3章　スタートを切る——統合的スーパーヴィジョンの基本的指針

表3.1　統合的モデルの教育／スーパーヴィジョンの三つのレベル

レベル1：基本的システム論と概念を学習すること
レベル2：システム論と生のデータにおける臨床パターンを認識し，対象家族に関する形式的アセスメントの体系化を図ること
レベル3：臨床的アセスメント・データを，情報に基づいて選定したもっとも効果的な臨床的介入に統合すること

4. スーパーヴァイジーがシステム論的データを，包括的，客観的，かつ妥当な臨床アセスメントに活用できるように援助すること
5. 理論およびアセスメントのデータをまとめて，この情報に基づき，対象家族への最適な臨床的介入の方法を選定できるように，スーパーヴァイジーを援助すること
6. スーパーヴァイジーが一歩下がって，成功からも失敗からも客観的に学習できるよう援助すること。スーパーヴァイジーが自信をつけて，新しい方向性を選ぶことや，失敗した際にもさらに創造的なアプローチを試みることができるように援助すること

　私たちは，統合的過程に完了や終わりはないと信じている。私たちは皆，家族療法家の入門者であれ，熟練した教育者であれ，自分自身の発達航路に沿って進歩するものであり，対象家族に求めるもっとも重要なダイナミクスやパターンのチェックリストを精査してきたのである。しかし，トレーニングの経験からいうと，家族療法入門者は，表3.1に示したはっきり区別しうる三つのレベル（Lebow, 1987 ; Nichols, 1995参照）に沿って進歩すると思われる。

　この学習の進歩は，家族システム論的視点で家族の行動を概念化する**レベル1**から始まる。そして，**レベル2**では，家族面接の生の臨床データの中にシステム論的概念を認識し，形式化された的確な臨床アセスメントとしてまとめる。さらに，**レベル3**では，家族システムの概念とアセスメントを，情報に基づき慎重に選定したより的確な臨床介入法へと統合していく。

レベル1：基本的システム論と概念

　レベル1は，システム論的アセスメントと治療の基盤である。これは，熟練した家族療法家の誰もが直接に経験してきた過程である。つまり，**システム論的に**

考える学習である。これを通して，スーパーヴァイジーが，システム論的家族療法の「文献」に没頭できるように促す。たとえば，Von Bertalanffy の『General Systems Theory』(1980) の基本的なものから Haley の『Changing Families: A Family Therapy Reader』(1971)，Minuchin と Fishman の『Family Therapy Techniques』(1981)，Watzlawick と Weakland の『The Interactional View』(1977)，そして Hoffman の『Foundations of Family Therapy』(1981) などがある。スーパーヴァイジーの多くは，基礎コースでこれらの著作や理論についての学習をすでに修了している。しかし，スーパーヴァイザーには，臨床家としても，また家族療法の初心者でもあるスーパーヴァイジーに対して，臨床面接にみられるこれらの概念を確認する責任がある。また，家族の行動にみられる基本的臨床パターンを確認することによってその概念を実践に移すための学習を促す責任をもつ。この過程は，システム論的思考，アセスメント，そして治療のすべてにおいて基盤となる。

たとえば，初心者のスーパーヴァイジーが三角形の概念の理論的意味について，また機能障害の家族のシステムにおいて起きているダイナミクスについて説明できないときには，面接を受けた家族には明らかに三角形が存在することを，あなたがこのスーパーヴァイジーに指摘しても，欲求不満や，徒労に終わるかもしれない。表3.2には，システム論的基本概念の一覧を示した (Everett, 2000)。どの家族療法初心者も，これらすべてを定義し，例示し，かつ臨床データの中で確認できなければならない。

この基本的概念には，もっとも実践的で観察可能なシステム論的パターンとダイナミクスが含まれており，それらは初心者セラピストが対象家族において見出しうるものである。これらは，第一義的臨床概念でもあり，主訴や家族ダイナミクスを描写するのによく使われる (Lee, Emerson, & Kochka, 1999)。統合的スーパーヴァイザーは，これらの概念が，将来の家族療法の有効性を打ち立てる基礎になると信じている。この確信に基づくことで，スーパーヴィジョン過程の初期における第一義的成果の目標を設定できるのである。つまり，スーパーヴァイジーに，これらの基本的概念すべてを認識し，口頭であれ文書であれ，臨床報告を説明できるように，学習させるのである。システム論を認識し操作することに初期の時点で焦点をあてることによって，臨床経験によって圧倒されがちな初心者スーパーヴァイジーを援助できることがしばしばある。また，以前には頭でしか理解できていなかったそれらのパターンを，臨床データの中に確認することが

表3.2 すべての家族療法入門者が修得しなければならない基本的かつ
実践的な家族システム論的概念

システム	サブシステム	構造	プロセス
体系化	ポジティヴ・フィードバック	ネガティヴ・フィードバック	円環性
相互利益	閉じた境界線	拡散した境界線	開いた境界線
開放システム	閉鎖システム	巻き込み	分離
コミュニケーション	バランス	ホメオスタシス	親代わり
配偶者サブシステム	同胞サブシステム	親子サブシステム	権威性
三角形	同盟	多世代システム	スケープゴート化
連合	原家族	内的境界線	情動遮断
分化	ヒエラルキー	外的境界線	
権威性	神話	秘密	
求心性	遠心性	コンプリメンタリー	
融合	垂直的忠誠心	水平的忠誠心	

できるようになってくると，習得できたという感覚が得られるものである。このような学習によって，スーパーヴァイザー，同僚，そしてまさにこの領域のパイオニアとも共通言語をもつことになる。

レベル2：システム論的概念と臨床アセスメントの統合

　統合の第二のレベルは，さらに込み入っている。それは，学習についての経験的統合過程である。そこでは基本的概念を認識し，臨床面接において観察されたパターンを同定し，（たとえば，両親と子どもとの間の三角形），さらにそれらを臨床アセスメントとして体系化し，明確化する。ここでは，家族療法初心者に対するシステム論的アセスメントについてのきわめて詳細なアウトラインを紹介する。スーパーヴァイジーは，アセスメントについて口頭ないしはより詳細な文書で報告する場合でも，スーパーヴァイザーであるあなたに，以下の事柄をすべて説明する必要がある。

1. 対象家族の構造はどのようになっているか。たとえば，サブシステム，境界線，三角形，連合など
2. 個人の精神医学的診断にとらわれることなく家族全体に見られる機能不全

のコンテクストに焦点をあてると，対象家族の症候は具体的にどんなものがあるか
3. 個人の診断，および／または，家族システムの機能不全は，どのようにシステム全体のホメオスタシス的バランスを特徴づけているのか
4. 第一子ないし末子の家からの巣立ちなど，家族の人生経験における発達的側面の予測
5. 潜在的な世代間影響，および／または，子どもたちの学校のような家族ではない外的システムからの潜在的ストレス因子
6. 上記の因子を三世代から四世代にわたるジェノグラム上に図式化する能力を効果的に示すこと

レベル3：理論やアセスメントを情報に基づき選択された介入方法に統合する

　レベル3は，修正された臨床アセスメントと，対象家族の機能不全や資源に関する知らされた事実に基づいた最適な介入の慎重な選定とを統合する過程である。これが統合過程の最終ステップである。もっとも込み入った部分でもある。統合的セラピストは，家族療法領域において確立された幅広い臨床理論を視野に入れて，既述の配慮に基づき介入方法を選択することになる。私たちベテラン臨床家にとって，この選択範囲は驚くべき供給源となる。十分に同意を得た選択がケース結果の成否をしばしば左右することを私たちは繰り返し見出してきた。スーパーヴァイザーとしての課題は，スーパーヴァイジーに対して，対象家族のアセスメントを展開するための適切な介入源である，主要な家族療法理論に気づくようにサポートすることである。スーパーヴィジョンの資源についての理解の重要性を鑑み，特定の章全体（第6章）を臨床モデルの活用に割くことにする。
　統合のレベル3として，Breunlin, Karrer, McGuire, と Cimmarasti (1988, p.198) は，スーパーヴァイザーがスーパーヴァイジーの臨床介入を構造化しフォローするための援助に役立つ手順を述べている。

1. 家族の中の何に注意を向けるべきかをスーパーヴァイジーが選択する——「観察すべき情報の部類を選ぶ」
2. スーパーヴァイジーはこのデータを自分のセンスで体系化する——「この

第3章　スタートを切る――統合的スーパーヴィジョンの基本的指針

情報をなんらかの意味あるパターンに体系化する」
3. スーパーヴァイジーは，対象家族に見られるパターンを変化させるべきか，どのように変化させるべきかを決定する
4. スーパーヴァイジーは，提案する変化を家族に介入の形でどのように持ちかけるかを決定する
5. その後，スーパーヴァイジーは，介入に対する家族の反応について予測し，意味づける
6. スーパーヴァイジーは次に何をすべきかを決定する。たとえば，介入を続けるのか，情報をさらに収集するのか

　このモデルを使うか否かにかかわらず，この過程は，初期のアセスメントや介入の動きが，介入の有効性に基づく自己修正的なものであるかぎり，明らかに再帰的である。
　本章では，家族療法領域における統合的アプローチの意味と価値を歴史的に展望した。また，統合的スーパーヴィジョンの初心者モデルをわかりやすく紹介した。そこでは主に，統合的スーパーヴィジョンの三つのレベルを定義することに焦点をあて，どこから始め，各レベルのスーパーヴァイジーにとって焦点をあてるべき問題は何かについて実践的提案をした。次の三つの章では，この過程にさらなる深みを与えるために，まずは，スーパーヴァイザーとスーパーヴァイジーの両者にとっての訓練体系全体の基本的メタファーとしての多世代理論のメリットについて概説する。また，発達的視点からスーパーヴァイジーの学習問題を理解することの有益性について述べる。そして，スーパーヴィジョンの役割に対する主たる家族療法の臨床モデルの貢献について検討する。

第4章

トレーニング・システムの多世代的構造とダイナミクス

Intergenerational Structure and Dynamics of the Training System

　第1章では，読者が「スーパーヴァイザーになること」について考えるために，スーパーヴァイザー役割の構成要素や基礎的な問題を明確にした。本章および第5章，第6章では，統合的システミック・モデルの基盤を示すこととする。著者たちは本書全体を通して，このモデルを家族療法での実践可能な統合的アプローチの一例として用いている。

　統合的モデルの実践には，臨床上，教育訓練上のダイナミクスを，広く客観的な立場から概観する能力が求められる（Lebow, 1987, 1997a）。具体的にいうと，統合的なアプローチは，人のパラダイムによる刺激，幅広い学問との融合，セラピストとしての人，およびさまざまな担当事例の特性についての考察を求める（Lebow, 1987）。これらのプロセスは，個別の統合的モデルを発達させることにつながるが，なかでももっとも役に立つのが，個人と家族の生活を含むより広くシステミックなコンテクストを認知するメタレベルの観点である（Becvar & Becvar, 2003, p. 51）。これによって，より狭い特異な理論モデルから距離を置くことができ，家族療法領域における理論的および臨床的側面から得られる資源をとり入れ，利用する方法を習得することができる。

　次に述べる統合的システミック・モデルには，これらの特性を組み込みたいと考えた。この組み込みは，構造的とか戦略的なセラピー形態のオリエンテーションを統合する努力をはるかに超えたものである（たとえば Liddle, 1984）。統合的なスーパーヴィジョンには多数のモデルがある（関心のある読者は，Rigazio-DiGilio, 1997 を参照のこと）が，ここでは，著者たちの統合的モデルに焦点をあてる。このモデルを選んだ理由は，近年の多世代理論および発達理論のより広い資源を精査し，すべての主要な家族療法オリエンテーションのそれぞれの独自の理論的資源を整理し，それらを直接的にスーパーヴィジョンの過程に適用した

ことである。質が高くかつ調整された複合体であるこの考え方（Rigazio-DiGilio, 1997）が，教育や実践経験から，広範囲の家族療法スーパーヴァイザーとスーパーヴァイジーにとって有用であると私たちは信じている。そのようなモデルが潜在的にできうることとしてLebow（1997a）が示唆した内容は，読者である皆さんを説き伏せることができるであろうと考える。それは，トレーニング・システムの過程およびそれらの妥当性を明らかにして，理論および戦略と介入の一貫性を高め，読者が統合的な実践への道を切り開いていくことの手助けをすることである。この統合的モデルの実践には，統合理論を用いたスーパーヴァイザーが，さまざまな理論，セラピー，そして戦略についてスーパーヴァイジーに気づきを促すと同時に，臨床家としてのアセスメントと治療努力をうまく調和させるために用いることのできる広範な組織だった図式を提供する必要がある（Rigazio-Digilio, 1997, p. 195）。

　本章では，臨床トレーニング・システムそのものの諸要素として世代間（**多世代**）オリエンテーションを定義し，スーパーヴィジョンの進行プロセスにおける機能を調整したり，高めることのできる特定のシステミックなダイナミクスについて明確にする。第5章では，トレーニング・プロセスにおける発達段階の諸課題を認識することの重要性を明確にし，発達理論を用いて，学習段階とその移行に関する特定のモデルを紹介する。そして，第6章では，家族療法分野に貢献したさまざまな理論的なオリエンテーションに含まれる幅広い理論資源を統合していくプロセスについて論じる。

　スーパーヴァイザーは，しばしば次のような明らかな兆候に気づくことがあるだろう。スーパーヴァイジーであるセラピストとその対象家族が一緒になって，非常に制限された極度に狭い現実的な見方を作り上げていることがある。たとえば，その家族とセラピストは共に，「身動きが取れない，どうしよう」と感じるときがあるかもしれない。スーパーヴァイザーにとっては明確であるダイナミクスに，スーパーヴァイジーは気づいていないのかもしれない。セラピーのコンテクストの中で単純な問題に対して過剰に反応したり，しなかったりするかもしれない。関係性における不適切な目標を立てているのかもしれない。対象家族がこのような症状を呈したとき，スーパーヴィジョンをとおして，セラピストは全体を照らし出すような質問をしたり，身動きの取れないダイナミクスを食い止めるように動くことを学んでいくだろう。しかし，セラピストは，たびたび効果的な介入を行うことができないことがある。それは，セラピストがクライエント

と同様に，その臨床的問題が大きなシステムの一部分（Tomm, 1984）であるとみることができないからかもしれない。またあるいは，セラピストがクライエントと同じ感情を経験している（Bowen, 1978 ; Colapinto, 1988）からかもしれない。このようなことが起こるとき，セラピー・プロセスは膠着状態となり，その進展はほとんどみられない（Lee, 1999a）。

これは，MinuchinとFishman（1981）がいう，セラピストが「家族システムに巻き込まれ」，変化を起こす者としての機能を果たせなくなることの例である。スーパーヴァイジーが，対象家族に対する自分自身の機能と役割というコンテクストにおいて，自分自身を敏感に，しかも柔軟に観察できるように促すことが，スーパーヴァイザーにとってもっとも重要となる役割の一つである。臨床家にとっての自己への気づきに関するこのような重大な課題については，Aponte（1994）やFriedman（1991）が詳細に論じている。

初心者スーパーヴァイザーが，臨床でのスーパーヴィジョン体験と多世代家族システムとしてのトレーニングとが，異種同型的で同時進行するという特徴をもつものであり，概念化する方法についての教えが有益であることを，著者たちは見出した。これが意味することは，スーパーヴァイザーとして洞察を深めるためのシステム思考やシステム論的な家族アセスメントを適用したこれまでのトレーニング内容を，トレーニング・システム——もちろん読者の貢献も含めて（Becvar & Becvar, 2003 ; Liddle, 1988）——とそれが組み込まれたより大きな環境を包含するトレーニング・システム全体のダイナミクス理解に活用できるということである。

多世代家族システムとしてのトレーニング・システム

トレーニング・システムが多世代家族システムであるとするのは，重宝なメタファーである。これは，トレーニング・システムが循環的な複合体であると認識できると共に，それと取り組むことを可能にする。世代間（多世代）のコンテクストの中でトレーニング体験を捉えることは，スーパーヴァイジーや初心者スーパーヴァイザーにとって，洞察を得るための構造や過程というような基本的なシステム的概念を，このシステムに関与する者たちの間に生起するさまざまな相互ダイナミクスに活用することができるということである。このような考え方は，家族の連合，関係上の三角形，ヒエラルキーのシステム的事象などを含めた連鎖

家族療法のスーパーヴィジョン——統合的モデル——

```
第一世代            メンター(指導者／
                 スーパーヴァイザーの
                  スーパーヴァイザー)

第二世代    スーパーヴァイザー   スーパーヴァイザー   スーパーヴァイザー
           候補生            候補生            候補生

第三世代    スーパー          スーパー          スーパー
          ヴァイジー         ヴァイジー         ヴァイジー
         (セラピスト)       (セラピスト)       (セラピスト)

第四世代    対象家族          対象家族          対象家族
```

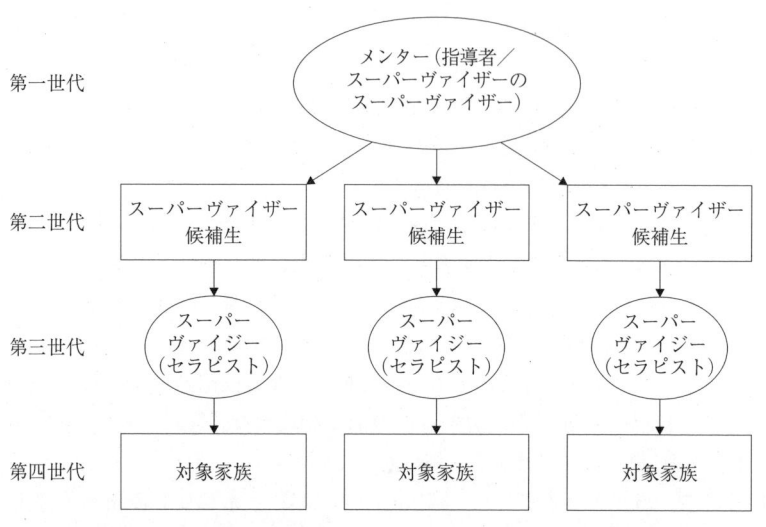

図4.1　MFT（夫婦・家族療法）トレーニング・システムの四世代モデル

しあうサブシステムを，多世代的（縦）にたどるトレーニング・プロセスの機能的・非機能的な諸要素と照らし合わせることに役立つ。

　三，四世代の対象家族システムを図示できるのと同じように，大半の家族療法トレーニング・システムの構造を示すジェノグラムは容易に作成できる。このジェノグラム（図4.1参照）は，トレーニング・システムの構成員——メンター（指導者／スーパーヴァイザーのスーパーヴァイザー），スーパーヴァイザー候補生，スーパーヴァイジー（セラピスト），そして対象家族——の間の表出されないダイナミクスをアセスメントすることに役立つ。図4.1を「家族システム」として考えるとき，家族システムのダイナミクスについての知識から，このトレーニング・システムにおける多くの潜在的な相互作用パターンに気づくことができる（多くの基本的なシステム論的概念は，セラピストとスーパーヴァイザーの両者にとってなじみがあり，トレーニング・システムのダイナミクスを描写するものとして用いることができるが，これについては第3章の表3.2を参照のこと）。

　並行プロセスおよびアイソモーフィズム（異種同型性）の概念は後に述べるが，このジェノグラムに隠されたダイナミクスの理解や気づきの中心となるものである。基本的な構造的パターンを探すことで，同盟や関係上の三角形といったダイナミクスが存在することを見出せるであろう。プロセスの問題ならば，スケープ

ゴート，代理親，巻き込み，疎遠な関係といった諸パターンを見つけることができる。この志向による考え方をつかって経験を積むことで，なじみのある広範囲にわたるシステム論的ダイナミクスを見出すことができ，より広い家族理論から認識された他の種類のダイナミクスにまとめあげることさえも可能にするだろう。

ヒエラルキー

　セラピーの過程ないしはトレーニング・システムにおけるヒエラルキーを見極めることの妥当性や価値については，家族療法の領域においてさまざまな議論がなされている（Anderson（2000）と Nichols（1988）や Storm & Minuchin（2000）とを比較）。しかし，表面にあらわれないヒエラルキーが存在するばかりではなく，それがしばしば必要なものであることを，著者たちは教育現場や臨床的な環境設定でのトレーニング・スーパーヴァイザーとしての経験をとおして理解してきた。スーパーヴァイザーとなって日の浅い者は，臨床でのほとんどのトレーニング状況において，臨床サービスを提供する上で資格があり，倫理上，法律上，またときには管理者としての責任を有していることを認識しておく必要がある（Storm & Engleberg, 2000 ; Vesper & Brock, 1991）。若者はあなたの足かせとなるのだ。ほとんどのトレーニング状況において，スーパーヴァイザーは，スーパーヴァイジーのアセスメント，治療計画，臨床記録に関する共同責任者として期待されている。スーパーヴァイザーとしてあなたは，スーパーヴァイジーの行うことや，クライエントに対する臨床的サービスの提供に関して，あなた自身の責任を認識し，理解していなければならない（Huber & Peterson, 2000）。

　さらには，スーパーヴァイザーとしてあなたは，同僚やスーパーヴァイジーから，「熟練した」家族療法家であると認められ，より多くの経験や知識を有し，トレーニングを積んでいると考えられているだろう。著者たちのスーパーヴィジョン統合的モデルの構造は，ヒエラルキーをもつ枠組みを基礎としている。臨床教育やスーパーヴィジョンのプロセスに暗に影響する権威性という明らかな要素が含まれている（Nichols, 1988）。機能不全の家族と相談室の中で向き合ったことのないかけだしのセラピストは，どのように向き合うかを知っているか，または役立つ方法でどのように家族と取り組むかを習得しているスーパーヴァイザーから学ばなければならない。この種の権威性は，時には好意的なものであり（Emerson, 1999），学習と能力を向上させるような働きにもなりうる（Grant,

2000）。これを理解し，効果的に注意深く扱うことは，力量のあるスーパーヴァイザーになるための中核的な要素である（本書では，このダイナミクスについて一貫して述べていく）。

連動するダイナミクスとサブシステム

　家族療法の文献には，多くの多世代理論がみられ，世代間や世代を超えた相補的な病理のメカニズムについて具体的に論じている。家族療法の理論的発展の初期においては，Nathan Ackerman（Ackerman, 1968 ; Ackerman & Behrens, 1956）が，家族システムにおいて生起する「連動する病理」の概念を著した。彼は，親にみる個人の病理は，夫婦，親子のサブシステムの両方，もしくは一方に，そして家族システムの全体の言動にまで影響を及ぼすと主張した。彼はまた，これらの連動するダイナミクスがサブシステムに及ぶと一連の複雑な相互作用プロセスを規定し，そのプロセスが家族全体の相互作用とライフスタイルを安定させたり（ホメオスタシス），規定するのを観察してきた。このような連動するダイナミクスは，あるシステムでは安定性として，他のシステムでは機能不全の要素として特徴づけられる。

　著者の一人，Craig は，精神医学的症状や他の臨床的現象と，家族ダイナミクスとの相互作用を明確にするものとして連動する病理の重要性を述べた（Everett, in press）。たとえば，境界性パーソナリティ障害の親（Everett, 1989, 1998）や注意欠如多動性障害（ADHD）の家族メンバー（Everett et al., 1989 ; Everett & Everett, 1998）のいる家族では，この連動する特性が，各家族メンバーの症状を，家族の日常的な機能における相互作用的で恒常的なダイナミクスに統合するような働きをしていた。

　四世代のトレーニング・システムには，以下に示す二つのサブシステムの組み合わせが3種類あり，互いに連動している。

1. メンター（指導者／スーパーヴァイザーのスーパーヴァイザー）とスーパーヴァイザー候補生
2. スーパーヴァイザー候補生とスーパーヴァイジー（セラピスト）
3. セラピストと対象家族

第4章　トレーニング・システムの多世代的構造とダイナミクス

　これらサブシステムの3種類は，二点で連動性がある。第一に，そこにある**ヒエラルキー**が，トレーニングを行っているメンター（指導者）やある特定の環境設定下のスーパーヴァイザー候補生が果たすべき，下部のさまざまなレベルやサブシステムすべてに対する責任を規定する。第二に，このシステムの参与者は，一つ以上のサブシステムに同時に属することとなる。これは，夫婦，親子，そして原家族の三つの家族サブシステムのメンバーであるという一人の親の類である。

　これらの連動によって，サブシステム間の関係は**互恵的なもの**となる。つまり，交換される情報と，表出された言動が，循環的な効果を生み，他の連動するサブシステム内において応じたり反応することの原因となったり，誘引となる。どのようなダイナミクスや情動，言動であれ，サブシステムにおいて生起すると，それと連動している他のシステムに影響を及ぼす。そして，次に逆に他のシステムから影響を受ける。

　たとえば，ある家族システムにおいて，学校における ADHD 児の言動は，親を呼び出す引き金となる。親はもう一人の親に不平をこぼし，それを受けた親は不満が募って他の息子や娘に対し批判的な反応をするようになり，その子どもたちが ADHD 児に対して否定的に反応し，ADHD 児は家族の中で，自分の部屋にあるものを壊すという形で行動化する。トレーニング・システムにおいて，もしスーパーヴァイザーがセラピストを叱責すると，これが，セラピストと対象家族との間で生じる現象に影響を及ぼす。次に，セラピーのサブシステム間で生じることが，スーパーヴィジョンにおけるサブシステム間で生じることに影響を及ぼすことになる，など。

　サブシステム間の関係もまた，**円環的**であり，相互作用的パターンと情報が一つのサブシステムから他へと動き，そしてまた，戻る。このパターンは，特定のサブシステムを，日常の予測可能な恒常的相互作用のパターンへと連動する。たとえば，セラピーの過程においてある親に直面化する役割を担っているスーパーヴァイジーの攻撃の程度は，スーパーヴァイザー候補生にとっては怖いものとして体験されるかもしれない。そして，スーパーヴァイザーは，この特定のスーパーヴァイジーとの関わりやスーパーヴィジョンの予約を避けてしまうかもしれない。

　トレーニング・システムにおけるこれらの円環的で互恵的なパターンは，精神障害の場合に果たされる役割ほど劇的ではないが，存在を認められないならば，長期的に意識されないままに学習や臨床的な結果に害を及ぼすことになる。

アイソモーフィズムと並行プロセス

　アイソモーフィズムとは，プロセスであって，そこではスーパーヴァイザー候補生とスーパーヴァイジーの間の関係におけるダイナミクスに，スーパーヴァイジーと対象家族の間にあるダイナミクスが映し出されていると考える（Liddle, 1988 ; Nichols & Everett, 1986 ; White & Russell, 1995）。心理療法のトレーニングとスーパーヴィジョンに関する初期の文献では，それらのダイナミクスは，患者，セラピスト，そしてスーパーヴァイザーとのダイナミクスの相互作用であり，並行プロセスとして定義された（Doehrman, 1976 ; Ekstein & Wallerstein, 1958）。近年のアイソモーフィズムという用語は，並行プロセスに比べ，よりシステム論的意味を含む。スーパーヴァイザー，セラピスト，そしてクライエントが，トレーニング・システムの中で相互に取り引きしている部分として考えられるため，トレーニングの構造や内容，セラピーのサブシステムでさえも，互いに循環して反復されることが予想される（Liddle, 1988）。

　これは，スーパーヴァイザーが理解すべき中心的な概念であり，診断上，治療上，価値の高いものである。すなわち，サブシステムの境界を越えた反復が認められた場合には，スーパーヴァイザー自身とスーパーヴァイジーとの間に観察されたものが，セラピスト－クライエント間のサブシステムにあるダイナミクスに反映するかもしれない。次にこの関係性が対象家族の中の関係性パターンに反映するかもしれない。したがって，スーパーヴァイザーがセラピストとの関連でこのようなダイナミクスを認め，変化させようと考えるとき，トレーニング・システムのどの箇所でも変化を生み出すことが期待できる！　しかし，スーパーヴァイザーがスーパーヴァイジーとの間にある潜在的な機能不全のダイナミクスを見つけられず，変化させることがなければ，トレーニング・システムの他の側面に膠着状態が起こってくるかもしれない（Lee, 1999a）。

　次に示すのは，最悪ケースのシナリオだが，ハッピーエンドとなった例である。

　　　斬新的な考えの持ち主であるメンター（指導者）の守護を受けた，都会育ちで専門性を身につけているスーパーヴァイザー候補生が，同じく都会育ちのMFT（夫婦・家族療法）大学院の新卒者に家族療法のスーパーヴィジョンを行った。しか

し，この新卒者は，田舎にある保守的なキリスト教系の機関で働いていた。この人たちはともに高学歴で，原理主義的キリスト教信者ではなく，関わっているこの機関よりも，自分たちが斬新的であると考えていた。この人たちは，シングルマザーのクライエントで，その地域では常識はずれで，自身の原家族や隣人から受け入れられていないことを訴えている女性にエネルギーを注いでいた。トレーニング・システムは共有され，同じく狭い現実観を相互に強化し合っていた。この人たち皆が，その機関や周囲の地域を，狭く閉ざされた厳格なものとして捉えていた。したがって彼らは，一時しのぎの情動的なサポート以外にセラピストにとって治療の選択肢はないということに同意していた。これは，変化の可能性を排除していたことになる。幸いにもメンター（指導者）は，コーヒーの香りをかぎ，そして「それは本当だろうか？　この地域全体がそれほど閉ざされていて，同情のないところなのだろうか？　クライエントが声を出して，助けを求めたことは実際にあったのだろうか？　キリスト教の教会コミュニティーとは，宣教をするところだと思うけれども」と言った。これらの質問は，彼自身の推論であったことや活動を積極的にしていなかったことにスーパーヴァイザーを気づかせることになった。そして，スーパーヴァイザーはセラピストに委ねた後のいきさつがある。セラピストは，クライエントに挑んだ。そして，クライエントは彼女の心配を自身の家族や教会コミュニティーに伝えた。クライエントの家族や教会は，みんな肯定的に応じた。セラピストとクライエントの両者は，つき合いの心地よさ，自尊心，言動の自由が劇的に向上するのを体験した。

　アイソモーフィズムには構造やプロセスの反復を含むが，同時に，情動や適応スタイルの反復とも関係している（White & Russell, 1997）。スーパーヴァイザーとセラピストは，セラピーのセッションやクライエントの家族の人生に起こる情動的状態とともに不安，怒り，あるいは抑うつ気分を体験するかもしれない。逆に，情緒が期待される状況での感情の欠落や不適切な感情も含まれるかもしれない。アイソモーフィズムは私たちに，一つのレベルで創造され体験されたことが，他のレベルで創造され体験されることを反復するという可能性について警告する。このことは，スーパーヴァイザーに何をトレーニングの問題として明確にすべきかの重要なデータをもたらす。

　　スーパーヴァイザー候補生は，メンター（指導者）に自分の行ったライブ・スー

パーヴィジョンの場面のビデオテープを見せた。それは，比較的経験の浅い家族療法家が家族セッションの場で，家族の葛藤が対称的に加速していくさまを介入せずに受動的に見ている状況下に立ち会ったものである。スーパーヴァイザー候補生もセラピストも，その場では問題に気づいていなかった。メンター（指導者）は，スーパーヴァイザー候補生に，次回までにセラピストと一緒にテープを見て，葛藤がもっとも高まっている箇所でテープを止めて見て，セラピストに，「今どのように感じていますか？」と尋ねるように指示した。次回スーパーヴァイザー候補生は，いやいやながらセラピストが応えた内容を報告した。「私はそこで，自分が小さな女の子であるかのように感じた。私は動けなくなっていたのだと思います。この家族に先導されちゃっているのです。私はどうしていいかわからなかった」。これを聞きながら，スーパーヴァイザー候補生は，自分自身が身動きの取れない状態であることに気づいた。「セラピストがしていることについては考えもしなかった。何が起こっていたかさえわかりませんでした」。後にわかったことだが，セラピストとスーパーヴァイザー候補生は，共に融合した原家族の出身であった。両親が争っている時には，大人になってからもどうすることもできないと感じていた。このトレーニングにおける出来事は，スーパーヴァイザー候補生とセラピストの両者にとって目からうろこであった。このことは，彼ら自身の原家族におけるダイナミクスが，どれほど強力に彼ら自身の専門家としての仕事に影響しているかということの，気づきとなった。

この例は，アイソモーフィズムの要素が，スーパーヴァイザー候補生とスーパーヴァイジーとのサブシステム，およびスーパーヴァイジーと対象家族とのサブシステムが連動して生じた融合的なダイナミクスの典型例である。この例は，このようなダイナミクスが，非常に微妙で，しかも強力なものであることを描き出している。スーパーヴァイザー候補生とセラピストはいずれも，自身が実際に身動きの取れなくなっていたことや，目の前の臨床的課題を客観的に評価し，対象化する能力を制限されたことについて認識できなかったのである

関係上の三角形を認識すること

トレーニング・システム全体の構成要素を描写するジェノグラムを用いることで，スーパーヴァイザーが連動するサブシステム間の関係上の三角形の存在を認識することが可能となる。関係上の三角形は，サポートや自己防衛（Bowen,

1978）と，また他者を抑制する目的で（Nichols & Everett, 1986），社会的システムにおいて自然に生起するものである。家族システムにおける関係上の三角形は，同盟やスケープゴート役割，親役割をとる子どもといった相互作用的なパターンに認められるかもしれない。この関係上の三角形は，機能不全の要素となるかもしれないが，同時に，ホメオスタシスを維持することによって，家族システムがバランスをとっているかもしれない。著者たちは臨床家としても，家族における関係上の三角形（たとえば，両親と子ども）を把握すれば，サブシステム間のダイナミクスから予測可能な言動（たとえば，スケープゴートになりうる子ども）を読み取れることを知っている。

初期にWestheafer（1984）が確認している臨床的スーパーヴィジョンにおける関係上の三角形は，ヒエラルキーやサブシステム間のどの位置でも出現しうるものである。たとえば，効果がみられないセラピストに不満を抱え葛藤をもつスーパーヴァイザー候補生は，メンター（指導者）に同様の不満をもたせ，同盟を組んで，スーパーヴァイジーをスケープゴートに仕上げるかもしれない。もしメンター（指導者）がスーパーヴァイザー候補生に共感し，セラピストを傷つけるようなコメントを追加したなら，そこに関係上の三角形が形成されたことになる。このような関係上の三角形は，明らかにスーパーヴィジョンの効果性を破壊し制限するものとなる。

よく見られる形としては，効果が出せない不慣れなスーパーヴァイザー候補生が，自身のトレーニング体験において負担や力量のなさを感じて，サポートや保護，ときには救出の必要性をスーパーヴァイジーとメンター（指導者）の双方が感じるように行動をとることがある。

セラピスト，対象家族，そしてスーパーヴァイザー候補生の間に強力で破壊的な関係上の三角形がみられた例を示す。

　　（メンター（指導者）が，スーパーヴァイザー候補生の行ったスーパーヴィジョンに対してスーパーヴィジョンを行っている場面である。）スーパーヴァイザー候補生（女性）は，メンター（指導者）にセラピスト（男性）に対する不満や力不足を述べたことがあった。それまでのメンター（指導者）への報告では，スーパーヴァイザー候補生はセラピストの「繊細な側面」を賞賛し，互いに同じような関心をもっていると述べていた（もちろん，これは危険信号である）。今では，スーパーヴァイザー候補生はメンター（指導者）とのスーパーヴィジョンの中で，セ

ラピストの「効果を出せないこと」や「抵抗があること」に焦点をあてて述べるようになった。スーパーヴァイザー候補生は，セラピストが記録ファイルやテープを持ってくるのを躊躇するようになってきたと報告した。このセラピストに対する見解の変化について尋ねられると，スーパーヴァイザー候補生はただ，セラピストがある特定のケースにおいて「境界線が不明確だった」ことを批判するにとどまった。その後，メンター（指導者）は，そのケースのビデオテープをスーパーヴァイザー候補生と一緒に見て，境界線の不明確さを観察し，その見解を支持した。メンター（指導者）はセラピー・セッションの終了時の部分までそのテープを早送りするように言った（多くのスーパーヴァイザー候補生は，この重要な臨床的ダイナミクスを見落すことがある）。テープを最後まで見ていなかったスーパーヴァイザー候補生は，メンター（指導者）と共にそのテープをみて，観察したことに両者とも愕然とした。（テープの中で）母親は，セラピーに進展がないことについての心配を表現していた。セラピストは防衛的になり，突然次のように言った。「私は，十分あなたの家族を助けられると信じています。私は心底，あなたの息子さんに対して何かをして差し上げたいと思っているのです。ですが，私のスーパーヴァイザーが，それをさせてくれないのです」。セラピストの言葉に，最初，家族は驚いたように見えた。しかし，母親はセラピストに対して，「あなたがしたいようにして下さって構いませんわ。私たちは，あなたのスーパーヴァイザーに告げ口はしません」と言った。

　ここでは，スーパーヴァイザー候補生はセラピストとのより親密な同盟を形成しようと試みたが失敗したようである。この試みは，スーパーヴィジョン関係を壊し，セラピストは離れ，今では対象家族と結託するという行動化に至った。スーパーヴァイザー候補生は自身の個人的なニーズや失望から判断力を失い，客観的に機能することができなくなっていた。そして，スーパーヴァイザー候補生はメンター（指導者）を潜在的な関係上の三角形へと引き込み，セラピストをスケープゴートにしようとした。このダイナミクスは，こうしたパターンの複雑さを認識するために，トレーニング・システムの広く体系的な観点から見ることの価値を説明している。

境界線という用語

　著者たちがあげる多くの例は，トレーニング・システムが家族システムと共有するもう一つの構造的特徴を取り上げている——それは，境界線である。システムにおける境界線とは，サブシステムないしはシステムの内部，およびシステムそれ自体とその周りの外的なシステムとの間での相互作用の本質を明確にするものである（Everett, 2000）。二つの実在物の間の境界線は固く閉じられたものかもしれない。その場合，フィードバックに限界がある。また別の境界線は，強く融合していてフィードバックには無防備であるかもしれない。しかし，境界線が柔軟で浸透性があり，開かれたものであるなら，フィードバックと保護のバランスがとれている（Guttman, 1991 ; Nichols & Everett, 1986）。

　前節で述べた関係上の三角形のジレンマの例は，ある意味で，スーパーヴァイザー候補生がセラピストとの間に明確な境界線を有していなかったことから，そして，もちろん，セラピストが対象家族との間にかなり融合した境界線を有していたがために生起したものである。境界線が，融合し過ぎていたか，あるいは不明瞭すぎたことから，関係者間の素因としてのダイナミクスが，スーパーヴィジョンやセラピーにおける他のダイナミクスと共鳴したのである。

　スーパーヴァイザーは，体系的なヒエラルキーのすべてのレベルにおいて，各トレーニング・サブシステム内部，およびそのサブシステム間の境界線を明確にする責任をもつ。このような境界線の脆弱性は，トレーニング・システムにおける四世代すべてに見出すことができる。各スーパーヴァイザーは，個人としての，そして専門家としての境界線を明確にしておかなければならない。各スーパーヴァイザーは，トレーニング・システム内部やスーパーヴィジョンが行われる臨床場面での境界線を明確にし，的確にそれを維持しなければならない（境界線に関連するその他の問題と倫理に特化した問題については，第10, 11, 12章で述べる）。

　入門的な統合的システミック・モデルが有効であるためには，家族療法スーパーヴァイザーとして，すべてのトレーニング・システムにおけるサブシステム間で生起する相互作用といった基本的なシステムのダイナミクスを認識し理解できることが前提となる。トレーニング・ダイナミクスを多世代間の視点から見ることで，スーパーヴァイザーが，より客観的になり，そしてさまざまな関係者やサブ

システムにおいて起こる主要なダイナミクスを一歩下がって認識できる。そのようなこの理論独自の資源を提供すると確信する。これは，トレーニング体験のさまざまな役割と，構造やプロセスの諸要素を明確にすることに役立つものである。家族システムに関する知識は，家族療法の実践およびスーパーヴィジョンにとって，またこのモデルにとっても基礎になるものである。

　この統合的モデルには，第二の基礎的な課題がある。それは，トレーニング過程に暗に存在する発達段階的な側面である。このことは，次の章で述べる。

第5章

スーパーヴィジョンの発達段階的側面

Developmental Aspects of Supervision

　私たち家族療法家は，クライエントやその家族の人生経験の中で起こる発達段階について明確に理解するように訓練を受けてきている（たとえばNewman, Newman, & Morgan, 2002, あるいは Carter & McGoldrick, 1998）。われわれの臨床の多くは生涯の発達における各段階で，ほぼ普遍的に誰もが経験するチャレンジを扱うことに費やされる。たとえば幼児期から思春期までの期間に，子どもが示す自立へのサインに対する親の反応に注意を払うことをよく知り，末の子が家を離れたあと，両親が葛藤しながらもその「空の巣」にいかに適応するかのプロセスを適切に理解する。

　同様に，スーパーヴァイザーとして，また臨床の教育者としても，スーパーヴァイジーが個人的にも，専門的にもそれぞれが一種の「クリニカル・パス」に沿って発達していくことの認識が重要であることを学ばなくてはならない。スーパーヴァイジーの発達には，個人的な成熟度や原家族からの自己分化度や，臨床理論の習得，セラピーでの成功経験までのさまざまな変数が含まれる（Nichols, 1988 ; Tucker, Hart, & Liddle, 1976）。臨床スーパーヴァイザーは，スーパーヴァイジーの発達段階や軌道を認識しつつ，そのときどきで指導，養育，批判，刺激，そして賞賛をタイミングよく組み込むことをその役割として求められる（Nichols, 1975 ; Taibbi, 1995）。

　どのスーパーヴァイジーも，個人的な，また専門的な発達段階を反映している連続線上をたどると認識するスーパーヴァイザーは，一層効果をあげるだろう。たとえば，修士課程のプログラムには，一度も臨床的な面接をしたことのない学生もいる。彼らは，24歳であるということだけの人生経験を携えて，この役割に向かう。また，博士課程のプログラムや研修機関には，メンタルヘルスの分野や機関で5〜10年の臨床経験をもちながら，家族に特化したセラピー経験がな

い学生もいる。伝統的な心理学や精神医学でのみ訓練を受けた専門家で，一度に一人のクライエントにセラピーをするという経験しかもたない臨床家もいる。

　　Craigは，フロリダ州立大学の博士課程に入学したときのことを覚えている。彼は32歳で，家族療法のトレーニング・ワークショップに数多く参加し，精神保健センターで4年間，そして精神科病院の病棟で1年間立派に仕事を果たしてきた。こうしたすべての経験から，彼は，特に入学する他の学生と比べて，自分がこのプログラムで経験を生かせて十分にやっていけると思っていた。しかし，家族療法プログラム・ディレクターであるWilliam C. Nicholsが，入学時アセスメントを終了後に彼に言った。「君は精神保健センターで，1年目の経験を単に3回繰り返しただけのように見えるけどね！」

　臨床で出会う家族がその生涯発達の連続線上のどこに位置しているかをアセスメントすることと同様に，スーパーヴァイザーは，自分自身とスーパーヴァイジーを，同じような発達の枠組みで，どの時点にいるかの見極め方を学ぶ必要がある。それにより，スーパーヴァイジーの当面のニーズや成長に，より正確にかつ客観的に応じることができる。家族療法におけるスーパーヴィジョンの発達段階論的側面については，最初の全国的なスーパーヴィジョン・ワークショップ（たとえばNichols, 1975）や，初期の専門書（Ard, 1973 ; Tucker et al., 1976）以来議論されてきた。エキスパートたち（たとえばLiddle, 1988 ; Nichols, 1988）は，セラピーの一連の段階（初期，中期，終結期）に求められた達成課題に取り組むなかで，効果的に獲得されるスーパーヴァイジーの能力に基づく発達段階論的スーパーヴィジョンについて議論している。スーパーヴィジョンの教育者は，スーパーヴァイザーが果たす種々の役割（たとえば，教師，コンサルタント）や「レベル」のコンサルテーションについて述べている（Nichols & Everett, 1966 ; Taibbi, 1995）。

　どのような治療モデルに基づいていようと，家族療法の教育やトレーニングは，そこに関わる個々人の発達段階に適合するべきであるということには，どのスーパーヴァイザーも賛同するだろう。第1章の13の基本原則の8（表1.1参照）で述べたように，スーパーヴァイジーのキャリア発達の段階と個人発達の度合いに基づいて知識と技能トレーニングを提供することが，家族療法におけるスーパーヴィジョンの基礎である（これについては，第11章でも述べる。図11.1を参照）。

第5章 スーパーヴィジョンの発達段階的側面

しかし私たちは，スーパーヴァイザーの発達段階論的軌跡については論じてこなかった。さらに，発達理論を一つのスーパーヴィジョン・モデルの中に統合することは家族療法の文献上においても十分に発展させることができたとはいえない。

これらの発達段階的側面の達成課題について議論を深める前に，読者には，自己を振り返る簡単なエクササイズをしていただきたい。少しゆったりと座って目を閉じ，「セラピスト」である自分をイメージしてほしい。

・あなたが**今**，スーパーヴァイザーに何を望み，必要としているかを想像してください。もしあなたが**今日**，新しいスーパーヴァイザーとスーパーヴィジョンの契約を結ぶとしたら，そのスーパーヴァイザーから何を得たいのでしょうか？

これらを書き出し，それらに優先順位をつけてみよう。

・あなたが現在，望み，必要としていることは，セラピストとしての駆け出しだったころとどのように異なっていますか？ 初心者のセラピストとして，最初に受けたスーパーヴィジョンの経験を思い出してください。**そのとき，あなたが得たいと思ったことや必要だったことは何でしたか？**

これらの要望やニーズをリストアップし，優先順位をつけ，他のエクササイズと共に，日誌かノートにつけておいてほしい。

この発達段階論的な考え方を念頭におき，読者には，自身のセラピストとしての専門性の発達全体を考え，自分自身を「コーチ」「庭師」「教師」「導師」として考えてみることを勧めたい。スーパーヴァイジーがスーパーヴァイザーを必要として望むことは，スーパーヴァイジーの発達段階によっても異なる。著者の一人（Dwyer & Lee, 1999）は，初級レベル（修士号修了前）から上級レベル（博士論文を残すのみ）まで，家族療法のさまざまな経験年数の臨床学生を対象にフォーカス・グループを行った。その結果，スーパーヴァイザーに対して，**初級のセラピスト**は，権威ある案内役，または，クライエントとセラピスト双方の生活上の満足にまで責任をもつ役割を期待していた。スーパーヴァイジーとしての役割については，スーパーヴィジョンのプロセスにおいて，「（スーパーヴァイザーに）困っていて，尋ねたい事柄を準備しておくこと」，また，「危機的なケースで

あることをスーパーヴァイザーに事前に伝えること」と考えていた。これに対して，**中級，上級**レベルのセラピストは，レベルに応じて，「自分自身の目標やニーズ，また，対象家族との関わりから呼び起こされた課題を確認すること」など，自己組織化や自己決定に重きを置くようになっていた。

　これらの学生は，強固な基盤として主要な家族療法理論を身につける必要性については同意していたものの，同時に，セラピーと変化に関して自分自身が発展させつつある独自の理論を明確に解説できるようになることも望んでいた。スーパーヴァイジーは，「目標と対象にうまく合致するよう考えられた介入と事前の治療計画」と，彼らがそうなりたいと思うセラピストへの「発達段階論的なヴィジョン」の両方を持って治療に入っていた。彼らは自分たちの進歩・成長に対して自分自身がなんらかの役割を果たしていることを正しく認識していた。彼らは，一般にスーパーヴィジョンの場が活発で協働的な学びの環境（Anderson, 2000）であること，そこでは心を開いて耳を傾け，リスクを引き受けることで，スーパーヴァイジー自身が自分たちの成長に寄与できる，と考えていた。スーパーヴィジョンにおけるリスクには，「失敗を隠さず話すこと」や，「自分のニーズが満たされていないときには，それを伝えること」が含まれていた。これらの学生によって報告された達成課題については第1章のスーパーヴィジョンにおける13の基本原則で説明されている。それは，協働的同盟や安全な場としてのスーパーヴィジョンの重要性に関する項目を含んでいる。

発達段階の連続線

　1973年当初にすでに，家族療法家のためのスーパーヴィジョンの2段階プロセスが提唱されている。これは，初級の学生には，メンター（指導者）との個人面接や少人数での討議を重視する管理的指導をする段階と，上級レベルの学生には，経験を積んだセラピストが実習を通して教育する段階とを指す（Ard, 1973）。同様に，Nichols（1988）は，個々のスーパーヴァイジーのレベルやニーズに合うように，スーパーヴィジョンを工夫する必要性を強調した。スーパーヴァイザーは，初期段階の学生トレーニングでは，徹底的に集中したスーパーヴィジョンを行い，上級の学生には「コンサルタントとしての役割」に移行することを推奨している。この初期の推奨は，フォーカス・グループに参加した家族療法の学生があげたニーズや期待とぴったり合致している。

第5章　スーパーヴィジョンの発達段階的側面

　著者らは，初心者のスーパーヴァイザーが家族療法のスーパーヴァイジーに対して，基本的な発達段階論的課題を認識するための一定の変数を明確にしようと試みた。それらは，すべてのスーパーヴァイジーやスーパーヴァイザー候補生を評価するときに用いるチェックリストの一部となっている。これらの変数をアセスメントすることで，それぞれのスーパーヴァイジーが置かれている独自の状況に対し，発達段階上の適切なスーパーヴィジョンを行うことが可能となる。あなた自身のスーパーヴィジョンの理念を作り上げるときに組みこむことができるように，以下の項目を，あなた自身の日誌に書き加えることを提案したい。

スーパーヴァイジーの評価項目

1. 臨床経験年数（前述のように，ある環境設定では，長年の臨床経験が，実際はたった1年の経験の繰り返しに過ぎないかもしれない）
2. 経験してきた臨床の環境設定（たとえば病棟，外来，機関，個人開業など）
3. 対象家族（たとえば人種，低所得者，慢性的な精神障害者，富裕層など）
4. 精神症状の見分けと精神疾患の診断を行う能力
5. 家族や夫婦を対象にした面接経験年数（つまり機能不全家族との面接ができるかどうか？）
6. 家族システムについての理論的知識
7. 家族システムのダイナミクスについてアセスメントする能力
8. これまでのスーパーヴィジョンを受けた経験（それぞれのスーパーヴァイザーから受けた期間，それらのスーパーヴァイザーは家族療法の訓練を受けていたか？　スーパーヴァイジーは，主に精神保健医療の現場で働いていたか，あるいは家族療法のクリニックと明示された場で働いていたか？）
9. 年齢的成熟（たとえば24歳の修士プログラムの院生，45歳の研究所の研究生など）
10. 情緒的成熟の相対的なレベル
11. 対人的関わりのスキル（たとえば開放性，率直さ，純粋さ，社交上の落ち着きなど）
12. 知性の相対的なレベル（つまり言語的，分析的，認知スキルなど）
13. 原家族からの相対的な自己分化度
14. 実生活経験の幅（たとえば他の仕事の経験，旅行，これまでの恋愛歴など）

著者らは，発達段階論から，そして臨床経験からも，個人の成長が必ずしも直線的で一定なものではないと理解している（Lerner, 1991）。また，スーパーヴァイジーがしばらく停滞したり，自信をなくす期間があり，その後急激に変化して進歩するというさまを観察して来た。セラピーと同じように，スーパーヴィジョンにおいても，忍耐強く，動き出すための学びの時間を提供することが必要である。初心者のスーパーヴァイザーはしばしば，スキルや介入技法を一生懸命教えようとしたり，失敗や不十分な部分をできるだけ早く修正しようとする。その一方で，スーパーヴァイジーが泳ぐことや沈むことを経験から学ぶのを，単にゆったり座って見ているスーパーヴァイザーもいるだろう。

スーパーヴィジョンの訓練を始める際に，スーパーヴァイザーのアプローチの仕方とスーパーヴァイジーの発達段階上のレベルやニーズとを合わせるために考慮すべき重要な原則を以下に述べる。

・スーパーヴァイザーは，セラピストの発達段階上のレベルや資源について，時間をかけて考察することが必要である
・スーパーヴァイザーは，セラピストについて，その学習に対するアプローチの仕方，物事の納得の仕方，不安や防衛の表出の仕方を理解する必要がある。
・スーパーヴァイザーは，忍耐強く，またそれぞれのセラピストが治療実践を行っている臨床環境や対象者の特徴，そこでの経験などを含む，より大きな臨床状況を見る必要がある
・スーパーヴァイザーは，スーパーヴァイジーと共に行動を起こしたり，戦略を立てる前に，自分の頭の中で13の基本原則の一つひとつに基づいた作戦を練る必要がある

スーパーヴァイザーは，この発達段階論的な視点を用いることで，個々のスーパーヴァイジーの認知的学習と専門家としての成長との相互作用をより慎重に見ることができ，また，スーパーヴァイジー個人のもつ発達の問題点にも気づくことができる。また，この視点を用いれば，スーパーヴァイジーが臨床の学びの中で身動きできなくなったり防衛的になっていることに気づくことが容易になるだろう。私たちの期待と，スーパーヴァイジーの発達段階レベルが合致したとき，私たちの介入や戦略はより現実的で効果的になる。

学習における移行期の理解

　前述したように，発達段階論は，一般的に，スーパーヴィジョンがスムーズに進まないことがあるという事実を警告する。スーパーヴァイジーの成長パターンは，必ずしも途切れずスムーズなものであるとは言い難い。人間の発達段階の軌跡には，成長が止まり，生活上のストレスが多くなり，激動とまでいえるような移行期がある（Lerner, 2001）。個人が能力のあるレベルから次のレベルに進むとき，それまでの知的あるいは行動的方法をすでに効果がないという理由で，手放さざるをえないことがある。人生という複合体の新しいレベルに適した能力がしっかり身につくまでは，成長途上にある個人は不安定に感じることが予想され，その苦悩はその人の社会的ネットワーク環境に影響を及ぼすだろう。そのため，親，きょうだい，そしてケアする専門家はこの混乱期を覚悟しておくべきである。しかし，家族療法家として，私たちはこの混乱期のことを，よい方向への成長の新しいステージの兆しとしてリフレームすることができる。

　スーパーヴァイザーは，スーパーヴァイジーに対する役割においても，これと同種のことを予想しておく必要がある。それは，スーパーヴァイジーが，不安な初心者から経験を積んだセラピストへと葛藤を持ちながら成長する中で，移行期を経験するからである。セラピストが移行期にいるということを理解し認めるスーパーヴァイザーは，トレーニング・システム内の資源をよりうまく活用し，スーパーヴァイジーがこの局面を通り抜けるのを，より効果的に，確信を持って手助けをすることができるだろう。

　スーパーヴァイザーが学習における移行期の表面化しにくい特質を理解しない場合には，その対応が不適切になるだけでなく，成長をも阻むような対応をするかもしれない。初心者のスーパーヴァイザーがスーパーヴァイジーのことを，「怠惰」「効果をもたらさない」「一風変わった」「抵抗している」とみなしている場合があるが，実際には，スーパーヴァイジーは，新しいレベルの技能への移行期にあり，アンビバレントな気持ちや不機嫌さが前面に出ていたのである。移行期にあるスーパーヴァイジーに対して過度に批判的に反応することは，肯定的な助言ができず，不安を生み，防衛的になり，協働的同盟が破壊されることになる。そのような否定的な産物は，もっともよい状態でも前進する勢いを遅らせ，トレーニングのそれまでの段階を完了することを遅らせることさえある。

家族療法のスーパーヴィジョン――統合的モデル――

　スーパーヴァイザーは，アンビバレントな気持ち，脆弱さ，不安，不機嫌さ，または個人的な心配など，普段とは異なるようなスーパーヴァイジーの行動があるときには，ひとつの移行段階にいるのではないかと気づくことが可能である。これらの行動が，学びと成長の指標であるということが認められれば，スーパーヴァイジーが退行しているのではなく，今まさに前に進むところであると予期することができる。繰り返すが，スーパーヴァイザーは，一歩下がって，発達段階の軌跡，または発達段階上の連続線に沿った発展という観点から，それぞれのスーパーヴァイジーを見る必要がある。

　あるスーパーヴァイザーは，非常に難しいケースを担当し，自信をつけてきた，成熟度の高いスーパーヴァイジーを受け持っていた。このスーパーヴァイジーは，ある日突然，個人スーパーヴィジョンに20分遅刻し，その次の予約にはまったく姿を見せなかった。スーパーヴァイザーは，その間にあったグループ・スーパーヴィジョンの最中に，彼女が上の空の状態で，積極的に参加する姿勢が見られなかったことに気づいていた。3週目に入り，スーパーヴァイザーがこのことについて彼女に尋ねると，彼女は，関係のもつれ合った，支配的な大家族との面接場面で，自分自身の原家族での似たような状況を思い出し，セッション後は本当に吐き気をもよおすほどだったと振り返って語った。しかし，彼女は，その家族との次のセッションのビデオテープを示し，自分の個人的な感情に気づき，それを治療的役割を維持することに用いることができたと説明した。
　数週間後のスーパーヴィジョンで，彼女は，その家族との経験にかき乱される思いが強く，セラピストの道を諦めるという空想までしたと語った。実際に彼女は，引っ越しをして実家に戻ることを考えていた。その空想は，スーパーヴァイザーや同僚と顔を合わせなくて済むように，その夜に町を出るというものだった。彼女は，スーパーヴァイザーや同僚が，自分に失望し，失敗者とみなすだろうと感じていた。（読者は，もちろんこれが彼女の原家族のダイナミクスであることに気づいているであろう。）その後何度かのスーパーヴィジョンのセッションで，彼女は，自分が治療している家族に対して，個人的に背信の感覚があると話した。それは，自分の育ってきた家族の中と同様に，治療している家族に対してもその中にうまく入れず，期待される役割も果たせないと思っていたからである。彼女はそれに気づき，その影響を取り除こうと努力したことを，セラピーの能力の新しい段階への意義ある移行期としてみなすことができた。彼女は，スーパーヴァイ

ザーに，個人精神療法も並行して受けたいと紹介を依頼したが，ちょうどスーパーヴァイザーも，その助言をしようとしていたところであった。

スーパーヴァイザーが遭遇するであろうダイナミクスの範囲を説明するような，人々に認められた発達段階モデルを明確に定義した文献はない。しかし，著者らのモデルの視点を読者と共有することは有用であると考える。読者がスーパーヴァイザーとしての経験をさらに多く積むことで，発達段階ごとに，見つけられるもの，配慮すべきものがわかるような読者自身のモデルを作り上げることができるであろう。著者らのモデルをここで示し，読者がその視点を取り入れ，この発達段階的な次元をスーパーヴィジョンの仕事に加えることが可能になるようにしたい。

スーパーヴィジョンのプロセスにおける発達段階的課題検討モデル

スーパーヴァイジーの発達段階的軌跡には，セラピーの課題をこなす能力が含まれる。それは，対象家族とジョイニングして治療契約を結び，より洗練されたアセスメントを行い，セラピーの目標を選択し，計画を立て，実行し，介入を評価することなどが含まれる(Liddle, 1988)。スーパーヴァイザーの発達段階にそった役割には，スーパーヴィジョンの多様な役割を担う能力，たとえば，教師，管理者，コーチ，コンサルタント，メンター(指導者)が含まれる(Taibbi, 1995)。スーパーヴァイジーとスーパーヴァイザーの両者にとって，この専門家としての発達段階は，それぞれの個人的な成長の軌跡と分離しがたく織り交じったものである(Nichols, 1988)。前述の成熟した学生の例は，この複雑さを描写したものである。

私たちの基本的な発達段階のモデルには，三つの段階と二つの移行期がある。その概略を以下のように箇条書きに示すことでさらに理解しやすくなり，役に立つと思われる。

初級レベル

初級レベルとは主に，これまで臨床経験がどんな形であれほとんどないという初心者のセラピストを意味する。

スーパーヴァイザーの達成課題
1. 個人としての資質および欠点をスクリーニングすること：成熟度，コミュニケーションおよび相互作用的スキル，知的能力，自己省察のスキル，など
2. 臨床的であれ研究的であれ，スーパーヴァイジーがこれまでに受けたトレーニングを実践する能力についての理解
3. 1，2と並行して，スーパーヴァイジーとの協働的同盟を築くこと
4. 面接や相互作用的関わりにおける基本的な技術を教えること
5. システム概念やシステム理論と，スーパーヴァイジーの臨床的観察内容とを統合する試みを開始すること
6. 診断・アセスメントにおける基本的な技術を教えること

スーパーヴァイジーの達成課題
1. スーパーヴァイザーと協働的同盟を発達させること
2. 自分の個人的なニーズとは分離し，分化させてセラピストという専門家としてのアイデンティティーを発達させること。これには，自分の「助けたい」あるいは「治したい」という欲望について，専門的な役割と技術の中で再定義することが含まれる
3. 害を与えないこと

スーパーヴァイザーからみたスーパーヴァイジーの成長と学びでの検討課題
1. 学びや行為遂行に関する不安の存在
2. 自己愛的なとらわれ
3. さまざまな自己防衛機制
4. 自己のニーズを，クライエントのニーズよりも優先する
5. 過度の知性化
6. 対象家族の機能不全プロセスに，ときに巻き込まれること
7. 対象家族やスーパーヴァイザーに対して「好かれたい」，または，自分が「役立った」という思いに歪曲された臨床記録の作成

第一期移行期

　第一の移行期は，スーパーヴァイジーがさらなる自律性，自信，そして能力の

獲得に向かうなかでの，不安定な感情と行動に特徴づけられる。

スーパーヴァイザーの達成課題
1. 忍耐強くあること
2. 発達段階のより広い視点からの理解をすること
3. 育てる姿勢をもつこと
4. 明確でしっかりした，しかも柔軟な構造を提供すること
5. セラピストの成功体験を祝うこと
6. セラピストが固執し前進できないとき，並行して，個人セラピーを受けることを勧めること

スーパーヴァイジーの達成課題
1. 個人としての役割と専門家の役割との分化を徹底すること
2. 専門家としてのアイデンティティーに自信をつけていくこと
3. 専門家としてのスキルに自信をつけていくこと
4. 対象家族への実際のセラピーで制御力や存在感を育てること

スーパーヴァイザーからみたスーパーヴァイジーの成長と学びでの検討課題
1. 頻回に起こる不機嫌さや抑うつ状態
2. スーパーヴァイザーに対する自己統制力を失ったような幻想
3. しがみつくような行動など，スーパーヴァイザーと融合することに努めること
4. 約束に来ない，臨床記録やテープを持ってこない，決められた以上の時間を要求する，どうしたらよいかの「ハウツー」技法を求めることが多くなるなど，構造上の限界を試したり，実際に行動化すること
5. 支配しようとすることと距離を置くことの間で揺れ動く期間に現れるアンビバレントな状態

中級レベル

　初級レベルのセラピストも，十分な資質とスキルがあれば，3〜6カ月で中級レベルに進むことができる。個人的資質に乏しい学生や，それまでのトレーニング経験が限られている場合は，6カ月以上を要するかもしれない。

スーパーヴァイザーの達成課題
1. スーパーヴァイジーが自立していくことを支持し，詳細なスーパーヴィジョンを減らすこと
2. セラピストの個人の自律性を支持すること
3. セラピスト自身のアセスメントに関するチェックリストの開発を促すこと
4. セラピー・セッションの場面で，臨床上のダイナミクスを敏速に捉える能力を育成すること
5. 的確な上級レベルの介入モデル（第6章参照）を選択し遂行できるように教えること
6. その選択理由について，理論と臨床とのデータを統合させて説明するようセラピストに求めること
7. セッションが治療的に成功か失敗かについて，客観的かつ内省的に評価するスキルを高めるようにセラピストを援助すること

スーパーヴァイジーの達成課題
1. 専門家としてのより明確なアイデンティティーを発達させること
2. スーパーヴァイザーのケースについての実践的な指導に対する信頼感を高めること
3. 実際に臨床的な介入を行うことにより自信を築いていくこと
4. 自身の臨床的な役割と介入について，客観的に振り返る能力を高めること

スーパーヴァイザーからみたスーパーヴァイジーの成長と学びでの検討課題
1. 表面化しない不安
2. 担当ケースにおいてより落ち着いた存在感を示すことができること
3. スーパーヴィジョンにおいて率直さと透明性が高まる
4. 抵抗が少なくなる
5. スーパーヴァイザーを喜ばせたいというニーズ
6. 臨床記録や報告書にみられる曲解。たとえば，ケースまたは家族成員の理想化，特異な診断やアセスメント，巧妙な介入方法の使用（効果の有無を問わず），セラピストが信じ込んでいるスーパーヴァイザー独自の考え方を模倣しようとする努力など
7. 自己とケースまたはスーパーヴァイザーとの間の境界線がぼやける

8. セラピスト仲間たちに，または，グループ・スーパーヴィジョンのセッションで，あたかもスーパーヴァイザーのように振る舞う

第二期移行期

移行期の第二期では，セラピストはスーパーヴァイザーやその指示に対して依存することから，より個人の自律性へと進む。ケースを制御したいという気持ちが高まるが，自分のやり方に対して不確かさや不安がまだある。これは，家族における個体化とよばれるプロセスの始まりである。初心者である家族療法家スーパーヴァイジーは，スーパーヴィジョン・プロセスで，おそらく6カ月～2年の間でこの段階に達するだろう。

スーパーヴァイザーの達成課題
1. セラピストに対して，育成的態度から自律性を高める支援へと移行すること
2. セラピストの臨床的技術の発達を強化すること
3. セラピストの治療的な創造性を奨励すること
4. セラピストの個体化プロセスを支援すること。「巣立つこと」の許可を与えること

スーパーヴァイジーの達成課題
1. 個人として，また専門家として自律性の感覚を獲得すること
2. 自身の役割やスキルに関する自信のなさを克服すること
3. 先を見通して「巣立ち」計画を立て始める

スーパーヴァイザーからみたスーパーヴァイジーの成長と学びでの検討課題
1. 時折みられる不機嫌さ
2. 分離不安
3. 自信喪失
4. スーパーヴァイザーから，またはスーパーヴィジョン・グループからの情動的ひきこもり
5. スーパーヴィジョンの限界に対する試し
6. 技巧へのこだわり
7. 臨床報告のデータの簡略化により，自立を試そうとする（この段階では，

これは抵抗とは異なる）
8. セラピストとスーパーヴァイザー間の分離・個体化に関連した原家族の潜在的達成課題を誘発する（たとえば巣立ち，空の巣など）

上級レベル

臨床トレーニングのこの最終段階では，スーパーヴァイザーは，コンサルタントとしての役割の比重を増やし，スーパーヴァイジーに対して，情動的にも専門家としても終結に向けての準備を整え始める。

スーパーヴァイザーの達成課題

1. セラピストの自信やサポートを強化する手段として，スーパーヴィジョンにおける，より明確なコンサルタントの役割を確認すること
2. 情動的な分離と自律性をサポートすること
3. 将来の専門家としての役割をセラピストの中に見出すこと
4. スーパーヴィジョンの終結と取り組むこと
5. 分離と巣立ちに関するスーパーヴァイザーの達成課題に留意すること

スーパーヴァイジーの達成課題

1. 自身の心構えとして新しいレベルの自信を認識すること
2. 臨床スキル全般と家族療法に特化した臨床的スキルに対して，より一層の自律の感覚を持つこと
3. 改善すべき部分を意識すること，また今後生じるであろうトレーニングやコンサルテーションの必要性に気づくこと
4. スーパーヴァイジーとしての役割，スーパーヴァイザーとの関係，スーパーヴィジョンのプロセス，ピア・グループ，そしてトレーニングの構造と環境のすべてからの適切な分離，自立，そして終結の必要性を認識すること

スーパーヴァイザーからみたスーパーヴァイジーの成長と学びでの検討課題

1. ケースについてより大きな責任を要求する能力
2. ケースと自己との境界線をより明確にすること
3. スーパーヴィジョンにおいて，自己の境界線をより明確にすること
4. 専門家としての役割や自信についてのアンビバレンスを以前よりも減少さ

せること
5. 緊密なスーパーヴィジョンを期待するより，コンサルテーションを依頼したり活用できるように不安なく移行すること
6. 将来の専門家としての役割を明確にすること
7. スーパーヴァイザーやトレーニングのプロセスからの分離を準備できていること
8. 突然のすがりつき，依存，または反応性の孤立によって示されるスーパーヴァイザーからの不十分，あるいは不完全な分離の可能性

スーパーヴァイジーの初期アセスメントの再検討

スーパーヴァイザーとして，この発達段階的視点をスーパーヴァイジーやスーパーヴィジョンの役割に対して適用してきたが，著者たちがより広い全体像を掴み，また目標に向かって進むことを着実にするために，検討すべきいくつかの質問事項がある。これまでの章では，読者がスーパーヴァイザーとしての自己の目標と経験を確認できるようなエクササイズを提案してきた。ここでは，読者が，スーパーヴァイザーとして関わり始めた一人のスーパーヴァイジーを例として選び，著者たちの入門的な発達段階論モデルに基づく振り返りの質問に答えていただきたい。これについても，その答えを，自身の日誌に書きとめてください。

1. このスーパーヴァイジーに対する現在のスーパーヴィジョンのスタイルは，今よりも「緊密で」あるべきか，それとも「コンサルタント的な」性質であるべきか？
2. このスーパーヴァイジーは，基本的なシステム論的アセスメントを十分にこなせるか，それとも，うまく扱える追加の理論の導入が必要か？
3. このスーパーヴァイジーは，基本的な構造的介入をする準備ができているか，それとも，主に基本的な面接スキルに特化すべきか？
4. 主として，プロセス・ノートやアセスメント・データを検討することから始めるべきか，それともこのスーパーヴァイジーは，自己のセッションのビデオを提示することへの不安や，あるいはライブ・スーパーヴィジョンでの不安にうまく対処できるだろうか？
5. このスーパーヴァイジーは，自分自身の原家族のダイナミクスにどれだけ

気づきがあるか，またそこからどのくらい自由か？ 個人セラピーを紹介するのが妥当だと言えるほど，このスーパーヴァイジーは，身動きがとれなくなっているか？

　これらの質問に回答することで，読者は，そのスーパーヴァイジーに対して，どのような発達段階論的考察が必要で，どの介入が適切であるかを決めることができるだろう。これまで見てきたように，スーパーヴァイジーがたどっている発達段階上の連続線に気づき，どの移行段階を経験しているかを理解することは，スーパーヴィジョンの統合的モデルに有力な資源をつけ加えてくれることになるだろう。また，この気づきは，他に明確な理由がなく行き詰っているスーパーヴァイジーを援助するための具体的なスーパーヴィジョンの方略を決めることに役立つだろう。

　第14章で，Craigが統合的スーパーヴィジョンの初級モデルについて，二つの事例を詳細に述べている。そこには，これまで述べた13の基本原則と，多世代と発達段階論の視点からの考察が組み込まれている。第11章では，同様な根本原則が，トレーニング・システムの問題解決のために用いられている。本章以降の章では，家族療法のスーパーヴィジョンにおける，より一般的な側面について考察する。まず，スーパーヴィジョンのツール，すなわち様式やフォーマットを取り上げ，トレーニング・システムに存在する多様なコンテクストについて考察する。最後に，スーパーヴィジョンに関する調査研究によってもっとも効果的と示唆されたものについて検討する。

第6章

スーパーヴィジョンのための
主要な理論的リソース

Major Theoretical Resources for Supervision

　これまで著者たちの統合的モデルの基盤をなすものとして，多世代的および発達段階的リソースについて述べてきた。本章ではこれに続く第三のリソースとして，家族療法領域における主要な理論的考え方について概説する。歴史的には，これら第一世代の臨床での理論の多くが，Minuchin や Bowen，Whitaker，Haley といった家族療法の先駆者たちの業績から誕生したことはよく知られている。家族ダイナミクスに関する各理論の基本的見方とそれに関連する介入スタイルはかなり広範囲にわたり多様だが，それらは，すべて共通して，その基盤を主にシステム論から導いたものである（これらの要素が，先駆者たちのその人たちとしての独自性を織り込んだものとなっていることは，いうまでもない）。

　読者の中には初期の先駆者から訓練を受けた人，ないしは第一世代，第二世代の「弟子たち」から訓練を受けた人もいるかもしれない。20年前には，家族療法領域は，異種雑多な考え方で，しかもそれぞれが競合しあっているようであった。今日のベテラン実践家の多くは，家族療法の特定の一つのモデルを習得することから始め，その後臨床経験を積むなかで，実践をより効果的にするために，その他の考え方やスタイルをいかにうまく適用し統合するかについての方法を学ばなければならなかった。家族療法領域は，ここ10年余りをかけてこれらの考え方のいくつかをさらに整理して，統合する方向へと進めるための試みがなされてきた（Lebow, 1997a）。この新しい方向性は，いわば家族に対するセラピーをする上で，よりホリスティック・アプローチ（全体に関わるアプローチ）を生かしたものにしたいという願いによるものである。しかし，実践上では，家族療法家が今日の広範なクライエントの問題を取り扱うために，ただ一つの特定のアプローチによる治療は現実的でないとする実践家たちの臨床の場での気づきに呼応した動きであった。

　スーパーヴィジョン・プロセスにおける主要な家族療法理論それぞれの貢献に

ついて概観しよう。これらの理論には，スーパーヴィジョンに適用できるような特定モデルをもっているものもあれば，臨床トレーニングのためのアプローチの仕方を示唆するものもある。それぞれの貢献を理解することで，読者が自身の統合的モデルを構築する上での実践的構成要素を考察することに役立つだろうと著者たちは確信している。

この点に関しては，セラピーとスーパーヴィジョンの両方に存在する「文化」を認めることの必要性を説いた Hoffman (1997) の意見に同感である。このセラピーやスーパーヴィジョンの考え方は，セラピスト，対象家族，そしてトレーニング戦略についての著者たちの見方を規定することになる。さらにまた，使い勝手のよい家族療法理論が，臨床の場では何を見るか，そして見たものにどんな意味づけをするかに影響を与えることがよく知られている (Wedge, 1996)。つまり，どの臨床理論の効果も，理論と実践家との適合性によることが知られている (Pinsof & Wynn, 1995)。そこで，諸理論を概観する前に，あなたにとって使い勝手のよい，依拠することのできる臨床モデルとアプローチを明確にする上で役立つと思われる質問を，以下に示す。経験豊かなセラピストであるあなたは，理論的に理解したことを，目の前に展開する臨床場面のユニークさに応じて適用してきたことだろう。あなたが人の発達，家族ダイナミクス，そして変化をどのように理解しているかのすべてがこの適用プロセスに影響を与えるのである。

先へと読み進む前に，椅子に深く腰かけて目を閉じ，セラピストとして関わった最近のセラピー・セッション中の自分を思い起こしてみよう。あなた自身がセラピーしている様子を思い浮かべ，自分自身の発言に耳を傾けて，次のような問いを自分に投げかけてみよう。

- 使っているのは，どの理論モデルやアプローチ（複数も可）だろうか？
- 自分があげたアプローチやモデルについては，セラピーを展開する上での重要性から，優先順位をつけることができるだろうか？
- ケースを始めるにあたって，あなたが適用する特定のアプローチがあるだろうか？
- 進歩が見られないときに使う予備のアプローチにはどんなものがあるだろう？
- 会合での同僚との話で，「あなたはどんなタイプの家族療法をするのか？」という質問に対して，どのように答えるだろうか？

第6章 スーパーヴィジョンのための主要な理論的リソース

　著者たちはあなたが，統合的スーパーヴァイザーとして，これら臨床的・理論的リソースのうちの一つ，もしくは二つ以上を基盤に経験を積み上げていくことを期待している。これらは，スーパーヴィジョンとは何か，その目的は何で，あなたのセラピストにとってもっとも効果的な方略はどのようなものか等々について，あなたのものの見方を形作ってくれるだろう。数多くの理論や方法の中から効果的なものを選ぶ能力が，統合的スーパーヴァイザーの役割を果たす上での礎石となるだろう。このスキルがまた，介入モデルを選定する際，理に適った決定ができるようにセラピストを教育しようとするあなたの目標にも沿うことになるだろう。

　Lebow（1997a）は，スーパーヴァイザーの中には自分の理論をそのまま適用する人もいるだろうと述べている。その人たちは，自分の理論を使って，一般的に示されているものについて結果を予測し，何がもっとも注目されるべきかの優先順位をつける方略を考えるだろう。いいかえれば，一つの基本的な方略は，データ検索や介入をどのように系統立ててまとめるかを決定するのである。Lee のいう穏健的モデル（minimalist model）（1999b）が，そのような枠組みを大雑把に示したものである。他のアプローチは諸理論の間を揺れ動いているものとして特徴づけられる。ここでいう統合的スーパーヴァイザーは統合的セラピスト同様，各ケースの臨床的ダイナミクスに応じてさまざまな理論の間を自由に往ったり来たりしている。理論的問題とモデル間の揺れ動きは，スーパーヴィジョン関係，セラピスト個人の資質，専門家としての発達状況をスーパーヴァイザーがいかに知覚するかによって決まると捉えられている。Nichols と Everett（1986）は，家族療法家のための統合的モデルについて論じたが，それによると家族療法家は，行動主義モデル，精神力動モデル，システム論モデルといった臨床理論の範囲内で，情報に基づきながらいろいろに揺れ動くのである。

　これ以降は，いくつかの家族療法の理論志向からスーパーヴィジョンについて検討していく。各理論は，スーパーヴィジョンの内容とプロセスの両側面にわたる問題について言及している。ここで概観するものとして，ソリューション・フォーカスト・アプローチ，構造的理論，戦略的理論，多世代的（原家族）理論，対象関係論，ポストモダン・アプローチを選んだ。最近行われた AAMFT（米国夫婦家族療法学会）の認定スーパーヴァイザーを対象とする全国調査（Lee, et al., 2003, in press）の中で，スーパーヴァイザーたちは，トレーニング中にもっともよく使う家族療法モデルを特定するように求められた。調査結果については，

表6.1　認定スーパーヴァイザーの臨床的理論志向として代表される家族療法理論

理論	パーセンテージ (n = 330)
ソリューション・フォーカスト・アプローチ	8%
構造的理論	5%
戦略的理論	
・ミラノ派システム論	4%
・Watzlawick 他の理論	3%
・Haley 他の理論	2%
多世代的（ボーエン）理論	7%
対象関係論	7%
ポストモダン・アプローチ	7%
折衷・統合的理論	32%
認知行動的理論	5%
その他	20%
計	100%

　表6.1を参照のこと。後に、各理論のトレーニングとスーパーヴィジョンへの示唆について論じる際にもこの表に戻るが、この表でみる「折衷的」と「統合的」という用語については、あまり明確に区別せず用いられることが多いので、両方をまとめて一つの項目とした。家族療法での認知行動的理論は、対象者の5%から支持されていた。しかし、本章では、この理論は、伝統的なシステム論的理論でないという理由から、取り上げない。「その他」の項には、（たとえば、体験派、文脈派、コミュニケーション派、エリクソン派といった）多くの家族療法理論が含まれ、全体の20%ほどの人々から支持されている。

ソリューション・フォーカスト・モデルによるスーパーヴィジョン

　スーパーヴィジョンに大いに役立ち、どんなケースにもあてはまるという理由から、ソリューション・フォーカストの理論志向を最初に取りあげる。この表で、スーパーヴァイザーやセラピストの欠点や失敗ではなく、すでにうまくやれていることを明らかにするこの理論志向が第一項目を占めることは、とてもよい。スーパーヴィジョンでのソリューション・フォーカストの理論志向は、単独の理論志向として捉えられている（Rita, 1998；Wetchler, 1990）。上述のデータに基づくと、AAMFTの認定スーパーヴァイザーのうちの8%が、このモデルをもっとも主要

第6章　スーパーヴィジョンのための主要な理論的リソース

な理論的リソースであるとみなしていた。

　ソリューション・フォーカスト・モデルはまた，他のスーパーヴィジョン・モデルにとっての補い役となる。統合的スーパーヴィジョン・モデルの一要素として，このモデルは，行動目標を定めて介入計画を立て，セラピストが他の主要理論を使う上でも助けになるという点で貴重である（Selekman & Todd, 1995 参照）。このモデルはセラピストのストレングス（強さ）に焦点をあてるので初心の家族療法家が自信を少しずつ積み上げることに役立つ。ソリューション・フォーカスト・モデルの真髄は，スーパーヴィジョンやセラピーがうまくいかないときに，セラピストがしていることにのみ注目するのは意味のないことだとする。むしろセラピストは，これまでのスーパーヴィジョンやセラピー・セッションで関係した人たちが満足していたときの自身のしていたことを思い出し，それを応用すべきであると考える。このモデルは，スーパーヴィジョンでの問いかけにつまったときでさえも役立つ。このモデルは，他のモデルを使っているスーパーヴァイザーが何かの理由で一時的に困った際に，それを補充する立場をとる。落ち込んだセラピストの気持を引き上げることもできるだろう。それは，セラピストに自身のコンピテンシーを思いださせ，クライエントに役に立っているという意識をその場で持たせることである。

　ソリューション・フォーカスト・アプローチになじむひとつの方法として，WalterとPeller（1992）から抜粋した次のエクササイズに取り組んでみよう。

スーパーヴィジョンに行き詰っているスーパーヴァイザーへ

- 最近行ったスーパーヴィジョン（スーパーヴァイザーとしての経験がまだない場合には，最近受けたもの）の中で，物事がうまくいった場面を思い出してください。あなたはそのセッションによい感情を抱いていました。スーパーヴァイジー（セラピスト）は何をしていましたか？　そのときのあなたの言動は何でしょうか？
- 次に，このうまくいったセッションのあとに，そのスーパーヴァイジー（セラピスト）と会っている場面を思い出してください。その場面はおそらく，うまく進んでいるでしょう。そのときのあなたの具体的な言動はなんでしょうか？

　このエクササイズに面白みを感じたなら，スーパーヴィジョンの中で同じ問い

89

かけをスーパーヴァイジー（セラピスト）に使っている自分自身を思い出してみるとよいだろう。

スーパーヴァイジーに対する問いかけ

- 最近クライエントと会って，うまくいっていたときのことを思い出してください。そのセッションをあなたはいい感じだと思っています。クライエントは何をしていたのでしょう？　あなたの言動はどうでしたか？
- 次に，このうまくいったセッションの後に，そのクライエントと会っている場面を思い出してください。その場面はおそらくうまく進んでいるでしょう。そのときのあなたの具体的な言動はどうでしたか？

ソリューション・フォーカスト・モデルは，O'Hanlon と Weiner-Davis（1989），Berg と DeShazer（1991），Walter と Peller（1992）といった人々が個々に，あるいはグループで行った成果の累積に基づいたものである。このモデルは，広い意味で無理論的であり，スーパーヴィジョンやセラピーをする特定の正しいやり方を提示するものではなく，ある状況を描写するために用いる言葉自体が問題状況を維持するだろうという考え方をもち，成功体験に導けるような直接の行動上の変化を探し求めようとする。しばしば，これまで意識されなかったある状況が手段としての役割を果たすとみなすなら，実際にはそれ自体は問題とはならなくなる。もし，あるものがたしかに困難を引き起こしているなら，トレーニング・システムのメンバーは，自分たちが今やっている（役に立たない）「解決策」を放棄して，別の何かに変える必要がある。解決志向のセラピーと同様，解決志向のスーパーヴィジョンにはさまざまな形態があるが，そこでは関係者が発する言葉に細やかな眼を向けながら次にあげる三つの目標を追求していく（O'Hanlon and Weiner-Davis, 1989, p.126）。

1. 問題であるとみなされている状況における**言動**を変化させること
2. 問題であるとみなされている状況の**視点**を変化させること
3. 問題であるとみなされている状況に見出しうる資源や解決法，ストレングスに気づくこと

著者たちの考えでは，ソリューション・フォーカスト・アプローチの貢献のう

ち，特に素晴らしいのは直接的，長期的な目標設定において，スーパーヴァイザー，セラピスト，対象家族に方向性を示すことである。WalterとPeller（1992）の指示をスーパーヴィジョンの課題に適用すると，スーパーヴァイザーのための以下の原則となる。

・セラピストがコントロールできる「今－ここ」での時点で，スーパーヴァイザーは肯定的な言動に終始しましょう。たとえば，「何をしていたいですか？」，「そうしているときはどんな感じですか？」など。
・セラピストが否定的に答えた場合，次のように問いかけましょう。「その代わりとして何をしたいですか？」。
・セラピストが否定的に答え続けるなら，その問題が存在しない将来を思い描くように求めましょう。そんな素晴らしいことが起きているときには，セラピストの言動はどのようなものでしょうか。

スーパーヴァイザーもスーパーヴィジョンにおける自身の言動を振り返るとき，上述の原則に沿って考えてみるとよいだろう。（上記の文章の「セラピスト」を，単に「スーパーヴァイザー」に置き換えて読めばよい）。

構造的モデルによるスーパーヴィジョン

表6.1のデータによると，認定スーパーヴァイザーの5％が，主要な基礎理論として構造的理論志向をもつ。第3章で，トレーニングの初期に構造論について学び，家族ダイナミクスを構造的に概念化することがすべてのセラピストにとって役立つだろうと述べた。対象家族をとらえるための明確でわかりやすい構図を提供してくれるという意味で，構造派はとりわけ若い修士課程を終えたばかりの家族療法家にとってもっとも役立つ理論であると思われる。これは，初心のセラピストに機能不全の家族ダイナミクスについての初期の気づきやアセスメントに関してよい経験をさせることができる。

たとえば，スーパーヴァイザー候補生がスーパーヴァイジーと共に三世代家族の問題に取り組んでいると仮定しよう。この家族のシステムは，支配的で情緒不安定な祖母，娘，そして幼い子どもたちで構成されている。スーパーヴィジョンの中でセラピストは，子どもたちの母親について，以前よりも自分の感情に気づ

きはじめ，支配的な自身の母親から解放され始めたという特徴のある大人だと話した。子どもたちに支配的な祖母に反抗してもよいと母親が許可を与えていると確信したセラピストは，ビデオテープを撮ったセッションの中で，母親に向かって「祖母の権威に挑戦しなさい」と言った。スーパーヴァイザーはこれを見て，「誰が子どもたちの親役割を取るべきか」というヒエラルキーの問題について懸念を抱いた。一見では対象家族内部の構造的機能不全と思われたが，メンター（指導者）は，面接セッションそれ自体が構造的機能不全だと認めた。すなわち，セラピストが子どもに対して質問した時でさえ，母親はセッション中ずっと子どもに代わって自分が答えていたのである。母親は子どもたちを親友や仲間として扱うことで，自分と過度に閉鎖的な融合的関係へと子供たちを追い込んでいたのだった。

　構造的視点からいえば，このことによって親サブシステムと子どもサブシステムの間の境界線が拡散したことが明らかになった。メンター（指導者）は，スーパーヴァイザー候補生がヒエラルキーや祖母の権威に挑戦するセラピストに感情移入していると感じたという理由に，トレーニング・システムがこの家族システムのダイナミクスに巻き込まれてしまったのではないかと考えた。Colapinto（1988）によれば，構造的視点のセラピストの役割は，何かを（解き明かすのではなく）築き上げることにある。「構造派のセラピストは，個人の変化の探求や，特定の解決策の処方を強調しない。そのかわり，家族構造を変化させたり，より豊かなものにしたり，柔軟なものにしようと努めるのである。（回復した生態システムがそうであるように）家族が癒し手になる……」（p.19）。スーパーヴァイザー候補生とセラピストの両者がこの観察結果からの気づきに感謝した。構造という視点から真っ先に手がけるべき問題は，母親と子どもたちの間の弱体化した境界であるということを結論づけた。

　構造的リソースを用いるスーパーヴァイザーは，症状に対する対象家族の現下の心配を認め尊重するが，セラピストには，症状を取るために家族パターン（その家族の物事との取り組み方）が変化しなければならないと教える。メンター（指導者），スーパーヴァイザー候補生，セラピストの全員が，トレーニング・システム全体のダイナミクスをみるためには，これら構造的な概念リソースを用いることができる。

　アイソモーフィズムという考え方は，トレーニング・システム全体にわたる並行プロセスに目を向けることだが，この考え方によれば，セラピストに相対するスーパーヴァイザーの立場については，どのように結論づけることができるだろ

うか。スーパーヴァイザーにとっての構造的モデルの価値は，このモデルが主訴に焦点をあてること，問題に対するセラピストの現下の関心を認め尊重すること，そして，彼ら二人がスーパーヴィジョンで表出されたり，家族と共に面接室にいるときに経験する具体的な相互作用パターンに焦点をあてるように援助することにある。

構造的視点からスーパーヴィジョンをするとき，**治癒のためのシステム**としてあなたは，何を生み出そうと努めるだろうか？　家族内の機能不全のやりとりや役割を制止し，再編成するために，ヒエラルキー，境界線，サブシステム間の相互作用，そして直近の方法に焦点をあてるだろう。

おそらく，ここで少し間を置いて，構造的理論志向で取り組むダイナミクスについて検討しておくことが役立つだろう。

・構造的立場からスーパーヴィジョンをしているとき，それが他者の目にはどのように映るだろうか？　あなたの言動は？
・挑戦，エナクトメント，ブロッキング，バランス崩し（肩をもつこと）といった構造的技法が，トレーニング・システムの全レベルにおいてどのように見えるか，思い描くことができるだろうか？
・先述した事例にこれらの技法を適用することができるだろうか？　まずあなたがセラピストだったら，それぞれこの家族に対するどのような介入になるだろうか？　第二のレベルとして，もしあなたがメンター（指導者）だったら，同様の介入がどのように見えるだろうか？

戦略的モデルによるスーパーヴィジョン

表6.1の全国調査データが示すように，認定スーパーヴァイザーのうち，戦略的アプローチを彼ら自身の主要モデルであるとみなした人たちはごくわずかであった（内訳，ミラノ派4％，ワツラウィック理論3％，ヘイリー理論2％）。もちろんこれらのモデルは，本質的にその実用性が異なる。しかしTodd（1997b）は，構造的・戦略的アプローチ，ソリューション・フォーカスト・アプローチなどを同一の連続線上にあるものとみなす分類の仕方をすでに提案していた。というのも，いずれも治療的変化を生み出すのに有効であることから，これらのモデルはスーパーヴァイザーの道具的役割に特化したスーパーヴィジョン・モデルとなる。

一方，Haley（1976）は，スーパーヴァイザーが特定のクライエントに対する戦略をセラピストに教える専門家であると述べている。

セラピストとクライエントからなるヒエラルキーがそれぞれの状況のニーズに応じて形成されるとMazza（1988）は，Haleyを引き合いに出して述べている。そのうえ，ミラノ派のセラピー・モデル（Andersen, 1993 ; Tomm, 1984）をスーパーヴィジョンに援用した結果，中立性・円環性・仮説化といった資源がスーパーヴァイザーの役割の中核をなすことを見出した。ミラノ派・戦略的セラピストは，変化の処方を最終的に行うが，その処方は，情報の豊かなスーパーヴィジョン環境から生み出され，行動に移されることから，スーパーヴァイザーとセラピストの両者で作り上げられたものである。しかしながら，もしセラピストがなんらかの理由で従わない場合，行き詰まり状況から脱するために，戦略的スーパーヴァイザーが関係要因についての仮説を立てて指示を出すというのは実に理にかなったことである。

戦略的知識を持つスーパーヴァイザーは，スーパーヴァイザーとセラピストとの関係，そして，問題となる学習状況を誘発し維持しているものに焦点をあてる（Protinsky & Preli, 1987）。戦略的スーパーヴィジョンでは治療的指示の計画と実行に携わるだけでなく，セラピストと一緒に戦略的介入を実施することもある。戦略的知識を持つスーパーヴァイザーは，おそらく他のスーパーヴァイザーに比べて，クライエントの状況の分析やセラピストのパーソナリティ以上に，セラピーの技法を教えることに焦点をあてる。そのために，さまざまな形態で行うライブ・スーパーヴィジョンを好む傾向にある（Todd, 1997b）。そのような方法を用いることで，このモデルでは，主に教訓的な教えを指示に盛り込んでいる。Todd（1997b）のアセスメントによれば，主要な戦略には次のようなものがある。

- 目の前で繰り広げられる相互作用のダイナミクスへの焦点づけ
- 「今－ここ」の考え方を用いて設定した目標の維持
- 肯定的リフレーミングの強調
- 簡易ですぐに役に立つ仮説とケース・フォーミュレーションを強調する
- 今あるストレングスを確認し，活用し，それを強化すること
- 行き詰まりを，善意による問題解決努力であると見なすこと（抵抗を引き出さないためにも）
- 行動的，指示的，介入的，楽観的，実際的なやり方で機能すること

多世代的（ボーエン）モデルによるスーパーヴィジョン

　全国調査データによると，認定スーパーヴァイザーのうちの7％が多世代的（ボーエン）モデルを第一義に選んでいることを示している。多世代的（ボーエン）家族療法，そして多世代的スーパーヴィジョンには，三つの相互に関連しあった目標が存在する（Papero, 1988 ; Roberto, 1997）。

1. 精神力動やパーソナリティのカテゴリーではなく，多世代的情動システムに関する情動的現象を概念化するようにクライエントを教育すること
2. クライエントの他者への反応性（すなわち不安）についての自己を律する能力を高めること
3. 自己分化と取り組むようクライエントを援助すること。それによって，一方で原家族との関係を保ちつつ，そこから分離する能力を養うこと

　このモデルは，クライエントが自己の目標や信念を明確にすることや自己の境界線と自律性に取り組むことを援助する場合に有効である。ボーエン・モデルのスーパーヴァイザーは，第一に，セラピストが対象家族と共に上述の治療目標に焦点をあて続けるように援助する。第二に，これらの理論的課題を用いて分化した関係についてセラピストをコーチすることやその関係を持ち続けるための模範を示す。
　このモデルは，自己の原家族からの分化や独立といった個人的課題の渦中にいる若く初心の家族療法家に特に役立つといわれている。
　このモデルが提唱する有益な主要概念には，自己分化，多世代投影過程，三角形，距離の調整，コーチすること，などがある（Papero, 1988）。これらの概念はセラピストに教えやすく，また，臨床アセスメントや面接で説明しやすいものである。しかし，セラピーやスーパーヴィジョン場面におけるこれらの概念の活用について Papero は，「臨床の場で話し合われるべきもっとも重要な考え方は，臨床家が家族の中の情動プロセスの一部になることなく不安な家族と関わりを持ち続けると，家族はおのずと不安を弱め，思慮深くなるだろう」と語っている（Papero, 1988, p.69）。これらの概念を知的に理解することも大切な仕事だが，よく自己分化したやり方で専門家としての人生を送るのも重要な仕事で，両者は

別々のことである（Apote, 1994；Friedman, 1991）。多世代的（ボーエン）モデルのスーパーヴァイザーは，家族がいる場でスーパーヴァイジー自身がどの程度自己分化していられるかに特別な関心を向ける。スーパーヴァイジーがクライエントのよく自己分化した親戚のような存在になれれば，有能なセラピストとして機能することができるようになる（Papero, 1988）。

このモデルにおけるスーパーヴァイザーの役割行動として，コーチがある。コーチすることの目標は，(1) スーパーヴァイジー自身の，そして対象家族の，より正確な観察者となること，(2) 家族メンバー一人ひとりと一対一の関係を発展させること，(3) 家族に対する情動的反応性をコントロールする能力を高めること，(4) 家族の情動問題と関わりながら，中立を保ち三角形に巻き込まれずにいる努力を続けることである。多世代的（ボーエン）モデルのスーパーヴァイザーは，セラピストとクライエントの関係ばかりでなく，スーパーヴァイザーとスーパーヴァイジーの関係においても，上記4点について発展が認められるように応援する。

セラピーがそうであるように，スーパーヴィジョンにおいても，分化をコーチすること，すなわち，分離し自立した個人である状態を保ちながら，自分以外のもう一人の人間と自分が望む程度に近しく関わる能力をコーチすることがそのねらいとなる（Papero, 1988）。スーパーヴァイザーが焦点をあてるのは，常に分化に関する自身のレベルとセラピストのレベルであり，クライエントを援助する特定の技法ではない。スーパーヴァイザーは次にあげる臨床での問題をモニターすることである。

・相互作用の中で，あるいは家族内部での行動について選択や抑制が失われているか？
・過剰反応や過少反応が認められるか？
・知覚の歪みはあるか？
・関係パターンには過剰に，あるいは過少に巻き込まれているパターンが認められるか？
・関わりの目標は，その関係者にとって適切であるか？

このようにコーチすることは，スーパーヴァイザーとスーパーヴァイジーがそれぞれ，より分化し，中立になり，三角形に巻き込まれないようにと相互に自覚することに焦点をあてることである。

第4章で，都会育ちのメンター（指導者），スーパーヴァイザー候補生，性的虐待を受けたセラピスト，そして，地方出身のクライエントが，融合した関係の中で全員が身動きできない状態になっている事例をあげた。メンター（指導者）がスーパーヴァイザー候補生に「本当にそうだろうか？　どんな証拠があるのだろう？」と尋ねた。そんな問いが発せられた直後に，トレーニング・システム全体に進展が見られた。

このモデルからスーパーヴィジョンを考えることは，現場での議論を白熱させるものである。多世代的（ボーエン）のスーパーヴァイザーとしての効果が，スーパーヴァイザー自身の分化レベルに直接関係があると考えるならば，スーパーヴァイザーは，スーパーヴィジョンをする人たちの分化の相対的レベルに注目し，スーパーヴィジョンをする代わりにセラピーをするだろうか？　たしかにFriedman（1991）は，スーパーヴァイザーの役割とセラピストのそれは同じものであり，その理由は「スーパーヴァイザーがセラピーをしているからではなく，セラピストがスーパーヴィジョンをしているから（p.1）」と述べている。しかしながらAAMFT倫理綱領の第4原則である「学生やスーパーヴァイジーに対する責任」によると，「夫婦・家族療法家は，現在指導している学生やスーパーヴァイジーのセラピーは行わない」と規定している（4.2）。

多世代的（ボーエン）理論原理を使うスーパーヴァイザーは何をするのか？　Friedmanは，自身のやりかたについて以下のように明言している。

> 私はスーパーヴァイジーたちに，対象家族，職場システム，自身の原家族の問題という3種類のうちどのケースを持ってきてもよいと伝えている。私は，すべての援助専門職がこれら三つのシステムに同時に関与していると確信する。……そこで，三つのうちどれか一つのシステムでの自己の機能をより理解するようになれば，通常他の二つのシステムでもより分化度の高いレベルで機能できるようになる。……特定の症状に対する技法の習得よりも，自己の分化度を高める方法を教えることに終始焦点をあてる。……目標が常に分化度を高めることであるなら（スーパーヴァイザーやスーパーヴィジョンを受けているセラピストにも自己の分化レベルを維持することを努力するように求めている），コンテクストはそれほど問題ではない。どの関係も利益をもたらす。私は，「二重構造の関係」が自己の分化レベルを高める格好の機会となった例を，実際目のあたりにしたことがある（pp.1-2）。

対象関係論モデルによるスーパーヴィジョン

　AAMFT の認定スーパーヴァイザーの全国調査によれば，7%の人々が精神力動的対象関係論を志向すると報告している。精神力動的対象関係論のスーパーヴィジョンの目標は，次の二つである。

1. 対象家族と面接するにあたって，スーパーヴァイジーに精神力動的対象関係論の基本原理を教育すること
2. スーパーヴァイザーとスーパーヴァイジーとの間，または，セラピストと対象家族との間に生じるかもしれない投影的同一化，スプリッティング，理想化，共謀といった基本的な臨床パターンをモニターすること

　このモデルは，人間関係に生じる愛着や絆という基本的な問題に目を向けるための独自のリソースを家族療法にもたらすものである。このモデルの理論が夫婦や家族の相互作用の理解に組み込まれることで，これまで認められなかった多くのダイナミクスについて説明できるようになった。この理論になじみのない読者にとって，Dicks（1967）や Fairbairn（1963），Scharff と Scharff（1995），Solomon（1992），Willi（1982, 1984）らの著作を一読することが役立つだろう。

　対象関係論によると，関係とはただ単に人と人との間に生じるものではなく，意識と無意識両面にわたる精神内界的対象関係パターンと愛着との相互作用に関連するもので，それは，しばしば人の原家族からもたらされたものである（Scharff and Scharff, 1995 ; Solomon, 1992）。この相互作用の質とパターンは，しばしば二人のどちらか一方もしくは両者の過去からの湾曲の投影の結果である。だから，パートナーの「実在性」はある程度失われている。むしろ人は，あたかもそのような内的理想像であるかのように，パートナーに対して自己の知覚や期待，情動で反応する。これらの投影にはしばしば，安全と養育への基本的欲求や喪失・遺棄・拒否に対する恐怖が含まれている。

　スーパーヴィジョンに関していえば，このモデルのリソースは，スーパーヴァイザーがトレーニング・システムのありとあらゆる関係に生じるさまざまな種類の歪みを把握するのに役に立つ。スーパーヴァイジーは，トレーニングでは過剰なまでの積極的あるいは消極的なやり方で関係を経験するかもしれない。スー

パーヴァイジーは，対象家族から自分に向けられた湾曲の投影を認識することを学び，またクライエントの感情的問題に言及しながらこれらの投影に対処する能力を身につけることが必要である。

　トレーニング・システム自体は，スーパーヴァイジーが不安，批判，潜在的な喪失といった進行中の問題に対処する上で助けとなる。スーパーヴァイザーの役割は，スーパーヴァイジーに対して安全な（すなわち穏やかで養育的で理に適った）環境を保つことであり，そこではスーパーヴァイジーが対象家族やスーパーヴァイザーに向けた反応的投影に気づき，それを撤回できるのである。そのようにすることで，彼らはその場の現実と取り組むことができる。

　たとえば，自尊心に傷ついたスーパーヴァイジーの場合，スーパーヴァイザーに初めて出会うと，スーパーヴァイザーを理想化したり，ときには依存するようになるという退行現象を表わす傾向がある。しかし，スーパーヴァイジーがスーパーヴァイザーからこの内的欲求を満たしてもらえないと徐々に思い始めると，スーパーヴァイジーは，親の批判的で，能力のない，攻撃的，あるいは消極的なイメージをスーパーヴァイザーに投影する可能性があるだろう。そしてその後スーパーヴァイジーは，腹を立てたり，あるいはひきこもるように相反する行動をスーパーヴァイザーに対してとるようになるだろう。Solomon（1992）は，スーパーヴァイジーによっては，常に再保証の欲求を表現したり，理想化する傾向をみせたり，価値下げや見捨てられたと感じたり，尊大で絶対的支配を手に入れようとしたり，怒りを表明したり，訓練中に生じた些細な出来事に対して羞恥心や落ち込みを覚えることがあると述べている。もしスーパーヴァイザーがこのような現象が起きていることに気づかなければ，スーパーヴァイジーは自己の知覚や投影性同一化が現実のものであると確信したような反応をするかもしれない。

　スーパーヴァイジーとこれらの状況に取り組んでいる間，スーパーヴァイザーとしてのあなたは，スーパーヴィジョン・セッションの内容に直接引き金となるものを探すだろう。たとえば，極端な反応にレッテルを貼り，有害な感情を（たとえば恐怖といった）そこにある感情に置き換え，個人的状況が専門家としてのトレーニング体験に混同させていないかどうかを尋ねる必要があるだろう（Langs, 1994）。投影は，トレーニング・プロセスの深刻な機能不全となりうるので，それを認め，対処しなければならない。効果的な作業同盟がなければ，スーパーヴァイジーとともに問題に取り組むための基盤を手に入れることができない。これら精神力動論の概念的リソースによって，スーパーヴァイザーであるあなた

はスーパーヴァイジーに対して，(未知のものを探求し，問題を提起し，危険を恐れず，足を踏み入れてみるなど)「試してみる」モデルと治癒の望みをもたらす確固とした態度を提供することで，相互作用を常に安全に保つことができるようになるだろう (Reiner, 1997)。

　スーパーヴィジョン・グループの初回のセッションを例にあげてみよう。あなたはメンバーたちに，担当したケース数やこれまでの経験などを尋ねている。メンバーの一人がまだグループの話の中に入ってきていない。あなたと目を合わせることがほとんどなく，自分から進んで話し出すこともなく，自分もメンバーの一人だと感じて欲しいとの願いであなたが直接声をかけても，彼の反応は自信なさそうで，トーンも弱々しい。あなたは積極的傾聴を用いて働きかけ，今日は落ち着かない感じなのかとそれとなく尋ねる。彼は感情を爆発させたように「私に何を期待しているのか？」と迫った。「なぜそんなに批判的なのか，信じられない！」と叫んだ。

　あなたはこのメンバーとは初対面であるが，彼の批判が的外れであるといえるくらい，自分の状態をよく分かっている。あなたははっきりとした口調で「休憩！」と伝える。ここであなたは，さらに議論をしたところで感情は鎮まらないだろう，また管理的態度のみが今の状況では有効であろうと考えた。「皆さん，きれいな空気を吸ってください。さぁ，一緒に深呼吸して，五つ数えるまで息を止めて，それから軽く口を開いてゆっくりと息を吐きましょう。そのとき，一緒に緊張も解き放ちましょう。さぁ，もう一度続けてください」。あなたはそのスーパーヴァイジーが露骨な非合理な情動から知的作業に移って，感情表出を抑制し知的能力を取り戻すようにと願った。そこであなたはスーパーヴァイジーに，彼が反応する直前に何が起きたのかを思い出すように尋ねる。そのとき，そこで何が言われ，何が起きたのか？「あなたが私を攻撃したのだ！」と，スーパーヴァイジーは椅子から立ち上がって発言する。「座りなさい」とあなたは言い，「みんなまあまあ，落ち着こう！」と続ける。あなたはパーソナリティと冷静さをもって，グループ全体の感情をまとめるようにした。それからスーパーヴァイジーに向かって非常に穏やかな配慮した声で，「落ち着かない様子ですねと私が言ったときに，私の言葉が実際にはあなたを動揺させることになったのですね。あなたは攻撃されたと感じて，ご自分を守ろうとされた」と話す。スーパーヴァイジーは，声を落として次のように答えた。「あなたはとても批判的な人だと私が言ったのを聞いたでしょ？　あなたは私の将来をコントロールしようとしている」。あなたはこのように答えた。「あなたとは出会って間もないし，あなたはこの課程の新入生です。

あなたは，責められて不当に取り扱われた苦い経験があるのではないかと思うよ。いま起こっている状況があなたに何を思い出させたのだろう？　そんな風にあなたに接するのは誰か，あるいはこれまでにそうしてきた人は誰なのか？」。

　この経過をまとめると，このスーパーヴァイジーは当惑したかと思うと，次の瞬間，「祖母がそうだった」と強く断言するという結末を迎えた。「ではあなたは，これまでの経験をもとにとても用心深くなり，私がまるであなたのおばあさんであるかのように反応しているということですね。どんなふうにあなたのおばあさんを思い出させたのでしょうか？」とあなたが尋ねて，彼が答える。あなたはジョイニングの目的でこう尋ねた。次のあなたの質問は，「権力者」という有害な内的対象からあなたという実際の人間を分化するためにスーパーヴァイジーにとって役立つものとなるだろう。「どんなところがおばあさんと**まったく似てないのか？**」。スーパーヴァイジーから返答がなければ，あるいは短い返答になるときは，次のように訊いてみるといいだろう。「おばあさんは私がやっているようにあなたに話しかけたことがありましたか？」と。

　このやり取りの中では，あなたはスーパーヴァイジーからの投影を受け入れず，また，批判的に振る舞うこともせず，怒りも表わさず，スーパーヴァイジーの有害な期待を追認しなかった。その代わり，スーパーヴァイジーに，スーパーヴァイザーの現実とスーパーヴァイジーが抱く期待とを照合するようにといった。あなたのその態度によって，スーパーヴァイジーに修正情動体験をさせたこととなり，その経験を通じてスーパーヴァイジーがスーパーヴァイザーを彼の精神内界の中で影響力をもったよい対象として取り入れることになった。

ポストモダン・モデルによるスーパーヴィジョン

　全国調査によると，認定スーパーヴァイザーの7％の人が，ポストモダン・アプローチをスーパーヴィジョンの主要モデルとして選んでいる。このモデルはスーパーヴァイザーに，次にあげる二つの重要な資源を提示する。

1. 個人的，臨床的経験を言い表す言葉の潜在的影響力を認めること（Dwyer & Lee, 1999）
2. 私たちの実践の中の多元的真実が存在する可能性を自覚すること（Carlson & Erickson, 2001 ; Lowe, 2000）

このモデルが提示する資源の定義づけには，以下のエクササイズが役立つだろう。一枚の紙に，あなたが考える「スーパーヴィジョン」とはなにかについて，一つか二つ以上の重文（節と節を接続詞でつないだもの）を用いて記してみよう。次に「スーパーヴァイザー」とはなにかについても同じように書き記す。その後，一分間ほど時間をとって，自分の回答文を精査してみよう。どんな名詞や動詞を使っただろうか？　スーパーヴィジョンやスーパーヴァイザーを表すためにあなたが使った名詞や動詞は，どんな特性を含め，どの特性を排除しているか。何を重視し，同時に何を軽んじているかについて考えてみよう。

　セラピーや他の人間関係がそうであるように，スーパーヴィジョンも，私たちが自分の経験を意味づけるために用いる言葉でいい表されている。私たちが用いるメタファーやそこに込められた意味が，関係作りの経緯に影響を与える。スーパーヴァイザーやセラピスト，クライエントが自分のことを，互いのことをどのように特徴づけるか，そして互いのニーズをどのように特徴づけるか，その方法がそれぞれの初期の期待やその後に続く期待と同様に，結果のアセスメントをも作り上げることになる（Friedman, 1993参照。多くの現代のアプローチは，このような理解に立脚している）。

　そのために，これらの点についてはしっかり話し合われる必要があるだろう。もしスーパーヴァイザーとセラピストが用いるメタファー（とその定義）が一致せず，あるいは矛盾さえもしている場合は，セラピーやスーパーヴィジョンに取り組む意欲にまでも悪い影響を与えてしまうかもしれない。（たとえば，「教育」としてのスーパーヴィジョンという）メタファーが相互に一致している場合でさえ，この特定のメタファーがトレーニング・システムの唯一の真実となりかねない。だからこそ，（たとえば「コーチング」としてのスーパーヴィジョンという）代替メタファーを考えるメリットがあるのだろう。スーパーヴィジョンという社会的に構成された言葉が，それに対応する役割行動と付随する感情を引き出すのである。次の例について考えてみよう。

　　あるセラピストが彼のスーパーヴァイザーに，ある夫婦との面接中，だんだん目的を見失ったような気持ちになってきたと訴えた。スーパーヴァイザーは，もう一度，セラピー・セッションに自分を招き入れてくれたら，ライブ・スーパーヴィジョンとしてセラピストと夫婦の三人に話を聞くことができるといった。セラピストはその夫婦にそのように伝え，彼らも承諾した。全員が一堂に会して挨拶を

交わした後に，スーパーヴァイザーが一人ひとりに向かって，どんなことが起きていると思うかと尋ねた。夫は，よくわからないが漠然と不満を抱いていると答えた。セラピストも同じような気持ちだと述べ，自分が役に立っていると感じられないため，不安で悲しい気持ちだと語った。妻は二人の反応に驚いたと発言した。彼女はうまく進んでいると思っていた。そこでスーパーヴァイザーは，セラピーとは何か，およびセラピストの役割について，夫や妻が考えるメタファーをあげてみてほしいと頼んだ。夫は，夫婦が「スポーツチーム」で，セラピストは「コーチ」だと言った。チームが優勝できるのは，コーチが基本練習をチームにさせ，試合に勝つためのプランを考え出したときだけである。妻は，セラピーは「旅」であり，セラピストは「ツアーガイド」だと言った。旅路をめぐるなかで，彼ら自身が目的地も滞在場所も決める。彼らが旅の出資者であり，彼らに同行して旅の経験を一層意味深いものにすることがツアーガイドの仕事である。ツアーガイドはその土地について特別な知識を持ち，ツアーオプションについてもよい意見をもっている。おそらく妻のメタファーに影響されたのだろうが，セラピストは，夫婦がセラピストに「バスの運転手」になることを望んでいるかのように感じたと言った。つまり，夫婦が目的地を決めるべきであり，セラピスト自身がそのルートを知っているはずである。しかし，セラピストは夫婦の目的地を本当の意味では知らないと感じていたので，いつ夫婦がバスを降りたいと言い出すのかを心配していた。そこでスーパーヴァイザーは，セラピーを表現するこれらのメタファーの効果について，多様な役割と目標期待という観点から探求した。スーパーヴァイザーは，物事がうまく進んでいくだろうかと案じていた。

同様に，スーパーヴァイザーがこのモデルに則って考えることで，スーパーヴァイジーの自己のニーズ，多様な動機，期待，考えが明らかになるが，それらはスーパーヴァイザーのものとはまったく異なるかもしれないことをスーパーヴァイザー自身が理解できる。実際，スーパーヴァイジーのニーズが多様であるのは例外ではないが，トレーニング・システムの全コンテクストから帰結する決まりごとでさえあるかもしれない。セラピストは，経験次第で (Dwyer & Lee, 1999 ; Pike-Urlacher, 1996)，ジェンダーによって (Caust, Libow, & Raskin, 1981 ; Wheeler, Avis, Miller, & Chaney, 1986)，また学習スタイルによっても変わる可能性がある (Perlesz, Stolk, & Firestone, 1990)。

スーパーヴィジョン関係への他の重要な影響要因には，文化にまつわること

（たとえば Falicov, 1988 ; Hardy, 1990），選定した臨床理論や認識論的スタンス（Liddle, 1982），感情的成熟や自己分化の程度（Papero, 1988）などがある。スーパーヴィジョンでは，この多様性から，一方では統合的アプローチを推奨する場合がある。たとえば，スーパーヴァイジーの期待が，発達段階的およびコンテクスト的な広範囲な変数に左右されると考えるなら，このスーパーヴィジョン・システムでは，すべての声に開かれている必要があり，そして，あまり耳を傾けてもらえていないような人々に声や発言を求めることが必要である。もう一方では，スーパーヴィジョンで社会的に構成された現実を念入りに考察することを推奨することもある（Carlson & Erickson, 2001）。スーパーヴィジョンを受けているセラピスト（Todd, 1997a）だけでなく，トレーニングを受けているすべての人々がパーソナリティやサブカルチャーに属することを話す内容に関心を向けることである。

　このアプローチでは，私達スーパーヴァイザーが多元的現実の可能性を受け入れるべきだとする考え以上のものを含んでいる。私たちは，この多元的現実が起こりそうだと期待し，それらについて，私たちは積極的に学ぶ努力をすべきであることを意味している。トレーニング・システムに関与する人全員が，スーパーヴィジョンやセラピーで構成されている文化について，互いに信念を顕在化させ，耳を傾けあうことが必要である。これには，スーパーヴィジョンの役割やスーパーヴァイザー・セラピスト・クライエント間の関係，またセラピストの役割，セラピストとクライエントとの関係，そしてさらにクライエントについて，そこにあるものはどれであっても修正が必要であるとする信念が含まれる。私達は，セラピストの生活体験と彼らの知識，技術，能力，考え，価値観，信念を尊重し，敬意を払わなくてはならない。モデリングとアイソモーフィズムの力動を通じて，セラピストは，自身の志向性を対象家族に伝えてゆく。このような信念は，故 Harold Goolishian や Harlane Anderson のモデルによってもたらされた知恵の一つであるが，スーパーヴィジョンやトレーニングにおける「非専門家」の立場という仮説を強調している（Anderson, 1993 ; Goolishian & Anderson, 1992）。彼らは「真実の伝達」に対立するものとしての「ディスコース」の役割を推奨している。

　ポストモダン・モデルでは，リフレクティング・チームの活用（Andersen, 1991），セラピー中にクライエントにセラピーについてインタビューすること（Dwyer, 1999），また，ライブ・スーパーヴィジョン中に他のさまざまな方法を用いる（たとえば Montalvo, 1997）。これによって，スーパーヴァイザーは，多元的現実に触れる機会を助長する。新しい現実が新しい関係をもたらし，それ

によってエンパワーの効果が生まれるという理由から，Hoffman (1997) は，セラピストがクライエント一人ひとりにインタビューする場合とまったく同様に，スーパーヴァイザーに対してセラピストとインタビューするように助言した。「あなた自身のどの経験から，そのような質問をしたのでしょう？　その部分に焦点を絞ってください」「何か個人的な，それとも文化的な，あるいは家族の声なのでしょうかね，その部分に注目した訳は？」，「私たちがこれまで話し合ってきたものの中で，あなたにとって一番説得力があったのはどれですか？　逆に一番説得力がなかったのは？」

　また，ポストモダンの枠組みを使うナラティヴ実践家は，WhiteとEpson (1990) によって支持された技法が，スーパーヴィジョン関係の行き詰まりを打開するのに役立つことを教えてくれた。たとえば，クライエントとセラピストが行き詰まりを感じているとき，ナラティヴを志向するスーパーヴァイザーは，それをクライエントとセラピスト間で共有した物語，つまり，セラピーがうまくいくかもしれないという希望を関係者全員から失わせることになるかもしれず，責任や失敗といった感情から互いを守り合うやり方で相互作用しあう物語として認める。このような場合には，特徴描写に対する，あるいはドミナント物語のあらすじに対する例外を探すことで，オルタナティヴな物語を連想させることができる。あるいはまた，セラピストが自分の感情を表現するために使っている「欲求不満」や「不安」やその他の破壊的記述を擬人化ないし外在化することもできる。ナラティヴ・セラピーにおける場合と同じように，スーパーヴァイザーは外在化の質問や例外探しをすることができる。「このケースで不安が顔を出さない時がありましたか？　どんな風にしてそうすることができたのでしょうか？　あなたは，他のやり方でどのようにしましたか？　家族が何か異なったやり方でしているのですか？　どんな風にしてそれが起こったのですか？」それからスーパーヴァイザーは，セラピストが例外を理解し続けるように援助することもできる。「あなたについての何が，あなたが不安に立ち向う力を貸してくれるのですか？　それが起こる前に，あなた自身そんなことができるってわかっていましたか？　どのようにしてそうしようと決めたのですか？」さらにスーパーヴァイザーは，より未来志向になることができる。「もしあなたが不安を抱えたままこのクライエントとともに次のステップに進むとしたら，どうなると思いますか？　そのようにした時，あなたは自分自身について何を学ぶでしょうか？　同僚の誰が最初にそのことに気がつくでしょうか？」

要約すると，ここまで，スーパーヴァイザーの役割は，どの理論を用いるかによって決まることをみてきた。構造理論，戦略理論，ナラティヴ・モデルはライブ・スーパーヴィジョンの価値を大いに認め，スーパーヴァイザーがセラピストの面接に直接的に介入する。精神分析的アプローチや原家族アプローチの多くは，決してそういうことはしない。ミラノ派はライブ・スーパーヴィジョンをすることもあるが，セラピストに注目することはない。むしろ，スーパーヴィジョンの目標は，すべての人がセラピストも含めた家族プロセスの探求をすることである。戦略理論のセラピーでは洞察にあからさまには注目せず，むしろ相互交流プロセスの変化を探求する。このモデルによるスーパーヴィジョンでは，家族がなぜそんなことをしたのかについての広義の理論的理解をセラピストにさせることよりも，家族とのセラピストのやり取りの一連の変化を探求する。対照的に，現代の構造理論のセラピーでは，言動変化に加えて対象家族が何らかの洞察を得ることに焦点をあてる。構造理論のスーパーヴァイザーは，セラピストに対して理論に加えて技法も教えようとするだろう。戦略理論，構造理論とは対照的に，多世代的（ボーエン）モデルでは技法は強調せず，セラピスト自身の個人的成長にもっぱら注目する。

最後に，ここまでの議論でわかってきたことをまとめると，トレーニング・システムにおけるスーパーヴァイザーの役割としての立場は，スーパーヴァイジーに課せられた立場と平行して位置づけることができる。戦略的や構造的モデルでは，セラピストは，変化を引き起こす責任をもつ「専門家」であると定義づけられている。そして，スーパーヴァイザーも同様に定義づけられる。原家族やナラティヴ・アプローチでは，トレーニング・システムのあらゆるレベルにおけるいわゆる専門家のヒエラルキーから脱構築している。

読者にとって大切なのは，スーパーヴィジョンを統合的志向性からみると，前述のモデルのうちのどれか一つに完璧に枠づけされる必要はないということだ。むしろ統合的モデルを採用することの独特のよさは，スーパーヴァイザーにとってもスーパーヴァイジーにとっても，前述のアプローチのうちのどれか一つから，あるいはすべてから，自分にとってベストで，もっとも役立つ側面を選び取ることができる，そして，スーパーヴィジョンの効果を高めるために使えることである。もちろん，ここでの目的は，根拠も十分に備えた客観的な仕方でこれらの資源を，いつ，どのように用いるかを習得し，スーパーヴァイジーと結果的に対象家族に役立つことである。本章以降では，その目標にそって，焦点をあてて論じていく。

第7章

スーパーヴィジョンの様式
―― ライブ，ビデオ，音声テープ，事例提示法

Modalities of Supervision : Live, Videotape, Audiotape, and Case Presentations

　ここまで，スーパーヴィジョンの統合的モデルの基礎を定義し，サポート理論とトレーニング・プロセスへの筋道を明らかにした。本章以降においては，スーパーヴィジョンの実施局面について，特定の様式，個人とグループの形態，文化，倫理，管理的側面の問題，トラブルの解決を取り上げて考察する。これらの各章は，独自のスーパーヴィジョンの発展モデルと理念を打ち立てる上で役立つだろう。

　まず，スーパーヴィジョン・プロセスで使用する基本的様式であるライブ，ビデオテープ，音声テープ，ケース・プレゼンテーション（以下，事例提示法）の利点と限界を考察する。それぞれの様式には，理論家，スーパーヴァイザー，セラピストの中に熱心な支持者がいる。理論によって選択する方法が規定されることもある。たとえば，構造的・戦略的，あるいはポストモダンのアプローチを用いるスーパーヴァイザーは，主にライブ・スーパーヴィジョンを使用するだろう。精神力動的，あるいは原家族アプローチを用いているスーパーヴァイザーは，主として事例提示法がよいとするだろう。統合的モデルでは，スーパーヴァイザーはスーパーヴァイジーと共に，もっとも効果的で，特定の学習上の問題を強調する方法に関する情報に基づく選択肢の中から，これらの様式の一つひとつ，あるいはすべてを用いるよう奨励する。

　理論志向以外に，特定の様式の選択を左右するもう一つの要素として，トレーニングを行う臨床上の環境がある。特定のモデルに焦点をあてた研究所などでは，一つか二つの様式を基本的に用いる。コミュニティーの機関など，多くの環境設定の場では，ライブ・スーパーヴィジョンはおろか，事例の録画のための設備や施設さえ備えていないかもしれない。また，家庭に出向いて家族療法が行われている場合には，ライブ・スーパーヴィジョンはもちろんのこと，ビデオ録画も実際に行うのは難しい。スーパーヴァイザーの中には，都会や地方で生活する家族

の多様なニーズに応じるものもいる。ある環境では、家族療法が、部屋のペンキ塗りをする、あるいは家族が農作物の収穫をするといった形で行われたり、食料品を買うために車で親を連れていく間に行われる。他方、裁判所の決定で家族療法が行われる場合は、ビデオ録画が禁止されるだろうから、事例提示法が唯一可能なスーパーヴィジョンという環境で行われる。

　用いる様式が何であれ、スーパーヴァイザーの役割をセラピスト、対象家族、あるいはその相互作用にのみ焦点をあてて考えるならば、「ファースト・オーダー・サイバネティックス」（Breunlin, Karrer, McGuire, & Cimmarusti, 1988）と記述されてきたものを対象としている。主としてこのレベルでスーパーヴィジョンをする場合には、セラピストと共に目標を設定し、それに基づいて評価することになる。ライブ・スーパーヴィジョンをする場合は、「専用のイヤフォン」、インターフォン、あるいはセッション中に話し合う機会を用いる方法がある。リフレクティング・チーム・アプローチでは、スーパーヴァイザーはクライエントやセラピストについて、あるいは彼らの相互作用について語ることになる。クライエントに向かってセラピストのことを尋ねることや、セラピストの技法についても尋ねることがある（Dwyer, 1999）。

　後者のタイプの課題に移る際には、「セカンド・オーダー・サイバネティックス」と取り組み始めることになる。すなわち、セラピー・システム全体（クライエント・セラピスト・スーパーヴァイザー）とそこで繰り広げられる固有の相互作用プロセスを考察するようになる。スーパーヴァイザーとして、今やセラピー・システム全体に目を向け、自分の存在がそれを「トレーニング・システム」へと変化させたことを理解するようになる。様式（たとえばライブ・スーパーヴィジョン）によっては、他の様式（たとえば事例提示法）よりも簡単にセカンド・オーダーのプロセスをたどるようである。しかし、セカンド・オーダー・サイバネティックスは、トレーニング・システムの方向性により大きく関係している。様式は、分析する範囲の広さを決定するだけである。事例提示法によるセッションの中であっても、大きな臨床的全体像と長期的な治療計画を構成した場合には、スーパーヴァイザーとセラピストとクライエントとそれぞれの環境設定が効果的に結合した生産物であるとみなすことができる。

　以下は、それぞれのスーパーヴィジョン様式のストレングスと弱点についての検討である。この検討に読者の皆さんが参加し、それぞれの様式に関する質問を熟慮して、日誌にメモしてほしい。これは、自分自身のスーパーヴィジョンの発

展モデルを構築する助けになるはずである。

ライブ・スーパーヴィジョン

　スーパーヴィジョンを受けた経験，あるいは自分自身がスーパーヴィジョンを行った経験に基づいて考えてみると，ライブ・スーパーヴィジョンを用いる利点は何か？　ライブ・スーパーヴィジョンでは，スーパーヴァイザーはかなり活動的であり，セラピー・プロセス自体に介入することさえある。スーパーヴァイザーによっては，目標設定をし，指示を与え，それがどのように実施され，その結果はどうだったか確認する。しかし，どんな形態のライブ・スーパーヴィジョンであれ，ライブ・スーパーヴィジョンの独自性とは何か？　この方法は，他の方法では手に入れることのできないものを提供するのだろうか？　これらのリストを作成し，もっとも重要だと思うものからそうでないと思うものまで，ランクづけをしよう。次に，ライブ・スーパーヴィジョンの限界と考えるもののリストを作成し，それらのランクづけをしよう。最後に，現在ライブ・スーパーヴィジョンをしているなら，さらにどのように改善できるかという問いについて考えよう。

ライブ・スーパーヴィジョンのストレングス

　以下は，ライブ・スーパーヴィジョンの目標と，独自の重要な利点についてまとめたものである。これらの論点は，文献（たとえば Jordan, 2000 ; Woodside, 2000）と，著者らのスーパーヴィジョン課程と研究所の関係者の所見から集めたものである。

1. スーパーヴァイザーは，セラピーについて直接見聞きして知っておくことと，一方でスーパーヴァイジーの発達段階の資源についても理解しておくこと
2. スーパーヴァイジーは，複雑な臨床状況に直面しており，初心者のセラピストの手には負えなくなっていることがある。ライブ・スーパーヴィジョンは，彼らが知らない情報を提供して，感情面から支持し，クライエントが最低限必要なケアを受けるのを保証する補助的なものである
3. 対象家族に対する治療スキルの中には，ライブという場で実際に教える，やって見せる，そして実践する上で最適なものがある

4. スーパーヴァイジーにとっての利点は，ライブ事例の進行にあわせて，スーパーヴァイザーやリフレクティング・チームからほぼ即時に，適切なフィードバックを得られることである
5. 必要に応じて，スーパーヴァイジーはこの即時のフィードバックにより，ライブ中の家族が袋小路や危機状況にあるときには素早く方針を変更することができる
6. スーパーヴァイジーとスーパーヴァイザーは，彼らの統合的アセスメントに基づいた特定の介入の発展や実施効果を実際に観察する
7. スーパーヴァイザーがスーパーヴァイジーの仕事に，即時的に綿密な注意を向けていると見なされれば，スーパーヴァイザーへの信頼性は高まる
8. スーパーヴァイザーは，セッションのビデオ録画や回想記録では，しばしば把握し損なってしまいがちな，臨床場面での感情や状況に合わせたより微細な特徴に即座にアクセスできる
9. スーパーヴァイザーやチームからの建設的な応答は，セラピストが抱きがちな一人で臨床をすることへの不安，自己卑下，非難の予測を軽減してくれる
10. 鏡の後ろでライブ・セッションを観察する他のスーパーヴァイジーは，スーパーヴァイザーの観察・相互作用と，進行中のセラピストに対するコンサルテーションの両方から学ぶことができる
11. スーパーヴァイザーは，自らの努力の成果を即座に見ることで，一層大きな個人的満足を得ることもある
12. ここでのスーパーヴィジョンはセラピーと同時進行であり，すなわち，それは行動志向的であり，「たった今起きていること」に焦点を合わせている

ライブ・スーパーヴィジョンに関する留意点

　ライブ・スーパーヴィジョンには多くの利点があるが，明らかにいくつかの留意点もある。読者はどんなものを列挙したのであろうか。ここに，ライブ・スーパーヴィジョンがもつ限界についてまとめた（Liddle, Davidson, & Barrett, 1988 ; Nichols & Lee, 1999 ; Schwartz, Liddle, & Breunlin, 1988 ; Storm, 2000a 参照）。

第7章　スーパーヴィジョンの様式——ライブ，ビデオ，音声テープ，事例提示法

1. ライブの観察は，臨床実践の不安を大きくし，スーパーヴァイザー，セラピスト，クライエントのストレス・レベルを上げることになるかもしれない
2. ライブ・データに焦点を合わせることで，セラピストとクライエントの注意をそらすことになるかもしれない
3. 個々のセッションに焦点を合わせることで，セラピストは，より大きな臨床像を見逃すかもしれない
4. この方法によって提案される変化や介入では，実質的なリフレクションの時間がとれないセラピスト側に即座に行動変化を求めることが多くなる。このリフレクションの機会がない場合には，スーパーヴァイザーとセラピストが，セラピストとクライエントとの相互作用の機能不全パターンを異種同型的に繰り返す可能性が高くなるかもしれない
5. スーパーヴァイザーがセラピストの肩越しに監督することで，セラピストの自信と自己充足のレベルを高めるという目標をむしばむことになるかもしれない
6. スーパーヴァイジーのスキル開発は，理論の発展と専門性の成長よりも，特に優先されることになるだろう
7. 観察し相互作用するスーパーヴァイザーや，あるいは他のセラピストやチームメンバーの存在は，対象家族とセラピストとの治療的関係性を弱めるかもしれない
8. 観察し相互作用するスーパーヴァイザーや，あるいは他のセラピストやチームメンバーの存在は，治療プロセスに対する対象家族の全体的信頼性を弱めるかもしれない
9. ライブ・スーパーヴィジョンは，スーパーヴァイザーが1人のセラピストと1セッション全体の時間を過ごすことを求めるという点で，時間効率的な方法ではない
10. ライブでの問題に焦点を合わせることは，家族の徹底したアセスメントを行うといった基本的課題の認識を回避することになるかもしれない
11. ライブ・スーパーヴィジョンは特殊な装置と空間を必要とするので，トレーニングの環境によっては実用的ではない
12. ビデオ録画のように即時再生はできないので，微妙な問題点を見落とすと，その後の見直しが限定される

ライブ・スーパーヴィジョンの効果的活用法とは？

　文献では，ライブ・スーパーヴィジョンは，家族療法のトレーニングを受けた多くのスーパーヴァイジーのスーパーヴィジョン体験の中で，ハイライトであったり，どん底体験であったとの報告がなされている（Dwyer & Lee, 1999 ; Liddle, Davidson, & Barrett, 1988 ; Schwartz et al., 1988 ; Wark, 2000)。以下は，ライブ・スーパーヴィジョンの効果的活用に関するセラピストからの提案をまとめたものである。

1. スーパーヴァイザーは，アイソモーフィズム（異種同型性）の存在を重視して，その場のスーパーヴィジョン関係に気を配り，セラピストがクライエントと関わるであろう方法でスーパーヴァイジーに関わること
2. スーパーヴァイザーは，セラピストたちの話に積極的に耳を傾け，彼らの言わんとすることを認め，彼らとケースで起こっていることとを結びつけて考え，常に臨機応変であること
3. スーパーヴァイザーは，ライブ環境での，特に他のセラピストが見ていること，対象家族の面前での批評が，セラピストを感情的に打ちのめす場合があることを自覚すること
4. スーパーヴァイザーは，スーパーヴァイジーの発達レベルにそぐわない指示をするべきではない。そしてこの公開の環境設定における本人のリスク耐性を考慮に入れること
5. スーパーヴァイザーは，気を遣うことができ，スーパーヴィジョンでのミスを認め，具体的な提案ができ，その提案の背景にある理由（現状に即応した理論概念やより上位のものから出された）を説明し，セラピストのフィードバックに寛大であること
6. スーパーヴァイザーは，相応の敬意，ユーモア，熱意，サポート，謙虚さを，適宜に示すこと
7. スーパーヴァイザーは，不安と批判のレベルがあまりに高まると相手を軽視することになって，トレーニング・システム全体に致命傷となることを肝に銘じておこう

第7章 スーパーヴィジョンの様式——ライブ，ビデオ，音声テープ，事例提示法

　著者らはライブ・スーパーヴィジョンを大切にして，トレーニング・プログラムで広範囲に用いてきたが，この方法をとりわけ理想化しがちなスーパーヴァイザーがいることが気にかかる。この技法の使用は，1980年代に頂点に達したようであり（Nichols, Nichols, & Hardy, 1990），当時認定スーパーヴァイザーの68％はこの様式を使用したと述べている。最近の報告では，この様式を用いる認定スーパーヴァイザーは，全体の15％に過ぎなかった（Lee et al., 2003, in press）。この変化は，トレーニングが行われるさまざまな設定はもちろんのこと，特定の理論学派の人気の上昇と衰退を反映していると思われる。ライブ・スーパーヴィジョンを採用する際には，注意深く実施し，目標を明確に設定し検討することで，参加者は劇的効果と相互作用を楽しむことができる。この様式を用いるスーパーヴァイザーは，スーパーヴァイジーと共に，この様式に関連する倫理とプライバシーについての多くの課題に気をつける必要がある。課題の多くは，ビデオ・スーパーヴィジョンの場合と類似しており，そのときまた取り上げる。しかし，いくつかの実践規範と倫理的な留意点はライブ・スーパーヴィジョンに特有であるようだ。これらの留意点の大部分は，第1章で論じたスーパーヴィジョンの13の基本原則の一部である。

　スーパーヴァイザーは，ライブ・スーパーヴィジョンの現場にいるトレーニング・システムのさまざまなメンバーのニーズと，トレーニング・システムがもつニーズに気を配る必要がある。また，スーパーヴァイザーは自身の権威性が及ぼす影響に気づきながら，セラピストとの同盟，さらにセラピストと対象家族との同盟関係を損なうようなことを一切してはならない。最終的に，クライエントのニーズが最優先される。そして，クライエントを援助するのはセラピストの務めであり，セラピストをエンパワーすることがスーパーヴァイザーの役割であることをスーパーヴァイザーは覚えておかなければならない。ライブ・スーパーヴィジョンの中でこれを実行する一つの方法は，セラピー・ルーム内の目立たない，静かな聞き取りにくい声にスーパーヴァイザーが注意を向けることである（Haber, 2000）。スーパーヴァイザーが自己満足的なニーズを誇示するために，スーパーヴァイジーや対象家族の面前で口を挟むことのないよう，特に注意を払う必要がある。

　次にトレーニング・システムの中で，権威性とコントロールの課題にずっと建設的に取り組めないでいるスーパーヴァイザーの例を考えてみよう。

研究所を訪問したAAMFT（米国夫婦家族療法学会）認可のための現場視察団がライブ・スーパーヴィジョン・セッションを見学していたときのことである。ワンウェイ・ミラーの後ろから，セラピストが反抗的な青年の親と言い争いをしているのをスーパーヴァイザーが観察した。双方がそれぞれ異なる行動方針を提案しており，互いに活発に言い合っていた。スーパーヴァイザーは，対称的にエスカレートしていく様子を見ながら興奮が高まって，ついにセラピストをセッションから呼び出した。そこでスーパーヴァイザーは，勢力争いを取り上げて説明するのではなく，セラピー・セッションで起きていたことと同じように，強く責めるような態度でセラピストと対決した。スーパーヴァイザーは，セッション前に与えた指示を聞いていなかったとセラピストを叱り，親と対決するようにとセラピストに命令した。セッションが再開され，対称的エスカレーションは続いた。スーパーヴァイザーは，憤慨して，視察団に向かって，「このセラピストは非常に支配的で，言うことを聞かない。どうやってこの人に学んでもらえるのか，さっぱりわからない」と言った。

　この状況では，スーパーヴァイザーとセラピスト，セラピストと親，さらに申し立てによると親と子どもの間に，並行プロセスを認めることができる。しかし，スーパーヴァイザーは，この破壊的な円環相互作用を断ち切ることに失敗したのみならず，それを促進させてしまった。

ビデオテープを用いたスーパーヴィジョン

　読者のみなさんに前節のライブ・スーパーヴィジョンで行ったエクササイズをここでも繰り返していただきたい。ここではビデオテープを主たる手段として用いたスーパーヴィジョンでの自身の経験を思い起こしてほしい。ビデオテープを用いたスーパーヴィジョンのユニークな点は何か？　他の方法では手に入れられない，どんなものを得られるのか？　これらのリストを作成した後，もっとも重要なものから順番にランクづけをしてみよう。次に，ビデオテープを用いたスーパーヴィジョンの限界と考えられるものをリストに作成し，それらのランクづけをしてみよう。最後に，今現在，ビデオテープを用いたスーパーヴィジョンをしているなら，最大の効果を生むにはどのような工夫ができるだろうか？

ビデオテープを用いたスーパーヴィジョンのストレングス

　リストを完成させて，著者らが開発したリストと比べてみよう。そのリストはスーパーヴィジョンの文献（Breunlin, Karrer, McGuire, & Cimmarusti, 1988 ; Nichols & Lee, 1999 ; Protinsky, 1997）と，筆者らのスーパーヴィジョン・コースとワークショップの参加者から得たものである。ビデオテープを用いたスーパーヴィジョンは，セラピーの生データに基づいているという意味では，ライブ・スーパーヴィジョンと同じである。しかし，ビデオテープを用いたスーパーヴィジョンではライブでは得られない情報を提供する。

1. ビデオテープを用いたスーパーヴィジョンは，スーパーヴァイザーと進行中のトレーニング・システムが生データに接触する手段となる。スーパーヴァイザーとセラピストは同時に同じ場所にいる必要はない。それは客観的にものを見る学習になる
2. ビデオテープを用いたスーパーヴィジョンは，時間の節約になる。セッション全体を見直す必要はない。パターンを抽出し，興味があるさまざまな話題に触れ，セッションの特定の部分に焦点を合わせればよい。スーパーヴァイザーは，一人のセラピストの多くの事例を取り上げることも，またはグループ・スーパーヴィジョン・セッションで，多くのセラピストの事例を抽出することもできる
3. 生データに再度アクセスして情報を得られるので，リフレクションの時間と機会が十分あるときに，録画されたセラピー・セッションについてスーパーヴァイザーとスーパーヴァイジーが見直すことができる
4. 録画テープを見直す際に，スーパーヴァイザーとセラピストは，言いよどみ，口調の変化，ボディ・ランゲージ，言語による相互作用パターン，相互のやりとりに並行して発生する微妙な手がかりなどについて，時間をかけて注意深く考察することができる
5. ビデオテープの使用は，セラピストが自分自身を背後から見ることによって，対象家族との相互作用を観察し，学習することができる
6. ビデオテープの再生によって時間を凍結することができる。その結果，小さな出来事を詳細に再検討でき，または，一種の連続写真として，何カ月間ものセラピーのポイントを振りかえってみることができる

7. ビデオテープを見直すことで，セラピスト（あるいはセラピー・チーム，あるいはライブ・スーパーヴィジョン時のスーパーヴァイザー）が見落としていたダイナミクスを確認できるので，ふりかえりを促し，バイアスを修正する機会が得られる
8. スーパーヴァイザーは，特定の臨床的関心事やセラピストの役割を強調するようなセラピー・セッションの部分に選択的に焦点を合わせてビデオテープを使用できる
9. ビデオテープの音を消すことで，スーパーヴァイザーとセラピストは，もっぱらボディ・ランゲージや非言語的な相互作用といった視覚データに焦点を合わせることが可能である
10. ビデオテープは保管でき，必要に応じてセッションを見直すことができる。まとめたテープは，セラピストやクライエントの前後の変化を比較するのに用いることができる
11. スーパーヴァイザーは，治療上のつまづきだけでなく，効果的なセラピーの例を集めて，教育テープにまとめることができる。これらのテープは，知覚的にも，概念的にも，面接技術を磨くためのデータとして利用できる。また，これらのテープは，その後のスーパーヴィジョン，ワークショップ，講習の教材として非常に貴重なものである
12. ビデオテープは，選択した臨床の出来事や対象家族のタイプに関して，画面の振る舞いを観察することにより，セラピストが自らの個人的あるいは専門家としての役割を考察する助けとなる
13. ビデオテープは実際のセッションの感情プロセスから距離をとり，客観性をもたらす
14. ビデオテープは現実を記録する。セラピー・セッションを見直すことで，セラピストがうまく行った，またはうまく行かなかったと考えていたのは，セラピーの中の一場面の出来事のみを選んで記憶していたからだということが判明するかもしれない
15. ビデオテープを見直すことで，ライブ・スーパーヴィジョンに対するセラピストの過敏性を減じて，そのための準備をすることができる
16. ビデオテープは，必要に応じて，一人あるいは複数のセラピストに使用できるので，時間効率がよい
17. クライエント自身が，スーパーヴィジョン・セッションも含めたビデオテー

プの見直しに参加できる

ビデオテープを用いたスーパーヴィジョンの留意点

　ここまで考察してきた通り，ビデオテープは強力なスーパーヴィジョン・ツールである。しかし一定の限界がある。読者が考えられる限界のリストを作成して，以下のリストと比較してみよう。

1. ビデオテープはセラピストの動作を捉えるが，空間的・時間的なものは抹殺される。その結果，実際のセッションの「リアルタイム」で，セラピストの意志決定を導き，あるいは影響を与えるような，認識的で感情的なプロセスに直接アクセスできない
2. スーパーヴァイジーが臨床面接後に再生するので，情緒的な局面を捉える正確性と能力を欠く可能性がある
3. ライブ・スーパーヴィジョンと同様，ビデオ録画に対しても，セラピストは実施することへの不安感があると報告している。ずっと録画されていると考えると，神経質にならざるをえない。特に後でスーパーヴァイザーと同僚が，自分の仕事を検討することを知っている場合には神経質になる。セラピストの中には，最悪の瞬間が永遠に保存され，さらに，トレーニング・プログラムで他の人に好ましくない例として使用されるかもしれない，と思い描くことに伴う不快感を口にする人さえいた
4. ビデオテープを使うことで，臨床のコンテクスト上のより大きな問題や（Nichols & Lee, 1999），ケース・プランニングよりも（McCollum & Wetchler, 1995），個々のセッションに焦点を合わせがちである。そのため，Breunlin, Karrer, McGuire, Cimmarusti（1988）は，少なくともビデオテープを使用しているスーパーヴァイザーとそのスーパーヴァイジーは，どのセッションでもダイナミクスを観察するときには，以前のセッションで観察した問題と関連づけることを忘れないようにと述べている
5. ビデオテープにはライブ・スーパーヴィジョンと同様に，倫理的ジレンマがつきまとう

　ビデオテープ使用上の実践規範の一つは，「腹蔵なく情報が開示され，自由が保証された上でインフォームド・コンセントが交わされること」である。この同

意はセラピストと対象家族の両方がしなければならない。すなわち，すべての参加者が，なぜ録画されているのか，誰がテープを見るのか，そして，テープの視聴と保管の両方のためにどんな安全策がとられているかを知る必要がある（Protinsky, 1997）。たとえば，スーパーヴァイザーとしては，スーパーヴァイジーのテープを鍵のかかった設備や場所に保管しているか？ それらの視聴を，スーパーヴィジョン・チームのメンバーのみに限定しているだろうか？ クライエントはこのチームの関係者すべてに会ったことがあるだろうか？ セラピストやスーパーヴァイザーが，個人的視聴のためにビデオテープを家へ持ち帰るのを許可しているか？ そうだとすれば，特に途中で紛失した場合に備えて，誰が監視し，どのように保証できるのか？ また，すべての関係者は，テープがいつ消去または破棄されるかを知る必要がある。もしテープが保管されるなら，今後トレーニング・プログラムの中で使用するためには，すべての関係者の許可が必要であり，特定の訴訟事件では法廷に証拠として提供される危険性があることを正しく認識する必要がある。

　同意の自由が完全に与えられているかを考えることもまた重要である。おそらく，ビデオテープの使用を快く思わないクライエントは，他所での治療を選ぶだろう。しかし，クライエントがセラピストやトレーニング環境で治療を受けるためには，テープ録画に同意を求められるという微妙な強制を感じている可能性があるという点を，スーパーヴァイザーは認識すべきである。彼らはこれ以上セラピストを探し回りたくないので，トレーニングの現場で視聴される条件がついていても，料金割引を前提に同意するかもしれない。また，教育機関のセラピストには，録画されない権利がほとんど認められていないという事実を見落とすことはできない。

ビデオテープによるスーパーヴィジョンの効果的活用法とは？

　かつてのスーパーヴァイジーの多くは，スーパーヴィジョンにおけるビデオテープの使用が，トレーニングの中で唯一のもっとも重要な部分をなしたと報告している。現在でも認定スーパーヴァイザーの65％がそれを使用している（Lee et al., in press）。ポジティブな結果は以下の原則から生まれる。

1. トレーニング・システムが，ビデオテープの使用に同意している場合には，スーパーヴァイザーが個々のセッションでテープを用いるコンテクストを

作り上げるための時間を十分かけたとき，スーパーヴィジョンはもっともうまくいく

2. テープ自体を見直す際に，スーパーヴァイザーとセラピストは，テープがスーパーヴィジョンのコンテクストでどのように使用されるかについて議論しなければならない。セラピストの報告では，特定の質問事項について見直しがなされる場合，特にセラピスト自身からその質問事項が出される場合には，テープの見直しはそれほど不安を生まないと報告されている

3. テープの見直しはセラピストの進歩レベルを考慮すべきである。セラピストの学習課題に関連しているビデオテープを部分的に選択することがもっともよいといわれている

4. スーパーヴァイザーはスーパーヴァイジーと共にテープを見る際に，セラピストが抱きやすい不安，自己卑下，疑いを減ずるために，観察や駆け引きの力を活用する。セラピストがうまくできた実例を尋ねることも意味がある

5. スーパーヴァイザーは管理的機能を使って，臨床上のセラピストの防衛的あるいはナイーブな役割に挑戦するために，批判的な質問をしたり，テープの部分を調べる必要がある

6. スーパーヴァイザーはテープを見直す際に，創造性と想像力を発揮すべきである。単にそこに座って取るに足らないダイナミクスを次々に批評することで挑戦するのではなく，セラピスト自身の問題を探求したり，セラピストの課題に挑戦するためにテープを使用すべきである。たとえば，特定の行き詰まりが観察されると画面を消して，セラピストには，思考と感情を探求する機会を与える。または，テープを断片的に観察した後で，セラピストに見ていた内容を，理論や独自のアセスメントに関連づけて説明することを求めることができる

7. スーパーヴィジョン・セッション用のテープがない場合，スーパーヴァイザーは学習課題を示す指標と捉えるほうがよいかもしれない。Todd (1997a) は，スーパーヴァイザーとセラピストが不快に対しては，ともに避けるかもしれないと述べている。セラピストは，スーパーヴィジョン・セッションを見越して，セッションを録画することや，テープのどの部分をスーパーヴィジョンで見せたいか決めるのを「忘れる」かもしれない。そして，スーパーヴァイザーはそのことを正さないかもしれない。これは関係者のどちらかあるいは双方が，いい加減になっているか，エネルギー

が分散してあまりに希薄になったからである。また，この問題が軽視される理由として，スーパーヴァイザーとセラピストとの間に，他の力学の連動があるかもしれない
8. QuinnとNagirreddy（1999）は，家族療法のスーパーヴィジョンにビデオテープを用いる際に，クライエント自身に選ばせるという革新的対処法を創出した。スーパーヴァイザーがセラピストに，セラピーに携わっている時の自身の内的プロセスを発見し，省察してほしいと望むときには，この方法は理想的だと思われる
9. Protinsky（1997）は，倫理的問題に関する議論がトレーニング・システムのすべてのメンバーに安心感を与えると報告した。しかし，著者たちのスーパーヴィジョン課程とワークショップの参加者は，正反対もありうると解説している。認識が高まると，恐らく懸念されることも多くなる。スーパーヴァイザーはこのことを認識する必要があるが，同時にそのような問題を提起して，トレーニングが始まるまでに，徹底的に調査分析しなければならない。これは，作業同盟を確立し，保護するという最優先事項（第1章）に基づくものである
10. 社会的な常識，サポート，たしなみのように，著者たちがライブ・スーパーヴィジョンを促進するものとして列挙したガイドラインの多くは，ここでも同じように適用できる

音声テープを使用するスーパーヴィジョン

　スーパーヴィジョンの様式としてビデオテープの使用について検討した問題の大部分は，音声テープの使用にも適用されるだろう。しかし，デジタル・ビデオにおける圧倒的な技術的進歩に比して，音声テープの価値は見落とされるかもしれない。ライブやビデオ録画が利用できないような臨床状況において，音声テープはスーパーヴァイザーやトレーニング・プログラムが生データにアクセスするのにもっとも有利だといえる。音声テープは，セラピー・セッションへの視覚アクセスに比べると取るに足りないと直観的に考えてしまうが，カセット・レコーダー以外の方法が使えない場合に，有用である。恐らくそれが，国内の認定スーパーヴァイザーの53％が，今なおこの方法を使用していると報告した理由だろう（Lee et al., 2003, in press）。

私たち人間は皆，視覚的な手がかりに大きく依存している（Warr & Knapper, 1968）。それらの手がかりを取り除いて，音声要素のみに注目すると，臨床セッションの中の物音を聞くことができる。この違いそのものが，臨床プロセスに特別な洞察を提供する。たとえば，セッション中にはセラピストに対する高笑いと思われたものが，音声テープで聞き直すと，苦悩のように聞こえるかもしれない。同様に，音声テープを使用すると，セラピーの**リズム**を聞いたり感じたりすることができる（Keeney & Ray, 2000）。

環境設定によっては，スーパーヴィジョンで音声テープを使用することで，セラピスト，クライエント，スーパーヴァイザーはあまり神経質にならずにすむかもしれない。ビデオ録画に比べて音声テープでは参加者の匿名性が強くなり，プライバシー，責任，安全性の危険度を弱める。また，多くのスーパーヴァイザーは，通勤の往復の車の中でスーパーヴァイジーのセラピー・セッションの音声テープを聞いている。

事例提示法によるスーパーヴィジョン

もう一度，スーパーヴィジョンの基本として事例提示法を用いることの価値について考えてみよう。まずはじめに，事例提示法によるアプローチだからこそ提供できるものとは何だろうか。そのリストを作成しなさい。もっとも重要なものから順にランクづけてみよう。次に，事例提示法によるスーパーヴィジョンの限界だと考える点を書き出して，ランクをつけてみよう。最後に，事例提示法を用いる場合には，どのようにすると，このプロセスが一番うまく生かされるかについて考えよう。

事例提示法によるスーパーヴィジョンの利点

事例提示法はもっとも簡素な形態であるが，スーパーヴァイジーは対象家族と共に経験する臨床上のダイナミクスについて，自分自身の言葉で記述することを課される。このプロセスが初心者のセラピストにとって重要なのは，臨床上のデータを客観化し，焦点を絞って系統的に提示（そして弁護）することを学ぶことになるからである。事例提示法によるアプローチの中でもっとも骨の折れるのは，一語一句そのままの報告が必要なので，セラピストはセッション中に起きたことを完璧に記録して準備しなければならない。できあがったものは逐語録とい

える。ときに，特別に臨床上あるいはトレーニングの趣旨から，セッションの一部だけの詳細な記述が必要である。

家族療法リーダーの何人かは，特に初心のセラピストに事例提示法を用いることを評価している（Nichols & Lee, 1999 ; Wetchler & McCollum, 1999 参照）。全国データは，認定スーパーヴァイザーの76％が現在事例提示法を用いてスーパーヴィジョンをしていることを示しており，その3分の1は逐語録を使用している（Lee et al., 2003, in press）。事例提示法の利点は，以下の通りである。

1. スーパーヴィジョンのこの方法では，特殊な装置や設定を何も必要としないが，セラピストは，通常自分のプロセス・ノートを頼りにする
2. 事例提示法とプロセス・ノートを使用する際に，セラピストは理論と見立ての手順を熟知していて，事例に対する自分の態度を説明し弁護することを求められる
3. 初心の家族療法家は，事例提示法のアウトラインに従うにしろ，プロセス・ノートのアウトラインに従うにしろ，細部に留意し，自分の考えと観察を整理して提示するという認識的な訓練が必要である。これは，単にビデオテープを見直して，スーパーヴァイザーと対話するより，はるかに過酷な要求で困難なことである。経験上，これが臨床上の訓練の発展につながる
4. この方法は時間を効率的に使うことができる。スーパーヴァイザーは同時に多くのスーパーヴァイジーと共にいて，その人たちが提示する事例を検討し話を聞くことができる。これは，クライエントの人生における最新の出来事，治療の目標設定，セラピストのウェルビーイングなどに関する最新のデータを常に収集しておくといった，広い意味でのケース・マネジメントである
5. 事例提示法によるアプローチは，単一セッションを強調する様式に比べて，広い観点に立つことができる（McCollum & Wetchler, 1995）。それは，より大きな状況を見るために，ズーム・レンズのダイヤルを回して被写体から遠ざかるのに似ている
6. 事例提示法によるアプローチは，セラピー，クライエント，セラピストの問題を，より広いコンテクスト上で考察する機会となる。スーパーヴァイザー・チームの場合は，Wetchler と McCollum（1999）がセラピーの「建造物」と名づけたものに取り組むのである。チームは，セラピーのプロセ

スと事例についての情報を考慮し，中期目標および戦略をもったセラピーの総合計画を提案する
7. 事例提示法の様式では，クライエントとセラピストを，ゆっくりと注意深く観察し，システムを把握するのにもっともよいツール（たとえばエコマップ，ジェノグラム，年表）を用いる
8. 事例提示法によるアプローチは，人間としてのセラピストという変数に注意を向ける機会となる。スーパーヴァイザー・チームの場合は，何がどのように話されているのか，そして何が話されていないかを注意深く見ている
9. 事例提示法によるアプローチをとることで，スーパーヴァイザーは講義形式で，かつ経験的に教えることができる
10. 事例提示法では，スーパーヴィジョン・チームの場合はセッションの中で十分に問題を語り，論議し，検討することができる。それは，対象家族をより大きいシステムの中に埋め込まれているものと考えて語る会話であるかもしれない。そのような会話は，ジェンダー，民族性，宗教行事への参加などコンテクストに関する課題を検討するための入り口となりうる。
11. 事例提示法によるアプローチによって，参加者は主要な家族療法理論がセラピーの全体像をどのように描くのかを検討できるような機会と，注意深く統合的アプローチを発展する上で有用な機会を得ることになる。その場で，セラピストは，さまざまな主要モデルが強調されたり，見落されたりすることを経験する。彼らは，さまざまなモデルに対する満足レベルを検討できるので，自分のセラピーの統合的なモデルを徐々に構築することができる
12. 事例提示法によるアプローチは，理論，技法，コンテクスト上の要素についての実質的な講義形式の授業と，それを経験的に学習する機会となる。スーパーヴァイザーとセラピストは，「セラピー」がそれぞれの環境設定で提示していることについて考え，パワー，ヒエラルキー，ラディカル構成主義，社会構成主義などに関するポストモダン的洞察を深める（Hardy, 1993）
13. 事例提示法によるアプローチの支持者は，それがセラピー・プロセスそのものにもっとも侵襲的でないと述べている。本質的には，よかれ悪しかれ，セラピストは独力でクライエントの責任を負っている。Montalvo（Storm, 2000a）とNichols（1988）は，セラピストが専門職としての成長，すなわ

ち，臨床家として経済的に自立し，自信を持ちたいならば，この特徴ある訓練は必須であると述べている。また，スーパーヴィジョン課程やワークショップの参加者は，事例提示法によるアプローチは対象家族にもっとも侵襲的でないと述べている

14. 逐語的スーパーヴィジョンを支持する人たちは，骨の折れる仕事だが，「持続的で徹底したリフレクション」の必要性を指摘してきた。逐語的なスーパーヴィジョンは，セラピストの人としての部分に疑問を投げかけ，答えを導き出すというその深さにおいて他の事例検討法を凌駕している。**なぜ自分はそうしたのか？　なぜそう言ったのか？　なぜその時だったのか？**　この方法の支持者たちは対人相互関係のプロセスを回想するのにもっとも優れたアプローチだと言う。Elliot（1986）が最初に記述したように，個人が経験的世界の中で自身を理解できるものである

事例提示法によるスーパーヴィジョンの留意点

1. この方法を用いるスーパーヴィジョンでは，セッション内容とプロセスについてのセラピストの報告に頼らざるをえない。ライブ・データについてはセラピストが話したことと面接場面で実際に起こったことと対比させるものではない。スーパーヴィジョンの対象事例に対するスーパーヴァイザーの最終責任を考えると，このことは特に重要である
2. セラピー・プロセスをまとめる際には，重要な細目が見落されるかもしれない
3. セラピストとスーパーヴァイザーは，記述された細目に集中し過ぎることで，臨床プロセスとダイナミクスを注意深く，より広い視点から観察できなくなる
4. 事例提示法によるアプローチは，セラピストの記述と言葉のスキルに大きく頼らざるをえない。スーパーヴァイザーは，このようなスキルが劣っていたり文化的に限界をもつセラピストへの特別な配慮が必要であることを常に意識すべきである
5. 記述されたデータの正当性は，実際のセッションが実施された日から記録された日までの経過時間に逆比例するかもしれない。**1日以上経過したプロセス・ノートはフィクションである**
6. 事例提示法によるアプローチには概念化できるという特典があるが，スキ

ル・トレーニングを犠牲にする
7. 事例提示法によるアプローチでは，口論ではなく振り返りをさせるので，セラピストが即座に決断することを学習する助けにはならない

事例提示法によるスーパーヴィジョンの効果的活用法とは？

　事例提示法を実施しやすくするために推奨することは，他のスーパーヴィジョンの方法に対して提案したものと同様である。社会的な常識とたしなみが重要であるが（Anderson, Schlossberg, & Rigazio-DiGilio, 2000），その一方で，スーパーヴァイザーは相手に対して管理機能を適切に発揮する必要がある。発達的に適正な短期的・長期的トレーニング目標を設定し，個々のセッションの内容を注意深く監視することも必要である（Anderson, Schlossberg, & Rigazio-DiGilio, 2000）。
　事例提示法によるスーパーヴィジョンが管理的な意味合いだけを強調して行使されるとフラストレーションがたまるというセラピストの報告がある。そのような場合には，スーパーヴァイザーはファイルに必ず目を通してそれぞれのケースに署名をするが，事例についての相談はほとんど行われない。経験豊富なスーパーヴァイザーは一般的に，セッションでは，ケース・マネジメント，理論とスキル開発，セラピストの自己探求が，発達段階に適切な形でミックスされているべきだと考えている（White & Russell, 1995）。もちろん，この方法を用いることにより，スーパーヴァイジーが臨床への統合的なアプローチを発展させることが重要なのはいうまでもない。

どんな様式をあなたは用いるのだろうか？

　これまで討論してきた様式にはそれぞれ利点と欠点があり，どのような場合に用いたらよいか，またどのような場合には控えたらよいかという指標を示してきた。あなた自身の展開しているスーパーヴィジョンの認識とモデルに，これらの要素を組み入れていただきたい。読者の皆さんは，スーパーヴァイジーのニーズと発達レベル，そしてコンテクスト上や教育学上の要因に合わせて，これらの様式を思慮深く統合して用いることを期待している。Montalvoは次のような言葉を述べているが，深く同感するものである。「それぞれの方法は，家族を理解し，セラピストのツールを洗練したりするために，スーパーヴァイザーとスーパーヴァイジーが情報を入手するのを助ける窓である。スーパーヴァイザーは，さま

ざまな方法を使用することを考えるべきである。……すべての窓は，セラピストが考えていることを活用するために，また，セラピストがすることにアクセスするために必要なのである」(Storm, 2000a, p. 109)。

第**8**章

スーパーヴィジョンの形態
——個別スーパーヴィジョンと グループ・スーパーヴィジョン

Formats of Supervision : Individual and Group

　家族療法修士課程の認定監査チームとして現場視察に行った人から，話を聞いた。そこではびっくりするほど高い比率で，セラピストに対する個別スーパーヴィジョンが行われていた。視察チームは気に入らない様子だった。教員たちは，その様子に面食らった。教員たちは，修士課程の院生一人ひとりに個別に配慮していることを自慢に思っていた。個別スーパーヴィジョンは，ライブ形式あるいはビデオテープや事例提示法による対面形式であっても，個別のケアをしている表れだと考えていた。集中的で親密な個別指導は最善の方法であり，グループ・スーパーヴィジョンは，節約と利便性という理由のみに用いられるというのが，彼らの考えであった。

　皮肉にもこの家族療法の教員たちは，集団療法と個別療法のどちらもユニークな治療方法だと認めていた。さらに，キャンパス・クリニックでは家族メンバー一人の面接を行っているにもかかわらず，家族システム全体の面接の方が好ましいと思われていた。どういうわけか教員たちには，治療プロセスとトレーニングに関する考え方に整合性がなかった。

　本章では，個別スーパーヴィジョンとグループ・スーパーヴィジョンの形態上のユニークな貢献や相対的な強みと留意点について読者の皆さんに検討してもらいたい。さらに，トレーニング・プログラムにおいて，個別スーパーヴィジョンとグループ・スーパーヴィジョンの適切な併用の仕方を検討してもらいたい。加えて，グループ・スーパーヴィジョンの特別な事例としてリフレクティング・チームについても簡単に触れることとする。

個別スーパーヴィジョン

1分間，あなたは目を閉じ，あなたの好きなスーパーヴァイザーとの一対一のセッションを思い浮かべてみよう。その経験の何が素晴らしく心地よいものだったと言えるのか。それはスーパーヴァイザーの人格やスタイルによるものだろうか。それとも，対面での個別対応であったことに特別な意味があったのだろうか。あったとすれば，それはどのようなことなのか。

最近の全国調査で，AAMFT（米国夫婦家族療法学会）の認定スーパーヴァイザーの91%がトレーニングの一部として個別スーパーヴィジョンを実施していると述べている（Lee et al., in press）。この割合は，過去25年にわたってあまり変わっていない。先行研究によると，AAMFTの認定スーパーヴァイザーは，個別スーパーヴィジョンを1976年に89%（Everett, 1980a），1986年に92%（Nichols et al., 1990）が，一般的に，スーパーヴァイジーに1週あたり1～2時間行っていた。

個別スーパーヴィジョンの利点

夫婦家族療法の教育認定委員会（Commission on Accreditation for Marriage and Family Therapy Education : COAMFTE）（2002）では，「個別スーパーヴィジョン」の構成について，二人のスーパーヴァイジーの参加を容認しているが，ほとんどはスーパーヴァイジーとスーパーヴァイザーの二者関係，つまりスーパーヴァイザー一人対スーパーヴァイジー一人にこの用語を規定している。個別スーパーヴィジョンは，個人セラピストが，インターンシップや，課程修了後の法的要件，新しい臨床技能の取得といったプロセスでスーパーヴィジョンの契約を個別にするときに便利な形態であろう。しかし，スーパーヴァイザーやセラピストの書面や口頭でのコメントによると，一対一のスーパーヴィジョンには，録画記録やライブ，あるいは事例提示法によるセッションでの体験の価値を上げることを期待できるという，たしかな利点があるとしている。それらは，スーパーヴィジョン関係におけるプライバシーや個人セラピストのニーズに合わせた可能な時間，そしてその密接さである。

第8章　スーパーヴィジョンの形態——個人スーパーヴィジョンとグループ・スーパーヴィジョン

プライバシー

セラピストにとっての価値

　一対一のスーパーヴィジョンにおいて相互のプライバシーが保たれることは，グループでのスーパーヴィジョンと比較して，問題の評価，対人関係の力動，セラピストの自己について，よりオープンで内省をより深めることができるだろう。

スーパーヴァイザーにとっての価値

　個別スーパーヴィジョンの中でプライバシーが保たれるならば，スーパーヴァイザーは広範囲に介入をすることが可能になる。スーパーヴァイザーは，グループの環境設定よりも，個人のコンテクストの中で特定のスーパーヴァイジーに挑んだり，育てたりすることをより自由にできると感じるかもしれない。

個別のニーズにあわせた時間

セラピストにとっての価値

　個別スーパーヴィジョンの特徴は，個別の配慮にある。一対一のスーパーヴィジョンでは，それぞれのセラピストのニーズに焦点があてられる。これは，スーパーヴィジョン・セッションの内容とプロセスの両方を含む。たしかに，それぞれのスーパーヴィジョンで取り組まれるさまざまなトピック（つまり家族理論やダイナミクス，アセスメントや臨床介入，セラピストの自己，セラピストの職業的成長）などは，グループ・スーパーヴィジョンでも取り組むことができる。しかし，グループ・スーパーヴィジョンでは，メンバーやそれぞれのケース負担に応じて時間とエネルギーの分配が必要となる。セラピストによっては不安定さ，あるいは不安と取り組んでいるかもしれない，そしてグループの環境設定によっては苛立ちを逃避して，スーパーヴィジョン・グループの端に身を寄せるかもしれない。このような人たちは，個別スーパーヴィジョンではそれほど不安を感じず，スーパーヴァイザーと話し合ったり，聞いたりすることが楽だと思うかもしれない。

スーパーヴァイザーにとっての価値

　初級のセラピストはしばしば，グループで体験する理論や介入に関する多様な考え方で混乱するという。個別スーパーヴィジョンでは，それぞれのセラピスト

の成長に必要なことや学習スタイルについて、スーパーヴァイザーが注意深く徹底して取り組むことが可能である。ここで、スーパーヴァイザーは、グループ・メンバーが必要としていることのすべてを提供する責任を感じる必要はない。一人のセラピストにスーパーヴィジョンを行う場合、スーパーヴァイザーはゆっくりとしたペースを用いることでトレーニング・システムの複雑なデータに配慮や整理をすることが容易になる。多くのセラピストには、自分の統合的な治療モデルを発展させ、適用するために、このような時間が必要である。

密接さ

セラピストにとっての価値

　個別の二者トレーニング関係が学習面で提供するものを越えて、この方法では臨床現場でのストレスから生じた傷を癒し、疑問を解き、活力（Holloway, 1995）を補填する避難所をスーパーヴァイジーに提供するかもしれない。これは他の重要な過去と現在の関係に基づくスーパーヴァイジーの個別的な要因や陽性転移と関係していることが多いと思われる。

スーパーヴァイザーにとっての価値

　個別スーパーヴィジョンは、精神力動理論、ボーエン理論、そして多くのポストモダン理論といった、スーパーヴィジョン関係の価値を強調する臨床理論によって選択された方法だった。これらの考え方に基づいた個別スーパーヴィジョンは、スーパーヴァイザーとスーパーヴァイジーの間に相対的に密接な対人関係をすばやく発展させる機会を提供するので、この関係ダイナミクスが、治療プロセスを導くことになる。セラピストは、個別スーパーヴィジョンでの個人力動や相互作用のダイナミクスを体験したり、確認したり、処理したりすることが容易にできる。また、それらを、すぐにセラピストが対象家族との進行中の相互作用に適用できる。スーパーヴァイザーは、二者間の親密な個別スーパーヴィジョンを使用することで、セラピストが自己の境界を作ったり維持したりする能力をアセスメントすることが可能となる。

個別スーパーヴィジョンの留意点

　個別スーパーヴィジョンの特質や人気にもかかわらず、これにはいくつかの弱点がある。一つには、個別の二者間スーパーヴァイザー－スーパーヴァイジー関

第8章 スーパーヴィジョンの形態——個人スーパーヴィジョンとグループ・スーパーヴィジョン

係は，複数のセラピストが同席する場合に生じる関係上の豊かさを，このトレーニング・システムに供給することはできない（図4.1，第4章参照）。もう一つは，他のセラピストが同席しないこの形態は密接な関係が薄まらないことから，二者間のスーパーヴィジョンはより密接なスーパーヴィジョン関係を助長することになるが，セラピストによってはスーパーヴァイザーに対してより居心地の悪さを感じるかもしれない。あるセラピストは，グループの一部でありグループで支えられているセラピストと比べると，スーパーヴァイザーとの関連で威嚇されたという感覚を体験するかもしれない。また別のセラピストは，この環境設定でさらに多くの不安を体験するかもしれない。グループ環境の設定よりも一対一の関係の方がより自由で重要だと感じているスーパーヴァイザーもいるだろう。あるスーパーヴァイザーは，グループ・スーパーヴィジョンに比べて，特にあるタイプのスーパーヴァイジーとの個別スーパーヴィジョンでたいへん退屈な経験をすることがあったと報告している。より積極的で指導的な役割を選ぶスーパーヴァイザーは，グループの設定の中でより相互作用の多い聞き手の存在を好むことが多い。

　個別スーパーヴィジョンで展開される微妙なダイナミクスは，スーパーヴァイザーとセラピストの間にある防衛的な共謀の形をとる（Nichols & Everett, 1986）。二者関係の親密さは，まさに個人療法と同じように，スーパーヴァイザーかセラピストのいずれかから始まる転移や投影のダイナミクスを助長することになる。たとえば，とりわけ脆弱で依存的なスーパーヴァイジーは，スーパーヴァイザーからの保護的（ときには親的）な応じ方を誘い出すかもしれない。このようなダイナミクスは，防衛的共謀が臨床ミスや学習問題をカモフラージュすることになるので，双方の客観性を事実上失わせることになる。

　同様に，個別スーパーヴィジョンはスーパーヴィジョン関係と治療関係の境界線をあいまいにさせてしまう可能性がある（Anderson, Schlossberg, & Rigazio-DiGilio, 2000）。さらに，このプロセスに目撃者がいないため，スーパーヴァイザーは，ジェンダー，社会文化的同一化，評価，プライバシーと関係のある問題を扱うときには，スーパーヴァイジーに対する自身の権威性について特に敏感であるべきである（Haber, 2000）。

　スーパーヴィジョンのすべての関係者がこうした限界に敏感であれば，個別スーパーヴィジョンはもっとも効果的なトレーニングとなる。これらは，スーパーヴァイザー自身と同様に，セラピストの要望や期待の打ち合わせをしようとする最初の話し合いやトレーニングの契約時に言語化して扱うことができる（Todd,

1997a)。しかし,このような初期のケアは,作業同盟に対する互いの配慮を確認し合うことが必要である。このように,スーパーヴィジョンでは両者の要望と要求に取り組み続け,スーパーヴィジョンのプロセスについてさらに多くを学ぶことができる (Lowe, 2000)。

グループ・スーパーヴィジョン

　ここでは,グループ・スーパーヴィジョンのセッションのもつ価値について,個別スーパーヴィジョンでは経験できない側面の教育的効果について考えたい。そのなかでも,とりわけどのような面が際立って意味のあるものだろうか。もちろんそれは,グループ・スーパーヴィジョンの形式でしか起こりえないことであろうか。

　グループ・スーパーヴィジョンは,個別スーパーヴィジョンに関する多くの気がかりな点を修正できる要素を提供するかもしれない。しかし,グループの形態そのものが,スーパーヴィジョンの優れた重要な資源となる。グループ・スーパーヴィジョンに帰する利点があると仮定すれば,多くのトレーニング場面でそれほど広く使われていないことはいくぶん驚きである。認定スーパーヴァイザーによるグループ・スーパーヴィジョンの適用報告の中で,もっとも高い率は1986年の75％だった (Nichols et al., 1990)。1976年には,認定スーパーヴァイザーの60％しかグループ・スーパーヴィジョンを行っていないとの報告がある (Everett, 1980a)。2001年の最新の全国サンプル調査でも,認定スーパーヴァイザーの68％がグループ・スーパーヴィジョンを実施していると報告している (Lee et al., in press)。これらのデータは,多少誤解を招きやすいのだが,スーパーヴァイザーの中で一つの形態だけでそのほかはまったく使わない人がどの位いるかを示したものではない。現在では,認定スーパーヴァイザーの三分の二 (68％) が,個別とグループの両方を用いていることは,おそらく確実であろう。

　夫婦家族療法のプログラムで用いられている現在の認定資格要項には,興味深いことが記されている。それは,二人のスーパーヴァイジーに同時に行うスーパーヴィジョンを個別スーパーヴィジョンとして定義していることである (COAMFTE, 2002)。この「中間に位置する」形態は,節約を目的として数年前に展開した方法であることはわかるが,一対一方式の利点を減じてしまう混乱を招く方法だと考える。

グループ・スーパーヴィジョンの利点

グループ・スーパーヴィジョンは，内容の濃い学習環境となる。グループ・スーパーヴィジョンの利点についての以下の要約は，文献（Bernard & Goodyear, 1998 ; Holloway, 1995 ; Proctor, 2000 ; York, 1997）からの引用と，著者たちのスーパーヴィジョン・クラスとワークショップの参加者からの口頭での報告に基づいたものである。

経済性

セラピストにとっての価値

COAMFTE と AAMFT の会員規則では，6人以下をグループ・スーパーヴィジョンの人数として規定している。個人契約でスーパーヴィジョンを行う場合，2～6人のグループ・メンバーによってスーパーヴィジョンが一年間つづくのであれば，費用の節約につながる（York, 1997）。また，1グループあたり6人に制限すると，たしかにその集団過程は扱いやすくなる。

スーパーヴァイザーにとっての価値

グループ・スーパーヴィジョンは，スーパーヴァイザーの時間活用の点において，より経済的だと考えられている。これは，特に教育機関や異なるトレーニング・レベルにある大勢のスーパーヴァイジーをかかえる大規模の訓練機関にあてはまることである。

多様な要素からなるシステム

セラピストにとっての価値

グループ・スーパーヴィジョンは，閉ざされたシステムに対して開かれたシステムである（Proctor, 2000）。したがって，それはセラピスト，クライエント，主訴，コンテクストの多様な関係者が利用できる。グループの中のスーパーヴァイジーは，パーソナリティも多様であると同様に職業上も多様な専門性をもつ。彼らはしばしば異なった成長段階にいる。彼らの事例は，主訴においても概念化や治療の仕方においても，互いに異なっている。また，メンバーは多様な臨床場面での実践を代表しているかもしれない。

グループ・スーパーヴィジョンを行う幾人かは，スーパーヴィジョン・グルー

プがすべての要素について同質であるべきだと主張する（たとえばYork, 1997）。しかし，グループ・スーパーヴィジョンは，それぞれ違った環境の個人が自分自身や自分の業務を開示できる最適な混合物だと考える人もいる。こうした経験は，文献からでは得ることができないコンテクスト上の課題に対する洞察を深めることができる。グループでは，臨床的な役割に関してより開放的で柔軟になるようセラピストに働きかけることもある。グループ・メンバーは，スタイル，概念化，情動，スキルの違いについて寛容さをもって認めることも学んでいく。

スーパーヴァイザーにとっての価値

多くのスーパーヴァイザーは，グループに多様なスーパーヴァイジーが同席して産み出される豊かさを教育や訓練の値打ちとしている。統合的モデルを適用するスーパーヴァイザーにとって，このように複雑な「三」ないし「四」世代を含むトレーニング・システム，すなわち多くのセラピストとそれぞれの対象家族とのシステムによる関わりの豊かさが，この教育の機会の値打ちであると見いだした。

コンサルテーションと責任の共有

セラピストにとっての価値

グループ・スーパーヴィジョンは，参加するセラピストが彼ら自身の学習と専門家としての成長・発達に重要ないくつかの役割をとる機会となっている。グループ・スーパーヴィジョンでは，かなりの責任の共有がある。スーパーヴァイザーを含むグループが，スーパーヴィジョンに責任をもつ。グループ・メンバーの数名は，指導的な役割を果たすだろう。

スーパーヴァイザーにとっての価値

グループがトレーニング・プロセスに対する責務を共有する場合，スーパーヴァイザーは絶対的な権威者である必要はなく，また常にセラピストの課題についてすべてを知っている必要もない。スーパーヴァイザーもまた，グループ運営上でも情動的にもリーダーシップ業務のすべてを行う必要はない。

グループ学習

セラピストにとっての価値

　グループ・メンバーは課題がグループ全体で処理されたとき，彼らの学習が向上したことに気づいた。グループ・メンバーが互いの事例内容についてコメントや質疑応答をすることで，彼らはエンパワーされたと感じる。この経験は，専門家としては無論，人の繋がりに自信をもつことになる。メンバーは，自分の知っていることを他の誰かに教えたり，各ケースについての質問に答えたり，自分のケースについて別のグループ・メンバーに相談することによって，自分が理解できていることをはっきりとさせ，自分の考えを固めることもできる。

スーパーヴァイザーにとっての価値

　もう一度繰り返すことになるが，グループの形態ではスーパーヴァイザーは，常にすべての事柄に関する専門家である必要はないという考えをもつようになる。

直接的・間接的な学習

セラピストにとっての価値

　グループの形態は，直接的・間接的な学習を可能にする。特定の事例や課題について考えさせてほしいとグループに依頼するセラピストがいるかもしれない。セラピストとしての初心者は，グループの端にいたいと思うかもしれない。しかし，端にいるスーパーヴァイジーも，議論が進んでいくなかで話されていることを取り入れ，それを自分の事例に適用することができる。こうした経験は，彼らがすでに他のセラピストの経験から学習したことなので，自身の専門家人生の中で，何かが起こったときの助けとなるだろう。さらに，より経験を積んだセラピストを観察することによって，他のグループ・メンバーたちは，一方で期待，ミス，そしてスキルについて何が現実的であるかを感じ取り，また他方で，トレーニングを受けることで彼らがどこに到達できるのかについての希望をもつことができる。

　グループの議論で取り上げられたいろいろな治療モデルを耳にする経験は，治療についての学習や，批判的な考え方の習得，そして専門職として社会化する助けとなる（Nichols & Everett, 1986）。グループ・メンバーは，全員が専門職業務についての同じような出来事の体験や教育経験があり，多くの役割要求に葛藤を抱えていることに気づくという修正感情体験にもなるかもしれない（Lee,

Eppler, Kendal, & Latty, 2001)。

スーパーヴァイザーにとっての価値

　繰り返しになるが，多くのスーパーヴァイザーは，グループ環境における潜在的な学習体験の多様性，とりわけ人と専門職の多様性で特徴づけられるものによって与えられる豊かさを教育と訓練の値打ちであるとしている。彼らは自分たち自身でそれらのレッスンのすべてを提供することはできないと認めている。

社会的な実験室

セラピストにとっての価値

　グループは，人がグループ過程そのものを体験する社会的な実験室である。人はこの社会的コンテクストや相互作用のコンテクストの中で自分自身についてのフィードバックを求めることができる。グループ・メンバーは，自分たちがどのように伝わっているかについて探究し，多くの見方を受け取ることができる。そこでは治療的コミュニケーションや，インタビュー技術について練習することもできる。

スーパーヴァイザーにとっての価値

　スーパーヴィジョン・グループの相互作用の特性は，スーパーヴァイザーに豊富な資源を供給する。スーパーヴァイザーはグループを使って，社会的また治療的なスキルを教えること，家族ドラマを再演すること，家族の役割行動を描写すること，セラピストの防衛にチャレンジすること，権威と戦うこと，成功を祝うこと，仮説と知覚を擁護すること，戦略を練ることができる。

協働とサポート

セラピストにとっての価値

　グループ・スーパーヴィジョンには，潜在的に元気を回復させ，リフレッシュさせる機能がある（Holloway, 1995）。専門的また個人的ニーズがまばらで満たされにくい状況下のスーパーヴァイジーたちは，定期的に予定されたスーパーヴィジョン・グループへの参加をすることで，提供された社会的サポートやネットワーキングのことを感謝していると話していた。彼らは，共通する使命感や気がかりな点，心配していることについて報告した。スーパーヴァイザーである著

者たちにも，参加者が受容されたと感じ，自らの強さを思い出し，分別ある当面の指示が与えられるグループ・セッションを経験すると，自信をもち，刺激をうけた様子がわかる。

スーパーヴァイザーにとっての価値

　スーパーヴァイジーと同様に，著者たちも協働企画の刺激や興奮を感じる。グループ・スーパーヴィジョンの参加者は緊張した訓練時間において，スーパーヴァイザーあるいはセラピストが快く私たちに配慮をしてくれ，また私たちがバッテリーを再充電できるような環境設定を提供してくれたことのすべてを覚えている。

グループ・スーパーヴィジョンの活用上の留意点

　グループ・スーパーヴィジョンには限界がある。その一つには，個別スーパーヴィジョンが一つのケースあるいは一人のスーパーヴァイジーのニーズや希望に添うことができることに対して，一貫性を持った指導時間と詳細な連続性に関する量的な限界をもつ。あるグループのスーパーヴァイザーは，セッションの中で各メンバーへの時間量をできるだけ等配分するかもしれない。他のスーパーヴァイザーたちは，緊急性がない状態であれば，セッションごとにセラピストやケースを輪番制にするかもしれない。グループの中で体験するかもしれないパフォーマンスへの不安をもつセラピストは，個別スーパーヴィジョンを選択するだろう。このようなセラピストは，あまり表立ってではないが，自分自身を他のメンバーと比較して，グループ内で示された役割やスキルが劣っていると内心考えてしまうことがあるかもしれない。初心のスーパーヴァイザーも同様に，グループに対してリーダーシップを示す際に自分のパフォーマンスに不安感をもつこともある。

　グループ・メンバーは，秘密保持や配慮の行為をも含む安全に関する留意点についても話していた。長期にわたる，あるいは一回だけのセッションのグループ・スーパーヴィジョンではこれらのプライバシーに関する課題の取り扱いは，スーパーヴァイザーとグループ・メンバー両者の動機づけと信頼にかかっている。また，他の人たちの意見によると，グループの強い結束の形成は，一対一のスーパーヴィジョン関係を弱める傾向があるという。

　スーパーヴァイザーとして，グループ・スーパーヴィジョンの活用は，周囲の環境の雰囲気やグループ過程，およびスーパーヴィジョンの多くの課題に取り組むうえで，もっとも効果的であろう。各セラピストにとって，それらの課題は以

下のようなものを含む。

・発達段階の視点からの適切なケースの概念化
・理論，アセスメント，スキルの統合
・情動的な気づきを深めること
・自己評価技能の習得
・情動的サポートの獲得
・社会的な学習
・専門職の社会化

さらにグループ・スーパーヴィジョンの特性は，責任の共有であり，参加者全員が勇気と自制力を持つことが必要である。

個別およびグループ・スーパーヴィジョンの組み合わせ

スーパーヴィジョンの二つの形態の相対的な強みと弱みについての議論は，スーパーヴァイジーの発達段階的ニーズにあわせて，スーパーヴァイジーの長期または短期目標を達成するために，これらの二つの形態をどのように組み合わせるかを考えるうえで役に立つだろう。セラピストに提供する個別スーパーヴィジョンとグループ・スーパーヴィジョンの最適な配分と二つの形態の組み合わせの変更の仕方について考えてもらいたい。個別スーパーヴィジョンで話し合ったスーパーヴァイジーの個人的な課題を，グループ体験に持ち込むための最良の方法を考えることが求められる。同様に，グループの中で出された，あるいは観察された課題のうち，個別的に追求したいと思うこともあるだろう。スーパーヴァイザーたちの仲間同士で個別かグループの形態を分担している場合，両方のトレーニング・システムの環境設定でトレーニング情報を共有するためのコンサルテーションとフィードバックの方法について，マニュアルを作成することが重要になるだろう。

これまでの議論を重ねて読者なりのスーパーヴィジョン・モデルができつつあると思うので，スーパーヴィジョンにおけるそれぞれの形態の相対的なメリットも考慮に入れて，以下の実践的な質問に答えてみてほしい。

第8章　スーパーヴィジョンの形態——個人スーパーヴィジョンとグループ・スーパーヴィジョン

- 初心の家族療法スーパーヴァイジーは，個別スーパーヴィジョンよりグループ・スーパーヴィジョンを多く受けるべきでしょうか。そうならば，それはなぜでしょうか。
- アセスメント・スキルを学習しようと苦戦しているセラピストにとって，グループ形態の対話と比較して，スーパーヴァイジー個人に注意が向けられることや密度の濃い個別スーパーヴィジョンで得られるものは多いでしょうか。
- 訓練の最終段階にいる熟練の家族療法家にとって，グループ・スーパーヴィジョンの利点は何でしょうか。
- 地域の相談機関と比べ，病棟内でサービスを提供しているセラピストに対して，グループ・スーパーヴィジョンよりも個別スーパーヴィジョンの方が利点はあるのでしょうか。

スーパーヴィジョンにおけるリフレクティング・チームという用語

　リフレクティング・チームは，特別なタイプ（監訳者注：ライブ）のグループ・スーパーヴィジョンである。それらは，トレーニング・プロセスであると同時に統合的な治療プロセスの側面をもつものとして，ユニークな存在である（Andersen, 1991 ; Tomm, 1984）。リフレクティング・チームは，トレーニング・システムの中でセカンド・オーダーの物の見方（と変化）を身につけるための理想的な方法論として注目されている（Perlesz, Young, Paterson, & Bridge, 1994）。
　Roberts（1997）は，リフレクティング・チームを活用したスーパーヴィジョンがさまざまなトレーニング状況で構造化されてきた方法を概観し，スーパーヴァイザーがグループで生じるさまざまな声を最大限に反映できるような方法で働きかけることの必要性を奨励している。スーパーヴァイザーは，各メンバーが議論に参加しているか，専門用語を用いていないか，クライエントの言葉や隠喩を使用しているかなどを確認すべきである。スーパーヴァイザーは，トレーニング・システムのメンバーたちに，対象家族の個々人がどうして事態をそのように構成したのかについて，リフレクションの仮説的特質を活用して考えるように奨励すべきである。また，スーパーヴァイザーは否定的な視点に対して肯定的な意味づけを奨励し，チームメンバーの貢献を，その類似性と相違性について探究し，その可能な意味を問うべきである。そして最終的に，スーパーヴァイザーは，生

成された考えについて対象家族にコメントを求めるべきである。

　それらの奨励を考えると，リフレクティング・チームは，公正な，再帰的な，エンパワーする方法で，家族メンバー・セラピスト・スーパーヴァイザーのそれぞれの考え方を組み込んだライブ・グループ・スーパーヴィジョンとみなすことができる（Young, Perlesz, Paterson, & O'Hanlon, 1989）。そこに関与する人たちすべてが，行動とその関連性についての新たな情報を手に入れることができる。ポストモダンの理論枠組みでは，これを知ることで，一方では行動の相対的自由度が高まり，他方ではコンテクスト上の影響についての気づきを増す。

　次章では，スーパーヴィジョンについての実際的な問題について議論する。スーパーヴィジョンの方法論とその構成のあり方を取り上げ，トレーニング・システムでの文化的な課題について検討することとする。

第9章

スーパーヴィジョンにおける
文化とコンテクストに関する課題

Cultural and Contextual Issues in Supervision

　著者たちの印象では，一般化した表現ではあるが，スーパーヴィジョンの多くの授業では，次のような構成を想定して進められていると思われる。マジョリティ文化のスーパーヴァイザーが，マジョリティ文化のセラピストに対してスーパーヴィジョンを行っている。また，そのセラピストは，マジョリティ文化のクライエントに家族療法をしているという想定である。このようなクラスでは，一連の課程終了前にクラスのインストラクターが参加者と特定のスーパーヴィジョン事例について話し合う機会が形式上設けられている。そこでは，マジョリティ文化のセラピストが，マイノリティのクライエントに援助をしているスーパーヴィジョン事例が取り上げられる。またときには，マジョリティ文化のスーパーヴァイザーが，マイノリティのセラピストに対してスーパーヴィジョンをしている場合もあることに著者たちは気づいた。しかし，トレーニング・システムに関しては，マジョリティ文化とマイノリティ文化の人の組み合わせをスーパーヴィジョン構造のすべてのレベルに含めることを初回から一貫して意図したクラスを著者たちは見かけたことがない。

　最近，アメリカ先住民のスーパーヴァイザーが，自身の文化とは異なる部族文化の保留地の人々に援助を行ったラテンアメリカ系男性セラピストに，スーパーヴィジョンをした報告が出された。これまでは，夫婦家族療法は都市部や郊外のミドルクラスの地域のオフィスで行われていたが，最近は都市近郊から遠い地域にも広がり，海外からの学生をトレーニング・プログラムに積極的に募集する動向があり，（たとえばAAMFT, 2002b），文化の複合体の中でトレーニング経験が行われるようになり，それが例外的ではなく，標準となる可能性がある。スーパーヴァイザーおよびこの分野のリーダーは，このようなニーズを予測して，慎重に対処し，彼ら自身も含めスーパーヴァイジーが文化的コンピテンシーを獲得

できるようにしなければならない。

　スーパーヴァイザーや教育者は，文化的側面を理解できるコンピテンシーを身につけるためのトレーニングとセラピーを実現しなければならない。このことを念頭におき，以下の質問について，読者の皆さんに考えていただきたい。

- 「文化的な側面を理解するためのコンピテンシーとは」，あなたにとって何でしょうか？　どんなことが文化的な側面の理解に役立つのでしょうか。
- 文化的コンピテンシーを得るためには，異文化の個人や家族を援助する際に，その人や家族と生活を共有する体験をしたことがなければならないと思いますか？　ある人は，クライエントとセラピストを厳格に組み合わせるべきだと主張してきましたが，あなたはどう感じますか？　あるマイノリティーの人は，不快に感じて，このような組み合わせを恩着せがましいと言います。この人にとっては，「誰に選択権があるのか？」「誰が組み合わせを決めるのか？」が疑問なのです。
- あなた自身とは異なる生活体験をもつ人を援助する際には，双方を両立させるために役割を切り替えることが必要である（たとえば「ワン・ダウン・ポジション」）と思いますか？

　家族療法の分野では，文化的コンピテンシーを，「多様な文化に属する人々について知るべき事柄があることを知っていること」と定義している人がいる。たとえば，Boyd-Franklin（1989）は「セラピーを受けている Black Family」の問題について考察し，Bean, Perry と Bedell（2002）は，家族療法関連の文献から抜粋した内容を『The most common expert recommendations for family therapy with African Americans』（p.153）にまとめた。同様に，Szapocznik ら（1997）も，キューバ人やヒスパニック系家族に対する家族療法のアプローチについて検討している。

　他の人々は，文化的コンピテンシーが，人の道徳観，規範，価値，解釈の参照枠が異なることを認識するための要件であると示唆している。この人たちは，**文化間にみる多様性よりも一つの文化の内部**での多様性が多く存在すること（たとえば Allen & Olson, 2001；McAdoo, 2002），さらに文化的アイデンティティはダイナミックで流動的な経験であることを観察した（Di Nicola, 1997）。また，文化的コンピテンシーは，他者について何を知っているかという意味よりも，自分

第9章　スーパーヴィジョンにおける文化とコンテクストに関する課題

自身について何を知っているか，あるいは知ろうと努力し続けてきたかという意味合いで，定義されてきた。読者は，トレーニングで，人種差別，性差別，同性愛嫌いの態度，経済的特権に関するあなたの潜在的なバイアスをこれまでに慎重に探究し，そしてこれからもし続けるだろう。たとえば，あなたがドミナント文化の一員であるのなら，これらすべての要因が相互作用していることや自身の特権による複雑さを認識することが重要である（Lawless, 2002）。

　文化的コンピテンシーをもつためには，専門家は一般的に，このコンピテンシーについて自分自身は何を知っているのか，どのようにして知るようになったのかを克明に把握し，自分が知らないことを認識し，積極的に尋ねようとする姿勢が必要である。このようにして，専門家は，正義と権威性の問題に適した話し合いの環境を作り出すのである（Grunebaum, 1987）。これに対して異議を唱える者（たとえば Akinyela, 2001）も存在する。彼らは，耳を傾ける意図で尋ねるだけでは十分とはいえないことを指摘している。文化には権威性と声という課題が含まれている。文化的不信 – 社会制度に対する信念の欠如 – が，架橋不可能な亀裂を生み出すかもしれない。一部の専門家はこれに検討を加え，他の文化のメンバーに関連して知りうることのできない何かが存在していると考え，たとえば，私たちがその人たちの生活と同じように生まれ育ったわけではなく，また，これらの課題には莫大な情動が関係する場合が多いため，専門家の中には異なる文化の人に対するスーパーヴィジョンやセラピーを実施しないことを宣言している人がいる。これらの専門家は，「整合した組み合わせ」の個々人で構成される治療システムの必要性を主張している（たとえば Akinyela, 2001）。

　このような整合した組み合わせを唱えることにおけるトラブルは，実践するうえでの難しさがある。ポストモダンの理論家たちは，現実（どんな出来事が含まれ，どのような解釈が加えられるか）が個人的に構築されるので，組み合わせることが事実上可能ではないことを教えた。さらに，スーパーヴィジョンやセラピーに関わる全員が「類は類と居合わせること」と考えた場合，重要な情報が失われる機会が多くなり，著者ら自身もこの点を配慮しているのである。たとえば，（訳者注：スーパーヴィジョンで）ある人が物知り顔で身を乗り出して「〇〇（たとえば女性，同性愛者，メキシコ人など）であることがどういうことかはおわかりでしょ」と言った。すると他の人が同意して頷く。この場合，同意した人が，「〇〇であるということはどんな意味なのか，私なりの考えがあります（そのことが私にとって何を意味するのかを理解しようとしています）が，あなたにとって〇

○であることが何を意味するのかはわかりません。その点について話してくださいませんか」と言うようなことはほとんどないだろう。

　最近の調査によると，臨床実践における文化的側面の理解を可能にするコンピテンシーの構成要素に関して，家族療法のリーダーたちの間でかなりの意見の違いがあることが示唆されている（Nelson et al., 2001）。しかし，著者らは，以下の特質がトレーニング・システムにおける文化的コンピテンシーと**交互**に関連していることを確信している（Corey et al., 1988 ; Isaacs & Benjamin, 1991）。家族療法スーパーヴァイザーにとって，これらの特質が説明可能なものであることが重要であり，また，スーパーヴァイジーにとってもこれらの特質を説明可能にするように指導することが求められる。

- 文化的な相違を受容し，尊重し，あなた自身と他者との間に存在する相違に居心地のよさを感じること
- 文化的知識をもち，たとえば自分自身の価値観，態度，バイアス，理解の仕方を自覚すること，そしてあなたの文化とは異なるクライエントにどのように影響を及ぼすかについて認識すること
- コンサルテーション，スーパーヴィジョン，生涯教育を通して，自分自身の役割や機能に関するモニタリングを含めた文化的自己評価を継続して実証すること
- 文化的な相違のダイナミクスに注目し，トレーニング経験と対象家族との両方のニーズをよりよく充足すること
- 社会的文化的コンテクストに適したモデルを採用すること
- 文化的に多様なメンター（指導者）や特定団体に助言やコンサルテーションを求めること
- 多様なクライエントに対する援助を強化できる施策にも個人的に関わる努力をすること

　文化的コンピテンシーは，すべてのスーパーヴァイザーが熱望する達成目標でなければならない。文化的コンピテンシーとは，具体的な諸項目を実際に身につけることよりも，目標達成にいたるプロセス（Hastings, 2002）であると著者らは認識している。つまり，セラピストや対象家族に敬意を払いながら，彼ら自身の声を引き出し，彼らがすでに知っていることや行っていることを大切にするこ

とである。著者らは，これらのリソースを特徴づけ，トレーニング・システム全体の中に組み込みたいと考えている（Haber, 2000）。残念ながら，最近の研究によれば，家族療法臨床家の中でも人種差別的な立場をとる人は，他分野の臨床家に比べてコンサルテーションでの文化的な課題についてあまり自覚をしていないことが示唆されている（Constantine, Juby, & Liang, 2001）。明白なことであるが，各自がまずこれらのことを整理することから始めなければならない（Hardy & Laszloffy, 1995）。

文化的多様性の認識に関するスーパーヴィジョンでの統合

あなた自身，スーパーヴァイジー，対象家族の基準となる考え方について知ることが重要である。スーパーヴァイザー，セラピスト，クライエントの中で定義や価値観に相違があれば，作業同盟を妨げ，一貫性のない治療目標を作り，介入の選定と対象を別の異なる方向に導く可能性がある。これには，治療文化の真実（Hoffman, 1997），すなわちセラピーの意義や方法に関するそれぞれの人の考え等の基本的な課題も含まれる。これはまた，家族という組織についての信念，たとえば，権力のあるべき場所と実際の場所，どの二者関係（たとえば母子，父母）が他と比べて重要視されるべきかといった事柄も含まれる。

トレーニング・システムによっては，家族ライフサイクルに関する異なった構成が存在する。たとえば，スーパーヴァイザーは，何を親子の巻き込み状態とみなすかについて関心を向けることがある。たとえば，特定の民族，宗教，地域，貧困などの文化では，親子間の長期にわたる相互依存はおそらく通常のことである。このような家族システムの場合，若年者が家を出て自立することは想定されていないかもしれない。一部の文化では空の巣症候群あるいは中年の危機が存在しないかもしれない。それぞれ多様な文化は，それぞれ多様な言動に価値を置く。具体的には，息子と年老いた母親の絆が強調されることや，家族内での生活が家庭外での達成に比べてより重んじられること，あるいは女性の純潔や女子を保護する必要性を強調することなど。

ここで取り上げるエクササイズは，これらの文化的な観点を確認する上で，役に立つものである。まず，あなたがスーパーヴァイザーで，スーパーヴァイジーと対象家族から成るトレーニング・システムを具体的に想像してほしい。このエクササイズは，グループで行うのが最適であるが，今ちょっと想像してみてほし

い。トレーニング・システムに影響を及ぼす可能性のあるとと思われるあなた，セラピスト，家族のそれぞれの価値観のうち，異なる価値観すべてをリストにあげてブレーンストーミングしなさい。あなたのリストが貧弱であれば，精神保健サービスに関する人々の独自の考え方を一方で，また，他方では援助を求めることについて考えてみよう。セラピーが人々にどのように受け取られているか，その社会化について考えてみよう。各々がセラピーで重要であると考える情報の種類について検討してみよう。より好ましいと高く評価される相互作用のスタイル，家族ライフサイクル上の好ましい段階，それまでの段階における人々の経験を考えてみよう。血縁の絆，男女の役割，男女／女性同士／男性同士の関係，感情表現に関する思いについて考えてみよう。年齢，性，権威／ヒエラルキー，宗教的正統主義，社会経済的地位に関連する信念や行動傾向について考えてみよう。

　これらの文化的課題の複雑性を考えた場合，どこから始めたらよいのだろうか？　Falicov（1995）は，家族療法家に対して，「私たちは皆，本質的には類似している」と推定すること，あるいは他者を文化的ステレオタイプに例えることなど，物事を単純化しないようにと警告している。私たちは皆，人生のある段階における影響と考え方の志向とがユニークに組み合わさったものである。Falicovは，「同時に複数のメンバー資格をもち」そして「複数のコンテクストに参加して」いると表現した。社会学者（たとえばBronfenbrenner, 1992；Lerner, 1991）は，増えつつある大きな社会システム内に埋め込まれた人間システムのユニークな発達軌跡について述べている。

　著者たちは，文化的コンピテンシーは価値観であると**同時に**プロセスであると確信しているので，Constantineら（2001）の注意深い観察結果を考慮にいれて，この考察を続ける必要があり，私たち自身の文化の構成要素を次項で検討する。

あなた自身の文化の構成要素を確認すること

　「文化は，誰か他の人のものである」（Kostelnik, 1999）と言われている。文化を研究する場合，なにか社会学的あるいは人類学的なもの，すなわち「他人事のなにか」として考える場合が多い。私たち自身が文化をもっていると考えることはほとんどない。なぜならば，私たちが振る舞うのは，世の中の「自然な」流儀（考え方，行動の仕方，見方）であるとみなしているからである（Leaf, 1975）。あなたが認識していない状況，あるいはあなたの考え方と一致しない状況に遭遇

して初めて，あなたは自分自身の文化の各側面に注意を払うことになる（Lev S. Vygotsky；Daniels（1996）から引用）。私たちは，依然として，他者がしていることにネガティブな側面に焦点をあて，カルチャー・ショック反応をする場合が多い。しかし，このような遭遇が，私たち自身の文化に対する意識や理解を高める可能性をもたらす。私たちが居心地の悪さについて考えることを通して，私たちが警戒する事柄，私たちが話す事柄，私たちが話さない事柄，私たちが行う事柄，私たちが行わない事柄，私たちが信じている事柄等について，私たちは自覚するようになるのである。あるスーパーヴァイザーは，物事について高尚な教養のある人だと思われていたが，メンター（指導者）から Kohls と Knight（1994）が作成したドミナント文化の態度のリストを見せられるまでは，自分が文化をもっているという考え方をまったくしてこなかった。私たちは，あなた方とリストの諸項目を共有することが役に立つと考えている。物事の「実際の姿」，あるいは「あるべき姿」を描写した項目の多くが，あなたに刺激を与えることになるのだろうか？

- 人々は，自らの生活と環境をコントロールし，運命という考え方を拒絶すべきである
- 変化は必然的で，望ましいことである
- 平等および平等主義は社会的理想である
- 個人は，集団よりも重要である
- 自助は依存や相互依存に勝る
- 競争および自由企業は社会的発展にとって最善のものである
- 未来は過去よりも重要である
- 行動は黙考よりも優れている
- インフォーマルは，社会的環境では望ましい
- 率直さと開放性は美徳である
- 物事に取り組む実践は，抽象的，理想的，知的であることよりも重要である
- スピリチュアル面での改善よりも物質的存在を改善することの方が人々に有益である
- 問題解決は，現実に対処するための最善のアプローチである

通常，上記の考え方に対してアメリカのドミナント文化に社会化している私た

ちの多くは疑問を抱くことはないかもしれないが，異なる文化の人々，たとえば東アジアの人々にとっては受け入れることができないものと思われる。このような，一般的には問題提起されない真実が存在していることは，私たちが自らの文化的レンズを実際にもつことのエビデンスである。スーパーヴァイザーおよびセラピストとして，私たち自身の文化的伝統に対する自覚と感受性をもつ必要がある。というのは，このようなセラピスト自身の変数が臨床的な活動（臨床現場で何を見て，感じて，考えて，どのような行動をとるのか）に影響を及ぼすからである（Breunlin et al., 1992 ; Watson, 1993）。

自己探求のエクササイズ

　誰かほかの人に，特に密接な人間関係が確立されていない他者に対して，その人の性的志向あるいは人種に対する感情についてあなたは尋ねやすいだろうか？　過去の話であるが，スーパーヴィジョン・グループに参加していたアフリカ系アメリカ人の女性セラピストが，リラックスした様子で次のように述べた。「私は人種について考えたことは一度もなく，このことが人生に影響を及ぼしたことはありません」。このセラピストのスーパーヴァイザーは，彼女の発言に対して異議を唱えなかった。というのは，異議を唱えない方が居心地がよかったからである。あなたがこのスーパーヴァイザーであったなら，異議を唱えただろうか？　どのようなタイミングで異議を唱えただろうか？　マイノリティー文化のメンバーは，感受性がないのか，逆に，敏感すぎると思うか？

　著者たちのスーパーヴィジョン・ワークショップの参加者は，以下のエクササイズを共有した。これらのエクササイズが，スーパーヴァイザーおよびセラピスト自身の文化の特徴（文化の前提条件，価値観，バイアス）に対する感受性を高めるのに役立つものであることは，ワークショップの参加者が認識している。

- スーパーヴィジョンを考えてみましょう。スーパーヴァイザーとセラピストが同性ではない場合，そして，クライエントとセラピストは同性の場合，あなたの関心事をリストにあげましょう。そのなかから一つを選んでください。話の中にあなたの関心を取り上げたなら，どのようなことが起こると思いますか？（あなたの内なる声を編集してはいけません。あなたの想像が導く方向に従いましょう）

第9章 スーパーヴィジョンにおける文化とコンテクストに関する課題

- 以下にあげているもののどれかが，あなた自身の現在のサブカルチャーとは異なる場合，人生で初めて会ったときのことを思い出してください。男性／女性同性愛者；アフリカ系アメリカ人，アメリカ先住民，ラテン系の人，アジア系の人；社会経済的階層が低い人／高い人；高齢者など。これらの人々に出会ったときの体験とその結果を思い起こしましょう。

- もしあなたが視覚的な表現を志向するならば，あなた自身を描写できるコラージュを作りましょう。これをするのが物理的に難しい場合には，コラージュを思い描いて，収集したい写真や絵のリストを作りましょう。これらの個人的なイメージを詳細に提示することが望ましい。花が含まれている場合には，花の種類，花の色，花の咲き具合はどうですか？

- あなたと同僚たちが自宅から遠く離れた冬合宿にいる様子を思い描いてください。あなたと同僚たちに対して以下の課題を与えましょう。「私たちは，12月25日に何をするかを考えましょう」。グループから，どのようなリクエスト，関心事，その理由が出てくるでしょうか？

- あなたはエイリアンによって誘拐されてUFOの中にいる。直腸検査を受けるかわりに，あなたの「仲間たち」について可能な限り完璧に描写することを約束させられる。実際に，やってみましょう！

- 外国の学生，同僚，専門家の言葉や考えを理解できなかったときのことについて思い出してください。あなたは，どのように認知し，感情を表現し，言語的にまた行動のレベルで対応したのでしょうか？

- 発達段階的／コンテクスト的観点からあなた自身を描写しましょう。そして，あなたとあなたの身近な家族を一つのシステムとして表したダイアグラムを作成してください。このシステムをあなたの親戚，学校関係者，仕事関係者，教会関係者，あなたとあなたの家族が親密に交流しているその他すべてのシステムを含むさらに大きなシステムに組み入れましょう。これらのダイアグラムをあなたのコミュニティーを表すさらに大きな同心円の中に配置しましょう。最後に，上記すべてを国家レベルのツァイトガイスト（時代精神）を表すさらに大きな円の中に配置しましょう。すべての構成要素の発達段階レベルについて検討します。このダイアグラムと（もし等しくないならば）相互影響しあう多重性を用いて，あなた自身を描写しましょう。

- あなたに影響を与えるダイアグラムに基づいて考えた場合，あなたにとってもっともトラブルとなる状況は何でしょうか？

私たちは，文化的コンピテンシーが，自分自身の文化的伝統を自覚することから始まることを強調してきた。私たちは，このようにして，他者の文化的伝統に対する自覚を深めることを期待している。また，楽観的な観点から，異なる生き方を正しく評価することもできるのではないかと期待している。HardyとLasloffy（1995）は，文化に対する自覚と感受性の両方を高めるためのトレーニング・ツールとして**文化的ジェノグラム**を提唱している。この方法は，グループでの実施を想定した高度なエクササイズである。このツールの開発者らは，二種類の質問事項を提示した。ジェノグラムを作成するための準備段階での質問項目，そして参加者のジェノグラムのレビュー工程でグループが検討すべき質問項目である。Keilyと彼女の家族療法講座の学生たち（2002）は，夫婦家族療法の大学院トレーニング・プログラムにこのツールを導入し，実際の使用状況を詳細に記録し，参加者の使用経験についても報告している。

　文化的ジェノグラム自体は，非常に大規模なカリキュラムの中に組み込まれており，そこでは安全に関する基本原則についての交渉がなされ，人種，民族性，ジェンダー，性的指向，階層，文化についての定義が議論され，これらの定義と関連させ，個人的な体験を表す参加者のシンボルが探求された。HardyとLasloffy（1995）が示唆したように，参加者は，「ジェンダーと文化の課題を直接に経験し，すべての人々——私たちのクライエントおよび私たち自身を含む——の日常生活にどのように認知的にも情動的にも影響を及ぼしているかについて…（中略）…非臨床的コンテクストにおいて，他の学生との実際的な異文化相互作用の強度を体験する機会となった」と述べていた（Keiley et al., 2002, p.177）。

　文化的ジェノグラムは，ジェンダーを含む広範囲にわたる文化的影響を検討するためのツールである。このツールは，二者間のトレーニング経験に適用することが可能であるが，上記と同様な充実した経験が得られない場合もある。

　Killian（2000, p.190）は，スーパーヴァイザーおよびセラピストに対して，少なくとも以下のエクササイズの導入を考慮するように求めている。

1. あなた自身以外のグループについて，人種，国籍，民族性，性的指向に関する文化の知識をどの程度もっていますか？　スーパーヴィジョンをするとき，どのグループに対して，もっとも高いコンピテンシーを——そしてどのグループに対してもっとも低いコンピテンシーを——発揮するのでしょうか？　また，それはなぜでしょうか？

2. 多文化療法およびスーパーヴィジョンにおけるコンテクスト的課題を取り上げている各種の最新の文献（過去5年間に発表された学術雑誌，書籍，学会抄録集）をどの程度理解していますか？

　これらの項目について回答した後，文化的に有意義なスーパーヴィジョンやセラピーを積極的に体験する必要があると思った読者は，重要文献レビューをすることに並行して，文化的ジェノグラムの体験プログラムに参加するとよいだろう。

　さらに限定した意識向上のために利用可能なツールがある。たとえば，『Feminist Family Therapy Scale』（FFTS, Black & Piercy, 1991）ならびに『Feminist Family Therapist Behavior Checklist』（Chaney & Piercy, 1988）があげられる。これらのツールは，フェミニストの情報に基づいた観点をスーパーヴァイザーおよびセラピストに喚起する。セラピーやスーパーヴィジョンにおけるフェミニストの課題に対するトレーニング・チームの自覚を高め，フェミニスト・インターベンションを指導し，この種のスキルを実際にどの程度導入しているかを記録する場合，『Feminist Family Therapist Behavior Checklist』は特に有用である。

　文化的コンピテンシーは統合的スーパーヴィジョンに必要とされる要素である。それは，私たちのスーパーヴィジョン講座で指導しなければならない重要な領域であり，私たちのトレーニング・システム全体を通してあらゆるコンテクストにおいて日常的に議論すべきテーマである。次章では，私たちは，スーパーヴィジョンにおけるその他の実際的な課題について考察し，ある程度の合意に基づいた最適な実践を確認し，一定の問題解決法を提供する。

第10章
スーパーヴィジョンにおける効果的な実践
―― トレーニング・システムの構成員の視点から

Effective Practices in Supervision : Participants' Views

　著者たちのスーパーヴィジョンの統合的なシステム・モデルの構成員として，トレーニング・プログラムにおけるスーパーヴァイジーやその対象家族からのフィードバックを時系列で振り返ることは重要であると思われる。事実，このプロセスがスーパーヴィジョン・モデルの必須要素になることを期待する。本章では，クライエント，スーパーヴァイジー，スーパーヴァイザーから集めたフィードバックを概観する。これらの課題からトレーニングの目標と方法を理解することができるだろう。

何がセラピーで価値があったかに関するクライエントの報告

　まず，クライエントがセラピーで気づいたことについて考えよう。アイソモーフィズムの原則からいえば，セラピストとクライエントとの間に存在するものは，セラピストとスーパーヴァイザーとの間にも存在するであろうことを著者たちは知っている。また，クライエント・セラピスト関係のレベルを考えると，もし，そこに関係上のアンビバレンスがあり，それが価値のあるものとするなら，まず，それがそこで造り上げられたものかを確認したいと思うだろう。それが確認できたなら，セラピスト・スーパーヴァイザー関係のレベルにもそれが存在しているにちがいないと考える。また，アイソモーフィズムでは以下のように表わされる。これらの関係の中で存在するものは，クライエントの家族関係の中のそれぞれの人の関係にも，また，スーパーヴァイザーであるあなたとあなたのメンター（指導者）との関係にも特徴として表われるだろう。

　Reimers'（2001）の論文レビューでは，指示的なセラピストを好むクライエントもいれば，より協働的なセラピストを好むクライエントもいることが示された。

しかしながら，セラピストのスタイルに関する課題は，より基本的なもの，すなわちセラピー環境に比して二次的なものであると思われる。Quinnと学生たちがまとめたセラピー後の報告では（Quinn, 1996），クライエントが重要であるとした以下の経験の3要素が明らかにされた。

1. 社会的側面の関係（セラピストの社会的なスキルで形成され維持されたもの）
2. 耳を傾けること，また，必要とされたときに方向性を提示できるセラピストの能力
3. 発見のある環境

Laszloffy（2000）は，「非常に満足している」「非常に不満を抱いている」と回答したクライエント群からも同様の調査結果を得たと報告している。セラピー経験において「とても満足した」と回答したクライエント群は，セラピストとの社会的側面の関係についての肯定的なものを述べた。セラピストが耳を傾けたことで，クライエントは聞いてもらえたと感じ，そして互いに同意したセラピーの目標に向かって遂行できるように力づけられたという。対照的に，「不満をいだいている」と回答したクライエント群は，セラピストとの社会的側面での関係について肯定的なものはなかったと語った。セラピストは，クライエントが経験したようには主訴をうけとめず，クライエントが感じたり考えたりしたことに注意を向けていなかったようである。またクライエントに説教したり，批判的に裁いたりする方法で応答していたので，クライエントとの協働をサポートするために十分な目標共有や関係性が欠如しており，「私たちはまったく進歩がなかった」というような一般的な苦情として表われていた。

著者たちのスーパーヴァイジーが彼らのクライエントと上述のようなセラピー環境を構成することができたなら，スーパーヴィジョンにおいても同様の環境を作り上げるべきであると考えられる。著者たちのトレーニングの役割は，しばしばセラピーの行為者が見たり，感じたりする事柄の例を示すことである。この環境を作り上げていく経験を通して，トレーニング・システム全体で同型の関係性の環境を再生することになる。したがって，著者たちのスーパーヴァイジーは，臨床現場におけるこの環境の利点を分かち合い，互いにモデルとなることができるであろう。

第10章　スーパーヴィジョンにおける効果的な実践――トレーニング・システムの構成員の視点から

スーパーヴァイザーとして，セラピストが支持され，耳を傾けてもらっていると感じられるようにすべきである。セラピスト自身が経験したと同じレベルで，注意深く繊細に気がかりになっている点について探究できるような安全な環境をスーパーヴィジョンの中で作ること。的確なタイミングで新しい技術や言動を奨励し，セラピストが自身の問題にうまく挑戦することを積極的に支援する。そして，どのくらい講義形式を用いるか，またセラピストの気がかりな点に注意を払い，概念化する方法が適切であるかについて見直す必要がある。スーパーヴィジョンの目標は明確であり，互いに同意することが求められる。スーパーヴァイザーは，この互いに合意したスーパーヴィジョン目標を支持しながらも，攻撃的ではない形ではっきりと意見を述べ，明確に批評する方法をも身につける。最終的には，並行プロセスがトレーニング・システムのすべてのレベルで起こるものと予想されるので，メンター（指導者）とスーパーヴァイザー候補生との関係もこれらのガイドラインに基づいて取り組まれるべきである。

セラピストがスーパーヴィジョンで価値があると報告したこと

セラピストが述べたスーパーヴィジョンのもっとも役に立った経験が，クライエントが述べたセラピーでの役に立った側面と密接に関連していたとの観察結果は興味深いものである。全国調査（Anderson, Rigazio-DiGilio, Schlossberg, & Meredith, 2000 ; Anderson, Schlossberg, & Rigazio-DiGilio, 2000）で，スーパーヴィジョン経験においてもっとも役に立ったことと，もっとも役に立たなかったことについてセラピストにたずねた。よい思い出にはスーパーヴァイザーの言動についての四つの側面が含まれていた。

1. スーパーヴィジョン環境における開かれた感覚（スーパーヴァイザーがミスを受け入れ，オープンにフィードバックをし，新しいアイデアを探求する）
2. 敬意，奨励，およびサポートを伝えながら，スーパーヴァイジーのストレングスに焦点を合わす
3. スーパーヴァイジー個人の成長課題の取り組みに対して勇気づけると同時に，気づいていない弱点や抵抗に直面できるように促す
4. 概念的で技術的な指導と指示（たとえば，クライエントを理解して，実践技術を教えるのに役に立つ概念枠をスーパーヴァイザーが提供すること）

この調査では，このような力を引き出すスーパーヴィジョンとは対照的なものとして，多様な見方をすることにオープンではなく，ステレオタイプの伝統的なジェンダー役割に固執し，ミスに焦点をあてるという閉鎖的で，厳格で，批判的なスーパーヴァイザーがいたことを，セラピストが詳しく述べた。最悪なスーパーヴィジョン経験のもう一つの例として，社会的に不適切な行為，すなわち，下品な言葉，性差別上の言動，また，セラピストが自分から話し出した以上に個人的な情報を開示することを強要する言動も含まれていた。

　別の調査研究では，好ましいトレーニング環境の構成要素に関するより広い見方を得たいと考え，セラピストにトレーニング経験の日誌をつけるように要求した。たとえば，著者たちのうち，Lee (Lee, Eppler, Kendal, & Latty, 2001) は，臨床実習を受けている間は日誌をつけることを初年度家族療法の学生グループに求めた。日誌には毎日，専門家としての成長の点で重要と思われる出来事に関する考えや感情を記述することが意図されていた。彼らは後に個人的に，そして，グループとして，記述した内容について内省した。そして，日常生活で満足したり，いらいらしたりすることの主たる源は彼らの役割の多重性によると判断した。彼らは，セラピスト，大学院生，学部授業助手，およびさまざまなタイプ（受付係，管理者，事務職，看護師など）の従業員の役割を同時に果たしていた。彼らは，親，配偶者，恋人，友人，同僚，および子としての責任を担っていた。彼らは，これらの役割のすべての要求が絶え間ないストレスの原因であると報告した。

　しかし，著者たちのスーパーヴァイジーは，これらの質の異なる役割が彼らを消耗させるだけでなく，自身の向上にも役立っていることをスーパーヴァイザーに認めてくれるように望んだ。彼らは，これらの関係が所属感，自信，自己価値，および熱意の気持ちを促したと報告した。これらの成果が得られるかどうかは，彼らのスーパーヴァイザーや関係者がスーパーヴァイジーの生活状況の複雑さや授業およびトレーニング経験での必須要件について，どの程度正しく理解してくれるかどうかにかかっているといった。すなわち，周囲の関係者が，このセラピストの生活の複雑さを考えなかったり，セラピストに対して彼らのニーズや願望に関する依頼内容の重要性を忘れることが，スーパーヴァイジーの忠誠心の葛藤を生んだり，悪化させたりして，孤立，自信喪失，失敗といった感情を扇動することになる。

第 10 章　スーパーヴィジョンにおける効果的な実践――トレーニング・システムの構成員の視点から

スーパーヴァイザーが報告したスーパーヴィジョンのもっとも重要な観点

　White と Russell(1995)は，AAMFT(米国夫婦家族療法学会)認定スーパーヴァイザーが考える効果的な家族療法スーパーヴィジョンについてのデータを全米から集めた。対象のスーパーヴァイザーは，システム志向であったので，スーパーヴィジョンの肯定的な成果については，スーパーヴァイザーとセラピストの「人間」の結びつき，関係性，共に働くこと，スーパーヴィジョンが行われる環境設定が重要であるという点で一致していた。彼らは，61人のスーパーヴァイザーのデータから，スーパーヴィジョンの成果に重要な771変数のリストを生成したことを報告した。これらの変数からもっともよいスーパーヴィジョンの成果についての確信を，以下のようにまとめる。

1. セラピストとの相互作用は，手順，方法，および実績評価に関する期待が明確であるという点で特徴づけられる
2. しっかりした作業同盟があること
3. ケース・マネジメント，理論とスキル開発，セラピストの自己について細目にわたり，バランスよく注意を向けること

　この調査結果から，もっともよいトレーニングやセラピー経験の構成要素については，クライエント，セラピスト，および経験豊富なスーパーヴァイザーの間で著しく一致していた。トレーニング・システムを構成するすべての関係者が，熱心な気づきのプロセスを歩んだことにもっとも満足したようである。そこでは，肯定的な対人関係が重要であった。セラピスト，スーパーヴァイザー，メンター（指導者）は，それぞれの関係の中で互いに相手に耳を傾けてもらえたと感じ，なおかつ，互いに合意した目標にそって順調に達成するための環境，関係，スキル，言動によってエンパワーされたと感じることができた。

フィードバック中心のスーパーヴィジョン：
開かれた質問法

　ここでは，スーパーヴァイジーとクライエントからの声を引き出し，耳を傾けることに強調点を置くことについてもう少し考える。たとえば，この聞き取り調査過程を超えてトレーニング・システム全体からフィードバックを引き出し，プロセスするためのその人なりの方法を開発することは，特に，初心者のスーパーヴァイザーにとって，役に立つだろう。利用できるアプローチにはいくつかある。たとえば，クライエントに紙と鉛筆で調査に応じてもらうこともできる（Lee, Emerson, & Kochka, 1999）。セッションの前，中，後，あるいは，一連のセラピー過程のある時点で，クライエントと相談できる（Dwyer, 1999）。あるトレーニング・プログラムでは，セラピーやスーパーヴィジョンに対してフィードバック中心志向と呼ばれるこのようなテクニックを継続的に用いることがある。そのほかにも，これらのツールは，問題を解決することや，興味深いペースの変化を起すものとして用いられる（Quinn, Nagirreddy, Lawless, & Bagley, 2000）。これらのテクニックには，オープンでフェアプレーの意味合いを示しながら，セラピストと対象家族の関心に関連させたスーパーヴィジョンを実施するうえで，他者の声を基本的に尊重し，これらの声を使うことに共通点がある（Schwartz & Baer, 1991）。

　セラピーの中でクライエントに意見を聞くいくつかの方法がある。一つは，開かれた質問形式を用いる。それは，クライエントやセラピストに自分自身の観察結果を報告してもらうことである（Bischoff, McKeel, Moon, & Sprenkle, 1996 ; Quinn, 1996 ; Sells, Smith, & Moon, 1996）。これとは対照的に，ある人はセラピストに，より指示的であることを期待し，あなたや主要な理論家がセラピーあるいはスーパーヴィジョンに重要だと考える事項の評価を求めるかもしれない（Lee et al., 1999）。

　どんなテクニックやプロセスを採用しても，フィードバック中心のスーパーヴィジョンはセラピー体験についてのクライエントの意見を重視し，ときに特権を与える。スーパーヴァイザーやセラピストが臨床の観察，洞察，セラピーの課題の情報源であるとみなすことよりもむしろ，クライエントの自己表現のニーズや優先事項，（フィードバックのメカニズムを通して明らかにされる）問題や葛藤が，スーパーヴィジョン・プロセスのコンテクストや目標を提供するものと考える。このアプローチは，スーパーヴァイザーとセラピストが異なった理論をもっ

ていたり，異なった介入を好んでいたり，クライエントの異なった結果を思い描いているときに，スーパーヴィジョンの有用なつなぎとなることができる（Quinn et al., 2000）。また，スーパーヴァイザーが，より権威志向のスーパーヴィジョンからより協働的なアプローチへと変更するときにも役に立つ。

たとえば，最悪のケースシナリオとして，スーパーヴィジョン・プロセスでセラピストと利害の対立をしているような状況にいるあなたを想定してみよう。セラピーの方向性を決めるためにクライエントのフィードバックを求めることは，スーパーヴィジョンの課題や同盟に取り組みながらも一歩進める一つの方法となる。そうすることで，スーパーヴィジョンのプロセスで，より効果的な介入の遂行において，あなたはセラピストの積極的な協力を維持できるだろう。

> スーパーヴァイザーとスーパーヴァイジーは，自分たちの優先順位，ニーズ，反応，および解釈について，クライエントのフィードバックから有益なものを得たときは，スーパーヴィジョンの過程ではクライエントの関心に焦点を合わせることができる。そこではスーパーヴァイジーの学習目標やスーパーヴァイザーの指導目標は，クライエントのための明確な目標設定に使うことができ，その結果，クライエントのニーズに応じたスーパーヴィジョン過程となる。セラピストの発達段階上の目標が，クライエントが語ったニーズというコンテクストの中で明らかになったとき，学びは，よりエキサイティングなものになる（Quinn et al., 2000, p.98）。

セラピー・プロセスについてのフィードバックを得ること

セラピストがルーティンワークとして家族のフィードバックを得るために，単純に「あなたは，進み具合についてどう思われますか？　セラピーの中でなにか進歩がありましたか？」と尋ねるように，著者たちは勧めている。クライエントは，担当のセラピスト以外の誰かにならば，よりオープンに話すかもしれないので，このフィードバックを特別なインタビュー，すなわち第三者によるインタビューによって，セラピーの流れの中間に，あるいは特定の時期に計画することが望ましい。スーパーヴァイザー以外の誰かによってなされることがもっともよいことを経験から知っている。しかし，スーパーヴァイザーがそのインタビューを担当したときには，彼らのセラピストの評価のための面接であるとクライエントから誤解をされたことがある。クライエントは，スーパーヴァイザーに対して

敵対的でありながらもセラピストに対する忠誠心から，セラピーに非常に満足していると宣言したことがある。

たとえば，「セラピーについてあなたの考えと気持ちを話していただけますか？ すでに達成したもの，そして達成される必要があるものについて，担当セラピストがよく理解できるようにお尋ねしたいのです」とクライエントに尋ねることがある。この開かれた質問による半構造化されたインタビューでは，調査者は，トレーニング・システムにおいて共有するためにメモを取ることがある。より計画性を持ったアプローチではインタビューの録画を通して，スーパーヴァイザーとセラピストが，家族から報告されたすべての言語的，非言語的なデータを見直すための，振り返りの機会をもつことができる。

さらにこの種の構造化インタビューの形式は，Quinnと彼の同僚（2000）によって説明されている。これらの調査インタビューは，中立的な第三者によるもので録画され，その後，これらのテープがスーパーヴィジョンで見直されることになる。セラピストは，自分の考えや感情を述べる必要があるときにはいつでも，テープの再生や停止を制御した。そして，スーパーヴァイザーの役割は，クライエントのフィードバックをセラピストがプロセスする上での促しである。つまり，クライエントのフィードバックに関連したセラピストの考えや感情について明確にするのを手助けする。

Quinnと彼の同僚は，『Interpersonal Recall Interview』ツールも開発した（Quinn & Nagirreddy, 1999）。ここでは，クライエント自身が自分のセラピー面接の一つをビデオテープで見直す。通常選択される面接には，建設的な流れでなんらかの支障が生じた場面が含まれている。この場合，クライエントは自分の考えや感情を述べたいと思うところで，テープの再生と停止を活用する。これらのセッション，つまり，クライエントが彼のセラピー面接のビデオテープを見直しているその場面もまた，録画されているので，セラピストはクライエントの振り返りの過程から学ぶことができるのである。

スーパーヴァイザーがセラピー・セッションで行うライブ・コンサルテーションでは，関係者全員が学ぶことができると，Dwyer（1999）は示唆した。これは，トレーニング・システムの対立のない雰囲気を必要とする。関係者はみな，手続き上柔軟であり，合意された目標と相互尊重を求められる。そして，すべての関係者が共に作業できなければならない。

このような雰囲気が存在するとき，スーパーヴァイザーは，クライエントとセラピストにインタビューするために，通常は中間点で，セラピー・セッションに

第10章　スーパーヴィジョンにおける効果的な実践——トレーニング・システムの構成員の視点から

入ることができる。「このセッションの調子はどうですか？」「経験されていることの中で，役立つと思われることはどんなことですか？」「どんなことを今ここで話したなら，役に立つと思いますか？」。インタビューはセラピーの流れ全体に焦点があてられることもある。「今までのところ，セラピーに関するあなたの印象はどうですか？」「何がもっとも役立っていますか？」「セラピストが話したり行ったことで，もっとも役立ったことは何ですか？」「セラピーで，あなたのニーズに，合うようにするにはどのように変えることができますか？」「あなたのニーズをより充足するために，あなたがセラピーについて何か一つ変えることができるとしたら，それは何でしょうか？」

スーパーヴァイザーは家族の目の前でセラピストにインタビューすることもできる。「あなたがこのクライエントに関して特に感動したことは何ですか？」「あなたは，このクライエントとの面接を通して，楽しいこと（あるいは，チャレンジしたこと）はどんなことでしたか？」そして，そこにクライエントとよいセラピー同盟が結ばれていれば，さらに質問を続けるだろう。「このクライエントとのセッションの準備をしているとき，あなたはどんな考えあるいはイメージをもっていましたか？」

こうして見てきたように，スーパーヴァイザーがクライエントとセラピストとの合同インタビューをすることで，セラピー目標のコンテクストにおいて，現在，そして，より長期のトレーニング目標について振り返る機会をトレーニング・システム全体で提供する。「あなたのセラピストにさらに望むことがありますか？あなたにとってどんな体験が役立ったでしょうか？」

著者たちは，セラピストとクライエントが初めはそのようなインタビューに不安を感じていることを知っている。そのうえ，私たちは，クライエントやセラピストの中には他の人たちより柔軟で，好奇心が強く，実験的で，「遊び好きである」人がいることも知っている。しかしながら，ほとんどすべての関係者が，振り返りの中で，このコンサルテーションがありがたい経験であったと述べた。クライエントはこの過程について，物事が「適切に対応され」また「先に進む」ようになったと述べた。セラピストは，行き詰まりを扱うための方法としてそれを見ていた。スーパーヴァイザーは，フィードバックや「異なったことをすること」に対するオープンさに関連したトレーニング環境の安全性を示す方法として，これらの内容を言及した。スーパーヴァイザーとセラピストは，ライブ・コンサルテーションが脆弱性，オープン性，意見の違いを情報源として歓迎すること，そして，コラボレーション

のモデルを示す機会を与えていると報告した。このやり取りを不安に思っていた担当者以外のセラピストたちは，ワンウェイ・ミラーの後ろや，ビデオテープを見てスーパーヴィジョンに参加したが，不安になることなくその場にいて，学習できたと述べた。このようにセラピー同盟がより強固なものになり，クライエントも批判的でなくなり，不安がっていたスーパーヴァイジーにとっては，考えていたよりもセラピーやスーパーヴィジョンがより創造性の豊かなものになるだろう。

スーパーヴィジョンについてフィードバックを得ること

　先般，書評用の創造的でしかも使えそうな論文（Keiley & Piercy, 1999）が手元に届いた。そのころ，私たちの多くが，スーパーヴィジョンにおけるセラピストの進歩について評価できる良い方法を模索しており，どの方法も協働的であるべきだと考えていた。この論文はアセスメントのための枠組みを提供するものではなく，むしろ教える側が学習プログラムの修了において卒業予定者にコンサルテーションを行ったインタビュー過程について述べていた。このインタビューの形式が，スーパーヴィジョンの終結期のセラピストとスーパーヴァイザーに適用できることは明らかであり，また，スーパーヴィジョンで達成した目標について定期的にチェックすることにも使えることが判明した。

　このKeileyとPiercyの研究を参考にして，セラピストたちにたどった過程を注意深く，そして系統立てて考えてもらえるような質問項目を，私たちスーパーヴァイザーが投げかける方法について探究した。たとえば，スーパーヴィジョンの初回に持ち込んだもの，習得したもの，変化したものや変化しなかったもの，そして，トレーニングの経験でどの局面がもっとも役立ったかについて尋ねること。この質問手順を通して得られるものは，明白だった。セラピストたちにとっては，彼らの経験を深く振り返り，知識をより強固にする機会となるだろう。また，スーパーヴァイザーだけでなく同席しているスーパーヴァイジーたちにとっても，彼らの経験とフィードバックから得るものがあるだろう。セラピストは，フィードバックをすることでコンサルタントとなり，しかも，スーパーヴァイザーに尊敬の念をもって耳を傾けてもらえたことで，不均衡な力関係が減り，専門家のアイデンティティが強まったと感じた。知識，能力，トレーニング経験，および教育学上の過程のそれぞれがどのように役に立ったのか，そして，どのような場合役に立たなかったかを私たちすべてが学習することができると考える。セラピストがどんな質問がよいかを事前に考え，彼らの観察に基づく意見を用紙に書いて

もらうと，このコンサルテーション過程はより意義あるものになると考えた。また，その後に，これらの意見は面接セッション中でも伝えることもできるかもしれないと考えた。KeileyとPiercyの研究を参考にして，この過程に役立ついくつかの質問を以下に示す。

・あなたのもっとも意義のある学習体験は何でしたか？　あなたはどのようにしてこの新しい学習をあなた自身の資源や事前の知識に関連づけ，家族療法の理論と実践に統合できましたか？　この過程の中で妨げになったのはどんな経験ですか？
・スーパーヴィジョンの目標を達成するために，個人としての資質や対人関係の質についてあなたがもっていたものの中で重要であると思ったもの，あるいはここで新たに気づいたものはありましたか？
・あなたはセラピーでの自分のアプローチをどのように描写しますか？　このアプローチにどのようにして到達しましたか？　あなたはこのプロセスにおいて役立ったと思う資源は何ですか。あまり役に立たなかったものは何ですか？　セラピストとして，あなた自身についてより明らかになったことは何ですか。またあなたの治療的なコンテクストにおいて，自分のより好ましいあり方が以前よりも明らかになったものは何ですか。
・ここで学んだアイデア，情報，およびスキルの中で，どれが今後あなたにとってもっとも重要になると思いますか？　この部屋から出た後，これらのアイデア，情報，およびスキルをあなたなりにどう活かそうと考えますか？　それほど役に立たないので，この部屋に置いて行こうとするアイデアやスキルはどれですか？

フィードバック中心のスーパーヴィジョン：理論志向

　開かれた質問法は，人間の経験の多様性や豊富さを引き出すために考案された（Newfield et al., 1996）。この方法をセラピーやスーパーヴィジョンに使うことで，セラピストとスーパーヴァイザー，主要な家族療法理論家とを関連づけて，クライエントをエンパワーできる。そして，クライエントは，治療的現実の彼ら自身の解釈を提供する。また，クライエントは，その解釈をもって，気がかりな点を解決するために何を重要と考えているかを明示することができる。著者たち

は、また、家族療法の定評のある専門家によって重要とされてきた治療的変数の状況に関してもフィードバックするようにクライエントに頼むこともできる。

たとえば、クライエントの成果に関する楽観主義、進歩に関する知覚の仕方、および、資源の多さは、家族療法における肯定的な成果を引き出すと考えられる（Dumka, Martin, & Sprenkle, 1995）。この考えに基づくと、相対的に存在するそれらの態度についてまた、それらを促すために何ができるかについてクライエントに話してくれるようにと頼むことができるだろう。加えて、主要な家族療法理論家とプロセス成果の研究者たちは、特定の家族療法理論と治療的に関連性がある介入方法を特化してきた。スーパーヴァイザーとセラピストはこれらの介入についてクライエントに尋ねる際に役立つミシガン州立大学家族療法質問票（MSU/FTQ ; Lee et al., 1999）（本章末付録参照）がある。

MSU/FTQ は、74 個の家族療法の介入法に関する、クライエントのための日常用語に置き換えた比較的徹底したリストである。介入に関しては、セラピーの中で起こったどの事柄を覚えているのか、そしてそれぞれの介入の重要度について評価することをクライエントに求める。トレーニングにおける MSU/FTQ によって行われる評価は、一般に家族療法実践としてみなされている範囲について査定することを意図している。そのうえ、クライエントがある治療法のテクニックが重要であることを示したなら、スーパーヴァイザーとセラピストは注意する必要がある。MSU/FTQ は、また、一人ないし複数のクライエントと共に、スーパーヴィジョンの過程で繰り返し用いることのできるメカニズムである。クライエントの体験を調査する他の研究、セラピーのより「マクロ」の過程を評価するもの（すなわち、関係性の要素、発見の風潮、適切な機関）とは対照的に、MSU/FTQ は特に家族療法の「ミクロ」過程での介入を扱っている。

効果的なフィードバック中心のスーパーヴィジョンに必要とされるもの

スーパーヴィジョンの報告のためにフィードバックを求めることは、セラピストあるいはクライエントのどちらにとっても驚くべきことがらではないことを経験から教わった。それは、みんながずっと考えてきたものであり、トレーニング・プログラムとスーパーヴィジョンの理念の重要な構成要素であると意図してきたものである。それは、治療的な作業とトレーニング体験の両方を前進させること

を期待した協働の努力としてみなされる。熟考した協働的な方法でフィードバックを求められないなら，クライエントとの信頼関係に傷がつく。それは，セラピーとスーパーヴィジョンが，きまぐれな経験になるリスクを冒すことになり，トレーニング・システムが安全だと感じとることができないかもしれない。しかしながら，トレーニング・システムに関わるすべての関係者が治療的な作業から一歩退いてその過程について互いに議論したり，評価したりすることで，この過程は信用の明確な樹立を促すことになる。セラピーに関してクライエントと話す過程では，「すべての関係者の人間性を強調し，すべての人が治療を受けるリスクを確認する」(Dwyer, 1999, p.143)。

効果的なフィードバック中心のスーパーヴィジョンに求められることは，スーパーヴァイザー，セラピスト，クライエントとの関係がオープンで，支持的であること。スーパーヴァイザー，セラピスト，およびクライエントは，「彼らは，作業し，考えを共有し，問題を解決し，変化に対して一緒に交渉するだろう」ことを理解しなければならない (Dwyer, 1999, p.134)。さらに，トレーニング・システムのすべての関係者が，他者を倫理的に見るべきであり，治療的な作業がなされているより大きなコンテクストやシステムに気づくことが必要である。すべての関係者も互いに尊重し，スーパーヴァイザーとセラピストは異なった治療的理念，価値，信念を含む複数の現実にオープンでなければならない。

次の章では，すべての熟練のスーパーヴァイザーが扱わざるをえなかったトラブル解決策やありがちなジレンマへの対処について具体的に，実用的に述べる。

＊　＊　＊

付録・ミシガン州立大学家族療法質問票

©1995 (Board of Trustees, Michigan State University：ミシガン州立大学理事会), 転載許可．

MSU/FTQ　　　　　　　　家族療法質問票*

あなた自身に関する以下の情報を提供してください：( ) 女性　　( ) 男性　　__ 年齢
あなたの家族が治療を受けたいと考える問題：
( )　結婚問題　( )　親子問題　( )　その他（簡単な説明）：＿＿＿＿＿＿＿＿＿＿＿＿＿＿＿

　あなたが受けた家族療法について私たちが学ばせていただきたいのでご協力下さい。以下のことは，家族療法でセラピストが行う事柄です。
　セラピストが行ったことであなたが覚えているものには，リストに (X) と記してください。（もしあなたが覚えていないなら，その項目は空白のままにして下さい）
　あなたが覚えているセラピストの行為の中で，あなたにとって重要度から考えて，6段階のうちどれに該当するか，点線の所に〇印をつけて下さい。

行った	重要度	
X	低い 高い	

― ――――― 1. 愛情深く，かつ安定していた
― ――――― 2. ユーモアを奨励した
― ――――― 3. 物語や例示を用いて，説明した
― ――――― 4. 沈黙を尊重した
― ――――― 5. セラピストの個人的な問題はセラピスト自身に留めていた
― ――――― 6. 聞き方について実によく知っていた
― ――――― 7. 感情的な状況に冷静さを保っていた
― ――――― 8. 私たちをそれぞれ個別に，また，特別な人として認め，そして私たちをあるがままに受容した
― ――――― 9. 私たちがどんなに居心地が悪くても私たちの気持ちや考えに気づき，それを語るように手助けした
― ――――― 10. 家族と家族メンバーについてよいところを特定して，強化した
― ――――― 11. 私たちが再考することを助けた
― ――――― 12. 私たちが明確に問題を規定することを助けた
― ――――― 13. 問題の視点を共有するようにそれぞれに求めた
― ――――― 14. 何が問題に発展したかについて質問した
― ――――― 15. 誰がすでに問題を解決しようとしたか，そして，その人が何をしたかについて質問した
― ――――― 16. 私たちが他の問題を対処したその方法について質問した
― ――――― 17. その問題がどんなに，普通のことであり，それを解決することができるという望みがあることを私たちに理解できるように援助した
― ――――― 18. 私たちの問題が起こったことが実際にはどのようによいこととなりうるかを示した
― ――――― 19. すべての人の行為がどのように問題に関連づけられたかを示した
― ――――― 20. 私たちが何を変えることができたか，そして，どの変化がもっとも重要であるかについて理解することを援助した
― ――――― 21. 事態をよりよくするために具体的なことを考え出すように援助した
― ――――― 22. 親は親である，子どもは子どもであると主張した
― ――――― 23. より機能的な家族になるように援助した
― ――――― 24. 私たち各人が権利や責任について整理するように援助した
― ――――― 25. 他者に責めの矛先を転じることを止め，家族メンバー一人ひとりが責任をもつように援助した
― ――――― 26. 変化に対する反応を予測した
― ――――― 27. 肯定的変化に対して私たち各人の努力を認めた
― ――――― 28. 私たちが（必要に応じて）一緒に仲良くやること，あるいは距離を置くことを援助した
― ――――― 29. 私たちが悪いことを終わらせ，新たなスタートができるための具体的な事柄について伝えた
― ――――― 30. 私たちが重要な課題に向き合い，対処できるように援助した

第10章 スーパーヴィジョンにおける効果的な実践──トレーニング・システムの構成員の視点から

```
行った    重要度
  X     低い    高い
```

── ──────	31. 私たちの雰囲気と経験に合った話し方をした
── ──────	32. 私たちが，何を言われているかについてそれぞれが理解しているかどうかをチェックした
── ──────	33. セラピー中に，また，家にいるときに，私たちが互いにどのように対応しているかについて質問した
── ──────	34. どのやりかたが私たちらしいかを決めるのを援助した
── ──────	35. 家族のやり取り（有害な場合等）を中断して，その理由を説明した
── ──────	36. 私たちが実際にしたことと互いに言ったことを区別した
── ──────	37. 私たちが理解した方法とは異なった言動の意味づけを説明した
── ──────	38. 私たちが互いに関わるよりよい方法を示した
── ──────	39. 家族メンバーが自分たちだけで話すことを援助した
── ──────	40. 私たちが育ってきた両親や他の家族メンバーへの忠誠心の示し方についての話し合いを促した
── ──────	41. 私たちが互いにより公正であることを学ぶように援助した
── ──────	42. 私たちが互いに意見が異なることからの学びを援助した
── ──────	43. 私たちに「正々堂々と戦うこと」を教えた
── ──────	44. 家庭の秘密についての話し合いを奨励した
── ──────	45. 「今−ここ」での私たちの生活に焦点を合わせたセラピーを行った
── ──────	46. 私たちが一緒に遊ぶことを援助した
── ──────	47. 私たちの性生活について援助した
── ──────	48. 私たちがより感情豊かになることを援助した
── ──────	49. 家族メンバーと個別に，そして，みんな一緒に取り組んだ
── ──────	50. 他の家族メンバー，ないしは，問題に関係のある他者をセラピーに巻き込んだ
── ──────	51. 家族メンバーが敬意をもって互いに関わるように主張した
── ──────	52. 各メンバーが育ってきた経験を含む背景についての話し合いを促した
── ──────	53. 私たちの家族の三世代を示す家族図を作成した
── ──────	54. 家族の信念，規則，習慣について尋ねた
── ──────	55. 個人と家族の将来のプランについての話し合いを促した
── ──────	56. どの家族メンバーが，互いに密接な関係になっているのか，連合しているのか，あるいは同盟関係をつくっているのか，またそのような関係を作っていないのかについて質問した
── ──────	57. 子どもとして私たちが学んできたことが私たちの（現在の）問題にどのように関連しているかを説明した
── ──────	58. 過去に起こったことを現在の問題から切り離すように援助した
── ──────	59. 私たちが解決しなければならない問題に対して今できることについて教えた
── ──────	60. デモンストレーションを用い，範囲を設定し，面接場面の安全を確保し，コントロール下に置き，セラピーに集中できるように整えた

行った	重要度	
X	低い　　　高い	

― ――――― 61. どちらか一方の側につくことはなかった
― ――――― 62. 必要なときには，私たちの一方の味方をした
― ――――― 63. セラピー・セッション中に行うべき特定の課題を提示した
― ――――― 64. セラピー・セッション中に，私たちが現実に起こりうる状況を考え，取り組むように援助した
― ――――― 65. 宿題をセラピーの重要な部分として位置づけた
― ――――― 66. 毎週私たちが軌道をはずれないように見守った
― ――――― 67. 私たちの進歩について話し合い，セラピーがどのように進んでいるかについて私たちの意見を尋ねた
― ――――― 68. セラピーの終結時に向けて準備するように援助した
― ――――― 69. 専門家らしく，正直で，信頼に値し，頼りになった
― ――――― 70. 私たちの家族を助けるために他の専門家と連携を適切にとった
― ――――― 71. セッションの開始と終了は適切に行われた
― ――――― 72. 通常の家族成長段階を理解するのを援助した
― ――――― 73. 私たちが考えたこともなかったことについて尋ねた
― ――――― 74. 私たちが育ってきた家族とのやり取りと，さらにより健全なやりとりを発展させるように宿題を割りあてた

75. 下線部を埋めて，以下の二つの文章を完成させて下さい。
a）私たちのセラピストがしたことで一番助けになったことは_____。
b）私たちのセラピストが_____したならば，とても助けになったと思う。

第11章

スーパーヴィジョン・プロセスを妨げる問題の取り扱い方

Managing Issues That Interfere with the Supervisisory Process

　本章では，スーパーヴァイジーであるセラピストに対する多世代トレーニング・システムを建設的に進めるプロセスにおいて，妨害しうる課題やジレンマを取り上げる。これらの課題にはスーパーヴァイザー，スーパーヴァイジー，クライエント間の関係が含まれる。前章では主に，スーパーヴァイザーになる際の肯定的，建設的，支持的スキルの学習を取り上げた。本章では，主にトレーニング・システムの相互作用や関係性に生じる問題に焦点をあて，それを建設的に解決する方法について検討する。

スーパーヴィジョン関係の弊害を認識すること

　スーパーヴァイザーの関係形成の目標は，スーパーヴァイジーであるセラピストにとっての目標と同一である。スーパーヴァイザーとして，以下の行動がとれるようにすること。

- 個々人を包含するシステムを考慮して，体系的に介入すること
- 一人のクライエント（あるいはセラピストないしは家族単位）と，ともに，物理的，情動的，知的に同じ部屋にいること
- トレーニング・システム（およびサブシステム）の構造やダイナミクスに十分に留意すること
- クライエントの問題や資源に適切に接近すること
- トレーニング・システムの資源と目標を合致させた介入計画を作成して実行すること
- 継続的にアセスメントを行い，必要に応じて戦略を柔軟に変えること

スーパーヴァイジーの重荷を認識して取り扱うこと

　通常のスーパーヴィジョン関係の過程において生じる，問題，葛藤，難局など，もろもろの弊害を認めることが重要である。ときにこうした難局は，今まさに前向きに成長しようとする前兆であるかもしれない。前兆とは考えられない場合，まず，関係形成スキル上の欠陥や特異性があるかどうかを探し，もしそうならば，それを解決しようと試みることが常識であろう。しかし，しばしばスーパーヴィジョン・プロセスの弊害が，主要な関係境界のダイナミクスから生じることもある。著者たちは，ときにはスーパーヴィジョン関係が，内的な未解決のニーズや，スーパーヴァイジーかスーパーヴァイザーの過去の生活歴からの前意識あるいは無意識のゆがみによって，湾曲されていることも知っている。著者たちは，スーパーヴァイジーが特定の，ときに認識されていない情動的お荷物をトレーニング・プロセスに持ち込むことも観察してきた。これらの課題には，未熟さや原家族からの未分化をはじめとして，特定の精神病理の形態までさまざまなものがある。若いスーパーヴァイジーの多くは，ときには慰めや安全な関係をスーパーヴァイザーに求めることがある。これとは対照的に，スーパーヴァイジーによっては，関係における危険の兆候に対して過剰に用心深くなる人もいる。これらの例はどちらも，いかにこの種の重荷がスーパーヴィジョン同盟やプロセスの妨げになるかを示唆している。

　　若い男性のスーパーヴァイジーは，虐待的な継父から地理的には離れているが，精神的には解放されていなかった。彼が，グループ・スーパーヴィジョンの初回において，中年の男性スーパーヴァイザーに対して，かなり反応的になり，しかも闘争的な態度をとった。このスーパーヴァイジーは最初，遠慮がちだったが，やがてためらいがちにも質問に応えるようになった。開始時から同盟を形成したいと望んでいたスーパーヴァイザーは，「あなたはちょっと居心地が悪そうにみえるが，何かあるならば言ってほしい」といった。するとこのスーパーヴァイジーは怒りだし，あなたが過度に批判的で懲罰的であることぐらいは分かっていたと言って，スーパーヴァイザーに向かって，痛烈に攻撃した。スーパーヴァイザーは，それまでの関係がなかったことから，この歪みを確認しようとした。「なにを根拠にいうのか？」と尋ねると，スーパーヴァイジーはさらに怒り，突然部屋を出て行った。このスーパーヴァイジーは，スーパーヴィジョンに期待をもっていたので，

第11章　スーパーヴィジョン・プロセスを妨げる問題の取り扱い方

最初からの冷遇さに敏感に反応したといえる。彼は，人から批判されて軽んじられるだろうと思い込んでいた。その後，女性のスーパーヴァイザーが，このスーパーヴァイジーを引き継ぎ，慣れ合いの関係になった。この三角形は歪みを強化し，個人的にも，プロとしても成長を妨げた。このスーパーヴァイジーはやがてトレーニングから脱落した。

　他者があなたについて考えていることや感じていることを，どのくらいの期間，新たな関係では**気をつける必要があるだろう**か。Nicholsは私信で，セラピストやクライエントにとって（スーパーヴァイザーやスーパーヴァイジーにも），10セッションプラス・マイナス2が標準であるといった。その期間では，ほとんどのスーパーヴァイジーから関係上の不安，恐怖，ぜい弱性を反映するような対人的力動が見られる。

　スーパーヴァイザーは，トレーニングをするときに生じた問題を，スーパーヴァイジーの病理とみなすことに慎重でなければならない。しかし，スーパーヴァイジーはスーパーヴァイザーを非現実的なほど否定的に，または不適切なまでにも理想化していることが明らかになるときもある。これはクライエントがセラピストに対して非現実的なイメージをもつことに似ている。スーパーヴァイザーとスーパーヴァイジーは，このような力動に気づき，相手の心理社会的成長に資するように振る舞わねばならない。

　否定的状況はおそらく人の注意をもっともひくであろう。一方，スーパーヴァイジーによって理想化されると，トレーニング関係は一見良好に見える。心地よく感じられ，ロールモデルを促進し，治療的勇気を支えるかもしれない。しかし，そのような理想化は，自己成長の妨げになる。スーパーヴァイジーがスーパーヴァイザーのすべてを模範にすると，境界線がぼやけて建設的な学習が阻害されるかもしれない。スーパーヴァイザーのすべてをまねることで，スーパーヴァイジーは，一人で臨床的決定をするうえでの不安を回避することになる。スーパーヴァイジーは，スーパーヴァイザーの関心事に敏感になり，賞賛を求め，期待することに集中することになる。このようなスーパーヴァイジーは，間違えたことを隠そうとするかもしれない。彼らはあなたのことを懲罰的な親としてみなし始めているので，そのような行動をとる。トレーニング関係において，あなたが否定的に応じれば，この原家族からの置き換えではなく，現実の対人関係となるだろう。不当な関係力動が何であれ，こうした歪みを現実のものとして認め，どの程度スー

パーヴィジョンないしは治療的関係において問題となるのかを認識し，スーパーヴァイジーがそれらの問題を受け入れ，解決するのを助けることが，スーパーヴァイザーの責任である。

スーパーヴァイジーと協力して問題についてコンテクストから説明すること

スーパーヴァイザーとスーパーヴァイジーの両者にとって，以下の質問は重要である。あなたは，どのように自己を他者に示しているのか，あなたの生活体験をどのように構成しているのか（そして，その構成から引き出せた教訓は何か）を含めて，あなたの現在の体験が，他者にどのように影響を与えているのかについて考えること。この個人として私たちが誰であるかの問題は，トレーニング・システムの全レベルで交互作用する四つの知識基盤を含んでいる。これらの四つの知識基盤（図 11.1 参照）は，スーパーヴァイザーとスーパーヴァイジーであるセラピストとクライエントのものである。

1. 生活体験（原家族，拡大家族，他の社会システム）
2. 発達段階（家族と夫婦のライフサイクル，個人の発達段階）
3. 教育（実践的な知識基盤，理論的実証）
4. トレーニング（スキルとテクニック）

事例

ここに，これらの四つの知識基盤を説明しうる興味深い事例を示す。醜悪で破壊的なクライマックスが最初に起こり，それが対称的にエスカレートする。

　　ある若い博士号をもった夫婦家族療法家は，大規模の復員軍人庁の医療機関のスーパーヴァイザーからオフィスに呼び出され，ケースの治療の仕方について，話す口調が見下しているような口調だと感じた。スーパーヴァイジーは，スーパーヴァイザーの権威的な口調に抗議した。争点はエスカレートした。スーパーヴァイザーは，顔を赤くして言う。「僕が言ったとおりにしてほしい！　君の振る舞いは 2 歳児のようだ！」スーパーヴァイジーは，「あなたの言っていることは不当だから，僕は帰ります！」といった。スーパーヴァイザーはドアロをふさぎ，腹を立てたようにスーパーヴァイジーに座るように指示した。スーパーヴァイジーは

第11章 スーパーヴィジョン・プロセスを妨げる問題の取り扱い方

スーパーヴァイザー	スーパーヴァイジー	クライエント
	生活体験	
	原家族	
	拡大家族	
	他の社会システム	
	文化とサブカルチャー	
	発達段階	
	家族ライフサイクル	
	夫婦ライフサイクル	
	個人の発達段階	
	教育	
	実践的な知識基盤	
	理論的実証	
	トレーニング	
	スキルとテクニック	

図11.1　トレーニング・システムのなかで交互作用する四つの知識基盤

その場でその状況から逃れられずに，否定的感情に打ち負かされ，スーパーヴァイザーに対して卑猥なかつできそうもない行為をするようにと言った。その結果，スーパーヴァイザーは公式の譴責書類を提出した。しかし，その病院の管理者はスーパーヴァイザーを尊重せず，暗にスーパーヴァイジーを支持した。それからというもの，スーパーヴァイザーとスーパーヴァイジーの関係は互いにきわめて波風を立てないような状況になった。

これはスーパーヴィジョンがうまくいかない状況をシステミックに捉えたよい事例である。もっとよく理解するために，四つの知識基盤の観点から評価してみる。スーパーヴァイジーはミドルクラス出身の一人息子で，白人のアングロサクソン系プロテスタント（特権階級）だった。彼は非常に若くして優れたエリート課程で学位を取得したが，その課程を修了した速度に対してアンビバレントな感情をもっていた。彼は，「そんなに速く手に入れたものは，なんであっても値打ちがあるわけがない！」という母親の言葉を冗談交じりに言うことがあった。これは彼にとって初めての仕事だった。彼は，博士課程修了後の研究プログラムで追加クラスを受講し，その学期の研究課題に憤慨しながらもそのプログラムを終了した直後に得た仕事であった。

一方，スーパーヴァイザーは中年のユダヤ系心理学者だった。「実質的な医者」がインターンやレジデント，担当医であれ，他の誰よりも特権を与えられている医療施設で，彼は力を十分に発揮させられていないことにかなり不満を感じ，真価を認められずに低賃金で仕事をしていると思っていた。彼は不幸な家族生活を経験していた。一人息子は，「自分探し」をするためにエリート大学を中退したばかりだった。妻は息子を精神的に支えていたが，夫に対しては，息子と同様ほとんど尊敬の念をもっていなかった。

　これは，1970年ごろのことである。若者たちは，ヴェトナム戦争と保守的な制度のやり方に抗議の声をあげていた。「断固として行くものか！」「戦争じゃない，恋をしよう」。若いスーパーヴァイジーは自分自身を保守派として，また同時に新しい世代の現代っ子であることを体験し，スーパーヴァイザーを恐竜のごとく古いと認識していた。彼はひそかにこの男性を憐れんでいた。スーパーヴァイザーは，若者集団の無礼さ，市民的反抗，そして規範に反抗的な放縦さに警戒していた。さらに経済恐慌の時代に育ったので，安定した職業を持っていることに感謝しており，開業してもっと収入を得ようとする考えを持つことを恐れていた。

　発達段階から考えると，スーパーヴァイジーは真に解放された成人の世の中へと出立したばかりであり，トレーニング・プログラムに「永久に」終止符を打ったときであった。彼は長年の自分のセラピストに別れを告げて，内科医と結婚し，今や「博士」号をもち，プロとして成功していた。一方，スーパーヴァイザーは中年期の危機に直面しており，職業上の役割，妻の不満，妻と思春期の息子による反抗と尊敬のなさにいらだちを覚えていた。

　教育的側面から考えると，スーパーヴァイジーは，高度の専攻課程と，博士課程修了後の高度な研究プログラムをも修了した。彼は，対象関係理論やシステム理論という最先端の知識を持っていると思っていた。一方，スーパーヴァイザーは州立大学を卒業し，その後の生涯教育を受けなかった。最近，彼は無理論派となり，精神力動派を敬遠していた。その理由として，彼の言葉では，厳格な正統派で，しかも独善的，高慢で横柄だと精神力動派のことを説明していた。実践に関していえば，スーパーヴァイジーは，病棟に出かけて行き，他のスタッフと協働して仕事をしていた。スーパーヴァイザーは，担当部署に紹介された個々の人たちに対する，心理的アセスメントの仕事が増えてきていた。

　このような事例を通して，二人の人物を四つの知識基盤の枠組みから考え，危機は起こりうることであったということを伝えたかったのである。この二人の人

第 11 章　スーパーヴィジョン・プロセスを妨げる問題の取り扱い方

物に対して実質的な権威性をもつスーパーヴァイザー的な第三者がいない状況の中で，ほかの事態が起こりえたでしょうか。また，管理的構造がないことでこのような状況が急速に展開され，修復されないままになっていることを理解できるだろう。あるいは，上層部の権威の共謀がいかに問題を悪化させたかを理解することもできる。結局のところ，スーパーヴァイジーは 1 年ほどして病院を辞め，個人開業をした。本当の悲劇は，このような体験が，スーパーヴァイザーとスーパーヴァイジーのいずれにも，そして，トレーニング・システムにもプロとしての成長をもたらさなかったということである。

スーパーヴィジョン関係の方策を発展させる

　事例にみられる課題は明白であるが，スーパーヴァイジーの現在もしくは過去の生活がもたらす意識的あるいは無意識的期待が存在することを暗示する危険信号は，一般的にはもっと微妙なものでつかみにくいものである。もっともわかりやすい危険信号は，人が単純な発言や批評に過剰反応したときである。よりわかりにくいダイナミクスは，出来事に対する反応が弱いとか鈍感なときに発生する。スーパーヴァイジーによっては，他の人の反応とは異なり，無関心になることや，驚かないことがあるかもしれない。彼らは，明白な誰でもわかる出来事を目にしたり耳にしたりしなかったかもしれない。あるいは，見かけの困惑や不安に無反応になることもあるかもしれない。

　スーパーヴァイザーは，スーパーヴァイジーに，何が起きているかを理解させるためにも，また，その問題のポイントを明確に指摘するためにも，観察可能な証拠を十分にもつことが望ましい。しかし，ときには，個人のもっとも健全な部分に働きかけるように十分な情報を手に入れるまで，辛抱強く待つことも必要であろう。たとえば，スーパーヴァイジーがスーパーヴィジョンの時間に遅れて顔を出したとき，このスーパーヴァイジーに対して「何かを避けているようだ！」と言うことは，かならずしも懸命ではない。この解釈は，「いや，渋滞にまきこまれてしまったのです」と言われて簡単に退けられてしまうかもしれない。そのスーパーヴァイジーにはもっと説得力のあるような言い方で，たとえば，「今日は遅かったね，さっきから時計をちらちらみているね。君はビデオテープの見てほしい箇所をセットするのを忘れてきたね。君は，さっきから話題を今夜のバスケットボールに切り替えてばかりいるね。何か思い悩むことがあるように思えるのだが？」と言ってみる。

スーパーヴァイザーが上記の状況に効果的に対処できるための，三つの重要なジレンマと課題を以下に述べる。

1. スーパーヴァイザーとしては，支持的でしかも確固たる態度で，スーパーヴァイジーが防衛的になって終わるのではなく，根底にある課題に対してスーパーヴァイジーを立ち向かわせ，安全なスーパーヴィジョンの同盟の中で取り扱うにはどうしたらよいだろうか？
2. スーパーヴァイザーは，治療的役割に踏み込むことなく，このような課題に対する癒しの効果を出すには，スーパーヴァイジーに対してどのようにすればよいだろうか？
3. このような限界をもつスーパーヴァイジーに，セラピーを紹介する時期としていつが適切だろうか？

スーパーヴァイジーとともに行う現実検討

　スーパーヴィジョンにおいては，セラピーと同様，初期の最大効果を出す介入は，きわめてシンプルでかつ直接的であると思われる。これは，いわば**現実**検討の問題にあたる。たとえば，スーパーヴァイジーが，スーパーヴァイザーの役割に対してねじれた見方をしていると感じた場合を取り上げよう。スーパーヴァイザーは，スーパーヴァイジーに，「私にすごく腹を立てているようだ。ダイナマイトを10ポンドでよいところを，100ポンドも使っている。いつも私があなたに批判的だと，あなたは考えているようだが，私は単に論点を提示しているだけだよ。一緒にこれについて話をしようじゃないか？」

　この確認したねじれが，セラピーやスーパーヴィジョンのプロセスに妨げとなっていることに気づいたならば，次のステップとして，スーパーヴァイジーとともにその根拠について考慮するとよいだろう。

・何を証拠にそう思うのですか？
・決心をためらわせるのは何ですか？
・それを実行することになった場合には，どんなことが起こると想像しますか？
・話をしようとのあなたの誘いに対して相手方が受け入れを躊躇するかもしれません。もしあなたが躊躇していることを話題にしようとした場合，どんなことが起きるでしょうか？

第11章 スーパーヴィジョン・プロセスを妨げる問題の取り扱い方

スーパーヴィジョンとセラピーの境界

　上述の重荷とねじれという課題に関連して，スーパーヴィジョンがどこでセラピーに取って代わられるのだろうかと疑問に思うだろう。取りあげた事例の多くから，スーパーヴァイジーの中にはセラピー的な介入の必要性があることも明白である。

　教えることとセラピーとの境界についての考え方は，スーパーヴァイザーによって異なる。信条的には，スーパーヴァイザーは，スーパーヴァイジーがセラピーをするうえでの弊害を認識することを助ける義務があると信じる。しかし，スーパーヴァイジーが臨床上の課題を認識して処理することに関して，どこまで手助けをするのかを決定する境界線は，スーパーヴァイザーが設定する。スーパーヴァイザーは，これらの境界線を常に描いておき，スーパーヴァイジーにその境界線について説明できなければならない。スーパーヴィジョンでは，臨床における機能不全のダイナミクスの影響を無理なく修正できるようなプランを立てさせることであり，それ以上のことをすべきではない。以下の例は，スーパーヴィジョンとセラピーとの区別について考えるのに役立つだろう。

- **スーパーヴィジョン**：「あなたは私のことを誰かと混同しているようですね。もしかして，原家族の誰かなのかしら」
  セラピー：「私のことを誰と混同しているのかについて考えましょう。あなたの子ども時代の誰かですか。その人について話してみて下さい」
- **スーパーヴィジョン**：「あなたがグループや面接に遅刻をしていることが，とても心配です。あなたのプロとしての成長の妨げになると思うので」
  セラピー：「たびたび遅刻するのは，あなたが怒りをたくさん持っているからなのかどうか。それが何と関係があるのかを一緒に考えてみませんか」
- **スーパーヴィジョン**：「あなたが落ち込んでうつ的になっているのをよくみかけるのですが，あなたの気分の動きがクライエントの治療の妨げになっていると思いませんか」
  セラピー：「あなたのうつ症状についてもっと理解する必要があります。投薬を受けたほうがよいかどうかの判定を受けるべきかについて話し合う必要があるでしょう」
- **スーパーヴィジョン**：「クライエントの結婚式前の花嫁を祝うパーティへの招待を受けることが，今後の彼女のセラピーにどのように影響すると思いますか」

- **セラピー：**「あなたはクライエントに「ノー」と言うことをためらっているようだが，それはどこから来ているのでしょうか」
- **スーパーヴィジョン：**「あなたは，クライエントが感じていることを正確にわかると言った。あなたがそのように思っていることが，その状況下でのクライエントの独自の体験について理解することの妨げになるとは思いませんか」
- **セラピー：**「あなたはその場にいたかのごとく話しています。もう少しそのことについて話して下さい」

スーパーヴィジョン過程における補助的個人セラピーの役割

　スーパーヴァイジーに対する個人セラピーは，家族療法のトレーニングの重要な部分にあたるのだろうか。スーパーヴァイザーは，スーパーヴァイジーの個人セラピーに対するニーズを識別する役割があり，具体的に紹介をするという次のステップを準備する必要があると考える。これは，学習や実践を妨げる個人的な課題をスーパーヴァイジーが解決するために重要である（Reiss, 1960）。それはまた，スーパーヴァイジーがクライエントに対する治療のダイナミクスについての自己洞察や，クライエントに対する共感を強めることに役立つ。個人セラピーの役割に関する問題は，家族療法において数十年間にわたって熱く論じられてきた。Nichols（1968）とEverett（1979）は，サイコセラピーとスーパーヴィジョンの利用について「協働するが分離した関係」であることを事例によってあざやかに示した。しかし，この課題は議論の余地を多く残している。

　精神保健の教育において，初期の臨床トレーニング・モデルでは精神分析の影響が強く，個人セラピーはすべてのスーパーヴァイジーのトレーニングの重要な部分であるという仮説が根強くある。こうした分析的見解では，特定の目的のあるセラピーのプロセスを，すべてのスーパーヴァイジーに共通するトレーニングの要素としており，単に必要に応じたスーパーヴァイジーの個人的な重荷を取り扱うだけのものとは考えていない。しかし，家族療法の分野が発展するに従って，個人セラピーの意義は政策的な論点となった。トレーニング体験に個人セラピーを入れることについては，家族療法の多くの先駆者が距離を置こうとしていた。リーダーの中には，古びた，ときに評判のよくない医療モデルの出現とみなしている者もいる。しかし，家族療法の第二世代はこのような強硬な考え方をしないようである。

この論争では，スーパーヴァイジーを誰に紹介するかという論点もあった。個人サイコセラピーが家族療法のスーパーヴァイジーに必要だと示された場合，別の経験豊富な家族療法家によって提供された方がよいのか，別の分野（たとえば，精神医学かソーシャルワーク）で認められた臨床家に紹介するのがよいのか。

こうした当初から現在まで続いている論争にもかかわらず，経験豊富な家族療法家の多くは，ある種の補助セラピーは重要なトレーニング・プロセスの一部であると考えてきた（Everett, 1980a；Lee el al., in press；Nichols et al., 1990)。スーパーヴァイザーの中には二つの役割を区別しない者もいる（第6章参照）。しかし，著者は，スーパーヴァイザーとスーパーヴァイジーには境界線という重要な課題があるという確固とした信念をもっている。家族療法プログラムの指導者かつスーパーヴァイザーとして，支持的，効果的，かつ利用可能な地域の中のセラピストを見極めてスーパーヴァイジーに紹介することを役割として行ってきた。このように，家族療法モデルのトレーニング経験の有無を問わず，実践経験が豊富で，その分野においてたしかな資格をもつ地域の中のセラピストは，スーパーヴァイザーとして，訓練プログラムにおける紹介者の役割を支持し，教育のプログラムに関連したいかなる忠誠心（教育とコンサルティングの役割を含む）からも自立して自由であることが望ましい。このような資源の開発は，スーパーヴァイジーに対する専門職の責任である（Everett, 1980b）。

家族療法のスーパーヴァイジーにセラピーのタイプや回数を勧める場合，オープンで柔軟であることが，もっともふさわしいと考える。スーパーヴァイザーの見解にはいろいろあり，最小限の要求としては，スーパーヴァイジーの原家族のジェノグラムを作るように求めるものから，症状を示す問題の有無にかかわらず，すべてのスーパーヴァイジーに，個人セラピー，セラピー・グループ，あるいは原家族セラピーを継続して受けるように求める者もいる。家族療法のスーパーヴァイジーにとって正しいセラピーの型というものがあるわけではない。しかし，スーパーヴァイジーに紹介先を選定する場合，彼らが適切な能力を備えている臨床家であり，**なおかつ**家族療法の役割とトレーニング・プログラムを尊重していることが望ましい。このゴールはスーパーヴァイジーの目下の学習と経験をうながし，途上に個人的な重荷と課題があるときには，彼らを解放することである。もちろん，ある特別のニーズが紹介先を指定することもある。精神医学的症状は，精神科医の評価と継続した管理と薬物療法の導入が求められるであろう。物質乱用や嗜癖の場合には，その分野の専門家に紹介する必要がある。その一方

で，スーパーヴァイジーが個人的課題と専門職の課題を原家族における役割から分けることが必要であれば，経験豊富な家族療法家に紹介すべきである。

　情動的重荷に関するスーパーヴァイジーの深刻な課題が学習や臨床の妨げとなるとき，スーパーヴァイザーが認識し，取り扱い，介入する能力は，成功と効果をもたらす重要な役割を果たす。これはスーパーヴァイザーが個人と専門職の境界を明らかにして運用できるように，習熟するという課題につながっている。このような事柄に関連した議論と著者の見解が，スーパーヴァイザーを目指している皆さんにとって，スーパーヴィジョンの理念を書くにあたってこの種の問題を明確にしていくのに役立つことを望んでいる。次章では，スーパーヴァイザーの境界の課題に関するさらに実践的な，かつ管理的課題やツールについて論じる。

第12章

スーパーヴァイザーの責任と
管理的側面のツール

Supervisory Responsibilities and Administrative Tools

　スーパーヴィジョン体制（第11章）に起こりうる問題を取り上げるとき，スーパーヴァイザーの責任というコンテクストからこれらの問題を考えることもまた重要である。スーパーヴァイザーとして私たちは，トレーニング・システムを維持することに責任がある。また，地域社会との明文化されていない契約もある（Lee, 1994）。ほとんどの地域社会では，家族療法家に対して肩書きや実践の機会を保護し，情報に関する特権（免責表示）を与えている。また州によっては精神疾患の診断をする権限も与えられている。それに対して地域社会は，一定の保証を家族療法家に要求する権利をもっている。これには，スーパーヴァイザーが家族療法家に対して法的義務，倫理綱領，専門家としての実践基準を教育し，また説明責任をも，もたせるように指導することも含まれている。地域社会からの期待は，スーパーヴァイザーがスーパーヴィジョンの下でのセラピストの専門的行為に十分注意を払い，セラピストが提供した治療に対して説明責任を果たすことである。また，地域社会は，スーパーヴィジョンによるサポートを受けて力をつけたセラピストが専門家としての個々の発達段階にあった事例を適切に治療しているものであると信じている。本章では，スーパーヴァイザーが専門家として，これらの基準をモニターし，スーパーヴァイジーに実行させることを期待され，求められていることについて述べる。

　この役割を効果的に行ううえで求められる基本的な要件は，セラピストが法の下での自らの責任を理解しているかどうかを確かめることである。これらの課題の大半は，スーパーヴァイザーの属する州の法令で具体的に規定されている（Sturkie & Bergen, 2000）。一般的にこれらの法令は，実践の領域とその中での特権（たとえば情報に関する特権），また地域社会の責任（児童虐待やネグレクトに関する義務やクライエントの自傷他害の疑いは例外として）を具体的に規

定している。これらの法令やその解説では，専門的スーパーヴィジョンとは何か，また，司法権の中で倫理綱領が適用できるかについても具体的に示している。州によっては，AAMFT（米国夫婦家族療法学会）倫理綱領（2001）を参照しているところがあり，また他の州では州独自に「よい道徳的行為」を定義して専門的実践の一般的な基準を示している。スーパーヴァイザーであるあなたには，以下のことを勧める。あなたの所属する州の規定委員会から条文を入手してこれらに精通していること，またセラピストたちが条文の意味に精通しているかどうかを確認すること。それぞれの規定委員会の情報や連絡先は，インターネットのwww.amftrb.orgで入手できる。

第二のスーパーヴァイザーの責任の規定には，文献を参照した家族療法家のための実践倫理や実践基準（明文化されたものあるいはされていないもの）がある。これらの責任には，以下のことが含まれる。セラピストたちにスーパーヴァイザーや他の人たちの期待に沿うセラピストの役割について明示すること。また，スーパーヴァイジーの役割遂行に対する注意深く首尾一貫した評価を行うこと，セラピストがどのように実践を行ったかについて保証すること，これに基づいてスーパーヴァイジーの臨床上の責任とトレーニング目標をより明確にすること。したがってスーパーヴァイザーは，監査手続きや指導の質および自己の行っているセラピストたちへの耳を傾ける能力などについて注意深くモニターすべきである（Huber & Peterson, 2000）。

第三の責任は，スーパーヴァイジーの専門家としての行動に対するスーパーヴァイザーの責任に基づく。この責任は，スーパーヴァイジーの数事例のみのスーパーヴィジョンをした場合でも，その人の全事例に対して，またその人の実践環境すべてに及ぶものである（Storm & Engleberg, 2000）。

スーパーヴァイザーは，私たち自身とセラピストに加えて以下の三者に責任を負っている。

1. セラピストの対象家族
2. 地域社会
3. サービスを提供する組織

スーパーヴァイザーの責任には，セラピストとスーパーヴァイザーや対象家族との組み合わせが適切であるかについて確認することが含まれる（Welch, 2003）。

表12.1　スーパーヴァイザーの記録チェックリスト

現在あるいは今後，スーパーヴァイザーとスーパーヴァイジーは，以下の機関が要求する書類を必要とするかもしれない

　　　　　　　　　――政府

　　　　　　　　　――認定団体

　　　　　　　　　――教育機関

　　　　　　　　　――トレーニング機関

　私たちにはまた，対象家族，機関，地域社会に潜んでいる危険を確認する責任（Hedges, 2000）がある。また傷つきやすい個人を保護するために適切な行動が取られているかについて確認する責任もある。たとえば，セラピストが治療的な考えから，患者の信頼を得るために精神科薬物治療を避けている激高しやすい患者と共謀するかもしれない。しかし，セラピストによるこの行動は，クライエント，対象家族，セラピスト，地域社会を不必要な危険に晒すことにもなるかもしれない。最後に，スーパーヴァイザーは，対象家族がセラピストの資格やトレーニング・ステータスについて認識しているかを確認し，何をスーパーヴァイザーに期待できるかを明示する責務がある（Huber & Peterson, 2000）。

　第四の責任に，記録保管が含まれる（AAMFT, 2002a；Welch, 1998b, 2001）。セラピストの多くは，規定委員会と職能団体の規定を充たしたスーパーヴィジョンを受けている。スーパーヴァイザーは，関連する州および職能団体が個々のセラピストに何を求めているかを認識し，これらの要件を充たすことが必要であり，そのスーパーヴィジョンのプロセスを記録する必要がある。この記録には，実施されたスーパーヴィジョンの正確な時間数とその形態を含める。たとえば，個人あるいはグループ・スーパーヴィジョンで行われた割合や，「生のデータ」すなわちライブ・スーパーヴィジョン，ビデオテープ，音声テープなどの割合が要件となっているかもしれない。トレーニング環境の側も，スーパーヴィジョンを提供する環境に沿った独自の記録管理と評価要件を提示していることがある。便利なチェックリストの一例を表12.1に示す。しかし，要件や様式を入手するだけでは十分であるとはいえない。これらの管理的重要性や，スーパーヴィジョン目標とセラピストの進化を記録する必要性を考えると，スーパーヴァイザーは以下を含む一連の書類を開発しなければならない（Welch, 1998b）。

- スーパーヴァイザーとスーパーヴァイジーの期待やニーズおよび具体的手続きについて明文化された契約書
- スーパーヴィジョンのプロセス・ノートには，各セッションの目標やスーパーヴァイザーの介入，およびスーパーヴァイジーの応答が含まれる。もし専門的見解や忠告が必要ならば——たとえばこのセラピストにとって適切なクライエントであるかどうか，児童または高齢者の虐待，クライエントの致死率の危険性などで——，スーパーヴァイザーは実際に起こっている現象について文章で論証すること，あなたが行った提案，その行動の方法と時期について記録すべきである。また，警察がクライエントは安全だと知らせたという理由から，スーパーヴァイザーとスーパーヴァイジーがそれ以上の行動をとることを止めたのだと説明を加えておく必要がある（Welch, 2000a, 2000b 参照）。スーパーヴァイザーがマネジド・ケア（保険者による受診制限）の下で行うセラピストにスーパーヴィジョンをしている場合は，さらに付加要件を配慮することが必要とされるかもしれない（Keys, 2001 ; Welch, 1999）。特定機関からの委託を受けたスーパーヴィジョンでは，権限，提携，報告に特に配慮する必要もあるだろう。
- 手紙，電話を含めたセラピストとすべての関係者との接触に関する経過記録。これらの記録は，話し合われたことすべてを記載されるべきである。専門的判断がなされた書類の記録も同様に記載される（Welch, 1998a）。
- 十分に専門的に記録されたすべての評価のための書類と補助的資料。セラピストたちの問題行動というものは重大であり，最初に観察されたときに記録されるべきだと私たちスーパーヴァイザーは信じている。これらの記録には，専門家基準に反する誤った判断や行動，特にクライエントの福利を危険にさらすと考えられる判断や行動に関する諸課題が含まれている。（これらの事柄のいくつかは，第11章で論じた。）スーパーヴァイザーの懸念の根拠は，トレーニング・システムの福利の観点から記録に留めておくべきである。

スーパーヴィジョン契約書やトレーニング計画，スーパーヴィジョンの記録項目，およびスーパーヴィジョンの記録様式は，『Approved Supervisor Designation Standards and Responsibilities Handbook』に記されている（AAMFT, 2002a）。

スーパーヴァイザーとしての法的責任を考えると，教える責任を果たすことと

第12章　スーパーヴァイザーの責任と管理的側面のツール

同様に，スーパーヴァイザーは，セラピストにもクライエントに関する同類の記録をとることを求めるべきだと考える。もし適当な記録様式が手に入らないならば，AAMFT（Hovestadt, 2001）発行の『Practice Management Forms』がスーパーヴァイザーにとってよい手引きとなる。これには，情報開示の契約書，行動契約書（たとえば，**自傷他害をしない契約**），終結・退院時までの経過概要，進捗状況に関する記録，状況変化のアセスメントなどの多様な書類が含まれる。これらの書類を熟読することで，スーパーヴァイザーは現時点で欠如しているものに気づくことができるかもしれない。

　第五の責任に，第三者支払システムがある（たとえば，AAMFT, 2001；Gladding. Huber, Remley, & Remly, 2000；Woody & Woody, 2001）。スーパーヴァイザーは，保険の不正に関わってはならない。これは，保険会社や政府の医療管理者が，セラピストではなく，スーパーヴァイザーが，不正なサービス提供をしていると思い込んだときに起こりうる。あるセラピストは，クライエントを守ろうとして臨床データ（たとえば大うつ病）が示すよりも深刻度の少ない診断名（たとえば抑うつ状態を伴う適応障害）を与える。別のセラピストは，クライエントすべてに対して同じように比較的軽症の診断名を与えるかもしれない。あなたはこの点でスーパーヴァイジーと共謀してはいけない。

　逆に，あなたはセラピストに対して，セラピスト自らの報酬や機関・クライエントに対する還付金の受給資格に必要な条件を欠くような診断を下すという衝動にかられることのないように警告しなければならない。もちろんセラピストは，たとえば夫婦家族療法のような保証されていない項目の代わりに，保証されているサービス（個人心理療法）を提供したと報告したり，実施していないセッションの請求や，誰か別の人（たとえばパートナー）に実施したセッションを保険適用の対象者として請求してはならない。

スーパーヴァイザーが受けやすい攻撃

　家族療法家は，二つの実践分野で攻撃を受けやすい（脆弱性をもつ）ものだが，そのスーパーヴァイザーも同様である（Gladding, Huber, Remley, & Remley, 2000；Heath & Engelberg, 2000；Huber & Peterson, 2000；Storm & Engelberg, 2000）。

1.　情報に関する特権（免責表示）の違反などの過失の申し立て

2.　保険の不正

　過失の申し立ては，セラピストないしはセラピストに関わるスーパーヴァイザーに対してなされることがある。危険が起こりうる領域について，スーパーヴァイザーが確認しなかったことや，論争中の問題の出来事を防ぐために時宜を得た効果的な行動を取らなかったことに対して，このような申し立てがあるかもしれない。スーパーヴァイザーは，現実的には人は自身の行動しかコントロールできないと反論するかもしれない。しかし，民事裁判に持ち込まれる訴訟ではこのような弁明を受け入れないことは一般的に明らかである。

　過失は，ある人がもう一方の人に損害を与えた場合，それをある人に課されていた義務の不履行によるものであると陪審団が信じたときに認められる。そのためには，陪審団はスーパーヴァイザーの行うトレーニング・システムの四つの要件を信じることが必要である（Stromberg, 1987）。

1. スーパーヴァイジーはクライエントに対して義務を負っており，スーパーヴァイザーはこの両者に対して義務を負う。この場合，スーパーヴァイザー・セラピスト・クライエントの関係が信頼できるものであること。この基準は，クライエントの予約電話での応答場面でさえも専門的関係が形成されていると陪審団が判断したなら適用されるものである
2. セラピストの行為が許容可能なケア基準を下回わったときに，スーパーヴァイザーの専門的義務は果たされていないとみなされる。適用基準は，専門家の仲間による陪審団が，スーパーヴァイザーが取ったあるいは取らなかったとされている行為を評価するために用いられる
3. クライエントが被ったなにがしかの損害が実際にあること
4. 職務怠慢の申し立てとクライエントの被った損害の申し立てとの間に確かな因果関係があること

　勝訴の例には，セラピストによるクライエントに対する私的性的乱用，クライエントの願いに反して終結（「放棄」）したことでクライエントに不利益な結果となったもの，そして他者により損失をもたらされた不当な情報交換などの問題が含まれていた（Heath & Engelberg, 2000 ; Stromberg, 1987）。これらと同じ問題が，セラピストに対するスーパーヴァイザーにも適用できることに注意するこ

第12章　スーパーヴァイザーの責任と管理的側面のツール

と。セラピストは，セクシャルハラスメント，望まない終結や彼らに関する情報を公にされて傷つくこともありうる。セラピストによる専門的過失についてスーパーヴァイザーが有罪とされうる申し立てには，その他に殺人（Gladding et al., 2000 ; Monahan, 1993 ; VandeCreek & Knapp, 2001），予防できたと思われる自殺（Pearson, Stanley, King, & Fisher, 2001 ; Schutz, 1982）（「不当な死」），申し立てによる子ども時代の性的虐待の事実無根の告発への影響（偽記憶症候群：Schneider, 1994），そして治療を続けないクライエントの追跡に失敗すること（放棄：Gladding et al., 2000 ; Huber & Peterson, 2000 ; Vesper & Brock, 1991）が含まれる。

　地域社会がスーパーヴァイザーとスーパーヴァイジーにかならずしも予告や保護を期待しているとは限らないと言われている。しかし，私たちは**慎重に**行動してきただろうとの期待を一般大衆から受けている（Heath & Engelberg, 2000 ; Storm & Engelberg, 2000）。この慎重さには，私たちの仲間が気にかけてきたであろう状況下での不都合な行動を観察し，熟考することや不利益な事件の可能性について判断することが含まれている。したがって専門的判断に基づく行動とそれらの理論的根拠については，その後に行動することや行動しないことを含めて慎重に記録する必要がある（Welch, 1998a）。陪審団は，私たちの臨床行為がまちがっていたと判定するかもしれない。しかし，彼らは**私たちが最適な専門的判断をした**こともまた知るであろう。これは，重要な弁明方法だともいわれる（Heath & Engleberg, 2000）。

　スーパーヴァイザーは，すべての関わりのある人たちの関係上のニーズを充足するトレーニング・システムを磨き，維持する必要がある。統合的スーパーヴィジョン・モデルでは，これを可能にする。しかし，教師や管理者としての役割は，トレーニング・システムが，専門的実践に特有の基準を保証することである。私たちは慎重な方法でこれらの責務に取り組むための重要な手段を多くもっている。これらのツールには，倫理綱領，契約書，評価手続き，適正手続（法によらなくては個人の権利や自由を奪えないとする法手続き；due process mechanisms）や専門家としての職務遂行の改善計画が含まれる。

管理的側面のツール

　スーパーヴァイザーは，セラピストやクライエントのウェルビーイングの側面

で気がかりな事柄には，どのような方策をもっているのだろうか。考えられうる介入には，緩やかなものから厳しいものまでがある。ある場合にはスーパーヴィジョン・セッションやライブ観察を追加すること，担当ケースに関する参考文献の熟読やリフレクション・ペーパーを書くこと，グループ討議などを要請することがある。また，影の役割として，セラピストにもう一人セラピストをつけるか，または同僚をメンター（指導者）として参画させることができる。セラピストに，問題の担当ケースと同時進行して，自身のセラピーを受けるように勧めることができる。その問題状況が解決するまでは，ケース担当の数や種類を制限することができる。深刻化した場合には，臨床上の職責やトレーニング・プログラムから一時休むように勧めることができる。また，トレーニング・プログラムから，おそらく専門の実践から，離れるように助言することもある。これらのすべての行為に関して，次の規則が適用される。

- セラピストであるスーパーヴァイジーにとって，不意の宣告にならないことが大切であり，苦情が言えるようにサポートをすること
- セラピストであるスーパーヴァイジーは，あなたの判断に対して異議申し立てができるように十分なプロセスを必要とする
- スーパーヴァイザーであるあなたは，この改善策を十分熟慮し，慎重に計画し，実施に移すことが必要である
- スーパーヴァイザーであるあなたは，その介入程度を最小限にし，一連の作業を行うために必要なものだけに限るべきである

このガイドラインは，作業プロセスが関係者や観察者に対して理にかなったものとし，法的な攻撃に対して確固たる姿勢を有することに導く。次節では，家族療法スーパーヴァイザーとして使いうる管理的ツールについて原則にそったコンテクストの中で詳しく説明する。すなわち，倫理綱領，契約書，評価プロセス，適正手続（due process mechanisms），そして専門家としての職務遂行の改善のための実施計画についてであり，トレーニング・システムのすべての関係者を保護する仕組みである。これらは，トレーニング・システムを妥当性のある，予測可能な，公平的な，またそれゆえに安全なものとする。

AAMFT 倫理綱領（The AAMFT Code of Ethics）

　AAMFT 倫理綱領（2001）は，トレーニングの中核をなし，いくつかの点で重要なものである。この綱領は，職業上の重要な指針であり，専門的関係を導くものである。この綱領は，緊急時や混乱した臨床状況ですばやく指針を提示することもできる。ストレス，葛藤のある情動，価値観の不一致が決定困難を招くが，迅速な決定を迫られたときには，AAMFT 倫理綱領は多様な状況について，どのように考え，優先順位をつけ，行動するかについて指示を与えてくれるかもしれない。さらに，AAMFT 倫理綱領は，スーパーヴィジョンおよび管理上の決定を支持するための規定された権威を与えている。

　倫理綱領の第Ⅳ原則（表12.2）にスーパーヴァイザーとスーパーヴァイジーの関係が定められている。その意味するところは，スーパーヴァイザーがスーパーヴィジョンを受ける者の信頼と依存を私的乱用しないことである。実際，7項目中の4項（4.1，4.2，4.3，および4.6）は，専門的判断を曇らせ私的乱用を助長するような可能性をもった環境や関係について，スーパーヴァイザーに警告を与えている。残りの2項では，セラピストが自らの専門的コンピテンシー（4.4，4.5）の範囲内での実践をすること，そしてスーパーヴァイザーがスーパーヴィジョンを通して知り得たセラピストたちの情報について責任をもった振る舞いをすることが規定されている。

多重の関係をもつこと

　多重の関係では，ひとりの人がもう一人の人との関係で，同時に一つ以上の役割を引き受けたときに，その結果，この人に二元的な課題が存在するかもしれない（Peterson, 1992）。これらの役割は，境界線が顕在化されれば，両者に明確に認識されるものかもしれない。またあいまいな境界線であれば，その役割が潜在化しているかもしれない（Peterson, 2000）。多重の関係は，スーパーヴァイザーとセラピストによる客観的論拠の弊害になることもあり，関係の私的乱用を助長する可能性もある。これには，葛藤した多重の関係が自由な発言と自己開示を阻止する可能性も含まれる。スーパーヴァイジーの恋人で同時にスーパーヴァイザーであることについては誰も議論しないだろう。だが，よいスーパーヴィジョンとよいセラピーを同じ人に対して同時にすることはできないことについては，大半の人が同意するだろう（第6,10,11章参照）。この状況下では，スーパーヴァ

表12.2　AAMFT倫理綱領
第Ⅳ原則：学生とスーパーヴァイジーに対する責任

夫婦家族療法家は，学生とスーパーヴァイジーの信頼や依存を私的乱用しないこと。

4.1	夫婦家族療法家は，学生やスーパーヴァイジーに対する影響を及ぼす立場であることを意識し，彼らの信頼と依存の私的乱用を回避すること。それゆえにセラピストは，専門的客観性を損なう危険性のある，あるいは私的乱用の危険性を助長させるような状況や多様な関係を回避するためのあらゆる努力を行うこと。条件や多様な役割が損なわれる危険のあるとき，または私的乱用の危険があるとき，セラピストは適切な予防策をとること
4.2	夫婦家族療法家は，現在受け持っている学生やスーパーヴァイジーにセラピーを行わないこと
4.3	夫婦家族療法家は，セラピストと学生またはスーパーヴァイジーの間で評価やトレーニング関係をもっている期間中に，学生やスーパーヴァイジーと性的に親密にならないこと。もしスーパーヴァイザーが以前にスーパーヴァイジーと性的関係をもっていたなら，スーパーヴァイジーを私的乱用することや傷つけることはしていないことを証明する責任はスーパーヴァイザーに移行する
4.4	夫婦家族療法家は，学生やスーパーヴァイジーにすでに取得したトレーニング，経験のレベル，コンピテンシーの範囲内で責務を遂行することを求めていて，実力を越える実践を許可しない
4.5	夫婦家族療法家は，スーパーヴァイジーが行った援助が専門的であることを保証するための対策を講じる
4.6	夫婦家族療法家は，ある人との過去ないしは現在の関係がセラピストとしての客観性を脅かしうるような場合，その人をスーパーヴァイジーや学生として受け入れることを回避すること。このような状況が避けられないとき，セラピストは客観性の維持に適切な予防策をとる。このような関係の例には，セラピストが現在または以前に性的関係をもった人，個人的に親しい関係，身内関係または治療関係にある個人を含むが，これらがすべてとはいえない
4.7	夫婦家族療法家は，誓約書による認可または自発的放棄，法律による命令や許可は例外として，スーパーヴァイジーの秘密を公開しないこと。多様なスーパーヴァイザーがいる教育的またはトレーニング環境の中での開示は，スーパーヴァイジーのトレーニングに責任を共有している他の専門家たち，管理者，雇用主のみに許可すること。口頭での許可は少なくとも法律で禁止されていない場合や，緊急の状況下でない限り十分とは言えない

AAMFTの認可を得て抜粋。©2001

イザーはスーパーヴァイジーについてのあまりにも多くの個人的な情報に内密に関与するであろうし，このことはおそらく専門的な境界線や判断をあいまいにさせ，混乱させるだろう。

　しかし，他の人たちは，多重の関係の多くが回避できないものであるが，そこに限りなく可能性があることを観察してきた(Bograd, 1992 ; Tomm, 1992)。また，

そのような関係は，現実生活の複雑さを示すものとなり，そのような状況をどのように生産的に扱うかを学ぶ機会を与え，さらに敏感で平等主義的な関係のとり方を促進させることに役立つことも観察してきた。

家族療法のスーパーヴィジョン分野では二重の関係の問題に関するいくつかの論争がある。それらは，危険の可能性ゆえに多重の関係を禁じるものと，専門性の発達のために役立つ可能性があるとする見解である。しかし，そのほかの人たちは，その関係の多くが避けることのできないものであると見ている。たとえば，スーパーヴィジョン研究所の関係者は，大学院生が同時期に特定の教員といくつかの関係をもっていると即座に指摘するだろう。同じ教員が彼らの臨床現場でスーパーヴィジョンをし，専攻を教え，論文を指導し，彼らを教育指導助手兼研究助手として雇っているかもしれない。公的機関で働く場合，スーパーヴァイザーを誰にするかを選ぶことができない人もいる。また，同じ人が機関管理者の上司で，しかも臨床のスーパーヴァイザーになることもある。さらに彼らが，裁判所から命令を受けたクライエント（たとえば児童福祉と青少年裁判システムに関係した家族）を担当する可能性があるセラピストに対して，スーパーヴィジョンを求められるかもしれない。セラピストはまた，多重の関係を扱うことが治療上必要な社会文化的環境の中でセラピーをする（多くのメキシコ系アメリカ人社会では，セラピストが受け入れられるためには，擬似親類としてまずは家族に受け入れられなければならない，とあるスーパーヴァイザーは指摘した）。

この複雑なジレンマをよく考えるためにあなたの助けとなる練習の一つが，ここにある。スーパーヴァイザーとして，またはセラピストとして，あなたの仕事で多重の関係として特徴づけられる状況を考えてみよう。それぞれの状況にそって役割を果たしたのか。これらの関係のうち，スーパーヴァイザーにとって，あるいはスーパーヴァイジーにとって回避できなかったもの，またはやや回避できなかったものはどれだけあったのか。それぞれの関係において何があなたの専門的発達を促進させたか。それぞれの関係について何が有害であったか。悪影響が少しでもあるとして，それはどのようにして避けられ，または最小限にとどめたのか。

家族療法家が訓練を受けたり，仕事をしていたりする環境の多くにみられる複雑さを考えれば，慎重なスーパーヴァイザーなら明らかな罠は避けることができるだろうし，そのことは賢明であるといえる。しかし，複雑な関係をうまく対処する方法を学ぶことも賢明な策といえよう（Storm, Peterson, & Tomm, 1997）。あなたとスーパーヴァイジーは，あなたが提示した関係に固有の強さや複雑さに

ついて相互に確認する必要がある。第9章で論じたようにトレーニング・システムのすべての人がジェンダーと多くの社会文化的要因の影響をよく考えるべきである（Killian, 2000 ; Roberts, 2000 ; Turner, 2000）。スーパーヴァイザーとスーパーヴァイジーはどのようなヒエラルキーが作用して評価を終了したかも含め，スーパーヴィジョンについてのそれぞれの理念を一緒に振り返るべきである。両者ともこれらの要因の影響について進んで精査し（たとえば Killian, 2000），それに関して互いに積極的に耳を傾けなければならない（Roberts, 2000 ; Turner, 2000）。両者に対する外部でのコンサルテーションは，両者が罰せられることなく利用できることが望ましい（Turner, 2000）。

コンピテンシーと秘密保持

　スーパーヴァイジーが専門的方法で実践を展開できるように，スーパーヴァイザーは促すべきであるといわれている。実際にはこれは，何を意味しているのだろうか。「専門的」であることは，セラピーを実践するコンテクストと関係があると考える（第9章参照）。スーパーヴァイザーは，よいコーチのように，スーパーヴァイジーが伸び悩まないように適切な専門的リスク（「成長のエッジ」）を体験するように勇気づける。また，Minuchin や Fishman（1981）と同じくセラピストになることは生涯続くプロセスであると信じている。スーパーヴァイザーとしてあなたは，適度な新しい成長を奨励する必要があるだろう。しかし，あなたは，このプロセスにおいて，倫理的であるべきである。つまり，臨床現場でのスーパーヴァイジーの能力や，その場に合った段階的な成長の可能性について注意深くアセスメントした範囲内で，セラピー的挑戦を試みるべきである（第5章の論文参照）。スーパーヴァイジーに対して，あなたが描いている挑戦に必要な心理的な資源を十分に活用できない人生のその時期に，あまり多くを求めすぎないように注意すべきである（Lee et al., 2001）。あなたもまた，新しい成長を促すためには，自身の現在の力量に相当する準備を必要とし，その環境を整備する必要がある（Breunlin, Liddle, & Schwartz, 1988b）。

　あなた自身，セラピストとして処理能力を超えてしまってお手上げの状態になったときが何度かあったと思われる。ときにそれは，新しい学習を成し遂げるような適切な挑戦だったかもしれない。ときには，そうでなかったかもしれない。あなたに求められたことが適切でなかったとき，あなたは何を感じ考えただろう。たとえば，初心のセラピストは，誰も望まない，もっとも難しい事例を割り

あてられているのをしばしば見てきた。それは，あまりにもひどい環境の家族を訪問して，裁判所命令の家族療法を行うようなものである。その場に居合わせることの不安をもち，カルチャーショックを受け，セッションの後方支援を受けることが難しく，型どおりにいかないセラピーとなり，そしておそらくそのセラピーに対して控えめながら，はっきりと肯定的に対応したとしても，このようなことは，セラピストにとって彼らの職業への使命感について再考することになるのではないかと懸念する。

最後の原則4.7は，スーパーヴィジョンを安全に維持することやセラピストに最大限の率直さを奨励することの必要性について述べている。しかし，他者と共有すべきでないことも多く含まれている。多くのトレーニング環境ではそれぞれのセラピストに対して同時にあるいは連続的に一人以上のスーパーヴァイザーが存在する。それぞれのスーパーヴァイザーはセラピストに対して責任を共有するかもしれないが，毎回それについて話すことの利点がトレーニング同盟を傷つける可能性があることについてよく考えなければならない。

契約書の作成

スーパーヴァイジーとしてスーパーヴァイザーとの契約書にサインをしたことがあるだろうか。現在，スーパーヴァイザーとして契約書を使用しているだろうか。もし使用していないならば，口頭での同意を得ているだろうか。

著者たちの経験から，誰に対しても，契約書を通してその期待を確認し，明確にし，記録に留めることがスーパーヴィジョン・プロセスでは重要であると考える。賃貸契約書のように契約書は両者を守る。大半の管理者，プログラム作成責任者，スーパーヴァイザーは，契約書の作成を賢明なことであると信じている。これはスーパーヴァイジーに一方的に提示するものか（「これはプログラム・メニューです。これを受け取りますか，どうしますか。」)，ないしは互いに交渉することができるものか。あなたが働いている環境では，このような契約書の様式が定められているかもしれない。ここに私たちや他の関係者（AAMFT, 2002a；Lee, 2002b；Storm, 1997；Todd, 1997a, 1997b）が重要だとするスーパーヴィジョンの契約書の要点をいくつかあげる。

- 取り決め項目

    スーパーヴァイザーは契約書の基本的取り決めの概説をすること。終結あ

るいは再契約するまでのスーパーヴィジョンの期間，頻度，セッションの長さ，時間と場所，キャンセルの際の規則，そして大雑把な全スケジュールなどである。この契約書に，スーパーヴィジョン関係についてクライエントにどのように知らせるかを明記すること。

・**スーパーヴィジョン関係**

　　スーパーヴァイザーは，ヒエラルキーに関する自己の考え，および自分の好む方法を明確にすることによってその関係の適合性についての課題と取り組むこと。スーパーヴァイザーが複数のとき，契約書にはそれぞれのケースとスーパーヴィジョン過程について各々の責任を含めること。また，二人以上のスーパーヴァイザーなら，契約書では彼らスーパーヴァイザー同志がスーパーヴァイジーについて議論する状況について明確にすること。

・**目標**

　　契約書には，スーパーヴィジョンの主要な目標を明記すること。たとえばスーパーヴィジョンの目標には，認知的な技術，管理上の技術，専門的技術などが含まれる。そしてそれが，一般的なものなのか，一つのクライエント群に特化しているのか，個人的成長なのか，またはサポートや養成なのかなどである。これらの目標はスーパーヴァイザーとスーパーヴァイジーとで異なるかもしれないが，一致させること。

・**スーパーヴィジョンの方法**

　　スーパーヴィジョンにはどの様式を，どのくらい用いるのか，またライブ・スーパーヴィジョンをどのように行うのかについて契約書に明記すること。

・**責任の問題**

　　スーパーヴァイザーはケースに法律的責任をもっているので，どのようにこの責任を果たすのか。ケースが重大な危険にあるとき，あなたは通知を受け，助言を求められることを予期しているのか。具体的には，どのような臨床状況で，そのことが必要とされ，あなたはどこに位置するのか。この緊急の臨床状況では，どのような緊急対応計画が双方で合意できるのか。その報告の仕方，コンサルテーションや行動の仕方は，セラピストの職場環境の要件に合致しているのか。

・**資格要件**

　　認定団体（認定スーパーヴァイザー候補生に対してはAAMFT, 2002a；セラピストに対してはCOAMFTE, 2002），免許発行機関，雇用主，教育研

第12章　スーパーヴァイザーの責任と管理的側面のツール

究機関のニーズを充たすためには，何をすべきか。スーパーヴァイジーは，この点に関してはスーパーヴァイザーに何を期待しているか（表12.1.参照）。この項目には，スーパーヴィジョン記録の保存の仕方（セッション・ノートやスーパーヴィジョン実施記録），スーパーヴァイジーによって記入されたセラピー記録の内容が含まれる。

・評価

　スーパーヴァイザーは，評価手続きと評価基準を規定すること。これにはしばしば，出席，記録をとること，協力などに関する課題が含まれる。成長を構成するもの，成長不足や潜在的結果を構成するものに関する記載がある。適正手続きの仕組みがここに要約されているだろう。この項目では，スーパーヴィジョンがいかに「安全」であるか，セラピストがスーパーヴァイザーに挑戦できるかどうかを考察する箇所でもある。

・倫理的考察

　どのような倫理綱領のもとでトレーニング・システムが管理されているのか，セラピストはあなたのスーパーヴィジョンを受けていることをクライエントに伝えることが含まれる。

・報酬

　サービスにいくらかかるのか，いつまでに支払うのか，徴収が必要な場合に行うこと。もしスーパーヴィジョンに来なかったセッションに対して支払いを求めるならば，その具体的な取り決めをここに明記すること。

・適正手続き

　あなたとスーパーヴァイジーとの意見の相違をどのように取り上げ，解決するのか。

・終結

　契約を中断するときの状況またはその対処について明記すること。スーパーヴィジョンの終結時に両者に対してどのような要約や評価結果が期待されるのか。

　上述の項目を書き込めるスーパーヴィジョン契約書の見本には，Becvar（2000）とAAMFT（Hovestadt, 2001）のものがある。後者を，図12.1に示す。もちろんTodd（1997）が指摘したように，契約書は現状に合っていることが必要である。契約書は，しばしば二つの重要な限界を持つ。第一に，スーパーヴァイジーに重

195

要な課題の多くは，標準的契約書ではしばしば除外されている。これは，契約書がセラピストの希望や期待にではなく，スーパーヴァイザーの期待に焦点をあてる傾向にある。第二に，私たち自身の（または以前のスーパーヴァイザーの）一貫性のない行動から，スーパーヴァイジーはしばしば契約書の重要な側面を信じなくなることがある。たとえば，私たちはビデオを重んじるといいながら，もしスーパーヴァイジーがそのビデオの重要な場面を選んで準備していないときに，スーパーヴァイザーがそのことについて何も指摘しないとか，そのことに関して気に留めていないことがある。また，私たちは時間厳守について話すかもしれないが，スーパーヴィジョン・セッションに遅れてくることや，スーパーヴィジョンが中断されることがあれば，スーパーヴァイジーは契約書の項目を重視しなくなる。

スーパーヴィジョン契約書

　私たちは話し合いの結果，スーパーヴィジョン関係を結ぶにあたり，その関係における諸課題との取り決めに合意形成をした。この契約書の目的は，これらの諸課題を列挙し，私たちの作業資源として役立てることを目指す。

スーパーヴァイザー
氏名：
住所：

スーパーヴァイジー
氏名：
住所：

取り決め項目
　私たちは，スーパーヴィジョン様式として，時間と頻度を＿＿＿＿＿＿＿＿＿と設定し，＿＿＿＿＿＿＿＿＿から＿＿＿＿＿＿＿＿＿まで継続実施することに同意する。私たちはこの期間を＿＿＿＿＿＿＿＿＿に区分することに同意する。

　クライエントがキャンセルした場合，私たちは（訳注：スーパーヴィジョンの実施を）＿＿＿＿＿＿＿＿＿と決める。

　緊急の場合，私たちは次の手続きをとることを取り決めた。
＿＿＿＿＿＿＿＿＿＿＿＿＿＿＿＿＿＿＿＿＿＿＿＿＿＿＿＿＿＿＿＿＿＿＿＿＿＿
＿＿＿＿＿＿＿＿＿＿＿＿＿＿＿＿＿＿＿＿＿＿＿＿＿＿＿＿＿＿＿＿＿＿＿＿＿＿
＿＿＿＿＿＿＿＿＿＿＿＿＿＿＿＿＿＿＿＿＿＿＿＿＿＿＿＿＿＿＿＿＿＿＿＿＿＿

注：もしあなたやクライエント，または他者が切迫した危険の中にいると思ったら，まず警察署へ電話し，上記の手続きをとりなさい。

第12章　スーパーヴァイザーの責任と管理的側面のツール

スーパーヴィジョン関係の明確化

私のスーパーヴィジョン形態：
_____
_____
_____

秘密保持：
_____
_____
_____

相互フィードバックの進め方：
_____
_____
_____

つまずき，意見の不一致などの取り扱い方：
_____
_____
_____

その他，明確にすべき項目：
_____
_____
_____

目標の確認
私たちが作業をするために次の目標を確認する：
_____
_____
_____

_____　　　_____
（スーパーヴァイジーの署名）　　（スーパーヴァイザーの署名）

_____　　　_____
　　（契約年月日）　　　　　　　　（契約年月日）

参照：Hovestadt, A., (ed.). Practice Management Forms : Tools for the Business of Therapy. AAMFT の許可を得て掲載，©2001 年

図12.1　スーパーヴィジョン契約書　見本

評価プロセス

　ある場合のセラピスト評価は，学習やセラピー・プロセスにおいて比較的扱いにくい障壁（たとえば書類に記録する必要のある問題）が生じて，スーパーヴァイザーが重要な決定をすべきときに実施される。評価はしばしば，トレーニング期間かスーパーヴィジョン課程の修了時に定期的に実施される。ときには個人的にスーパーヴィジョンが，特定の理論モデルやテクニック，または特定の臨床対象者に応じて契約された場合には，もし仮に明確な評価がなされても，その評価は非公式なものとなることもある。この部分で述べられている状況は，一見矛盾しているようにみえる。もしあなたがある限定された臨床領域での個人の能力に気がかりなことがあったならば，あなたの気がかりを文書に記録しておけばよかったと思うことがあるかもしれない。さらにあなたのスーパーヴィジョンを求めたセラピストも，将来のキャリアにその記録が影響すると思うかもしれない。

　ここにスーパーヴァイジーのための臨床評価の準備に考慮すべきいくつかの重要な課題を提示する。

1. セラピストやスーパーヴァイザーになることは，どちらも生涯続くプロセスとするならば，その進歩をどの特定の時点での評価で測定するのだろうか
2. 評価の行為に対して，しばしばスーパーヴァイザーとスーパーヴァイジーの両者が不安を感じる。評価されることや関係を危険にさらされることへの懸念がある。スーパーヴァイジーは，プログラム課程を辞めるようにと忠告を受けるほど不適格であるとみなされることへの恐怖を持つかもしれない
3. 第11章では，学習やセラピーの妨げとなるスーパーヴァイジーの問題や重荷について議論した。評価（「判定」）されるプロセスでは，ヒエラルキーに関連した未解決な過去・現在の問題に結びついた恐怖がしばしば引き起こされる
4. 出来事を振り返り，間違いの発生とその意味を再検討しながら能力を査定するというまさに評価そのものの行為が，個人的・専門的成長に必要なリスクと取り組むことを抑止するかもしれない

5. この訴訟好きな時代では，否定的評価は命令された時間とエネルギーをさらに投入することを求めるかもしれない．それが，評価者を被告とする法的行為を引き起こすことにもなりうる

皮肉なことに，これらの所見はスーパーヴァイジーとスーパーヴァイザーに同等に適用できる．たしかに，スーパーヴァイザーは評価し判定するが，彼らもまた判断される．特定のスーパーヴァイジーが不適格だったのか，もしくは病気や障害があったので，成長しなかったのだろうか．あるいはスーパーヴァイザーが，不適格な教師やコーチだったからか．評価プロセスを的確に進めるには，次のガイドラインが役立つだろうと思われる．

1. 評価プロセスの諸項目は，スーパーヴィジョンに先だって議論され，双方で容認されること．理想としては，これらの課題は，スーパーヴィジョン契約書に含まれているものである．KniskernとGurman（1988）は使用されている多くの評価項目を精査した．ある項目は，コンサルテーションのジェネリックな側面を反映している．それらには，不十分な記録，トレーニング環境への没頭，スーパーヴィジョン予約時間に来所しないこと，不適切な攻撃あるいは性的関心など，話し合いの余地のない項目が含まれる．もしこれらの禁止事項がスーパーヴィジョンの前に十分に理解されていなかったら，管理的な側面は弱まる．評価項目のいくつかはスーパーヴィジョンを提供している家族療法モデルに基づいているので，読者は，それぞれの主要な家族療法モデルに添って議論されているBreunlin, Liddle, Schwartz（1998a）の各章を参照すること．これらの見識は，統合的トレーニング・システムにとても重要なことを立証することになるだろう
2. 評価は，出来事ではなくプロセスであると考えるべきである．プロセスで表示されるデータは，実際のセラピーやスーパーヴィジョン・セッション間に蓄積されてきた諸変化を表す．評価プロセスは，怒り，恐れ，悲嘆が契約で決められた課題達成志向で認められるまでは，完了しない
3. 評価基準は，現実的であるべきである．それは，発達段階的にふさわしくて，求められている臨床作業に適していなければならない
4. 専門的臨床的スキルとコンピテンシーに関しては，ストレングス視点に基づいて評価すべきである．サービスを契約した状況で専門的コンピテン

シーに基づいていない評価は，適切でない
5. 評価は，相互に共通のものであること。個人が評価基準に同意するだけでなく，彼ら自身，他者，そして二者関係も評価すべきである。Mead（2000）は，クライエント（トレーニング・サービスの消費者）も意見を求められるべきだと提案している
6. 双方が公平な訴えのプロセスをとることができること。それはわかりやすく明示されている必要がある

これらの評価項目の多くは，二段階の評価プロセスで測定される。

第一段階

最初のスーパーヴィジョン・セッションでセラピストたちは，何が自らの個人トレーニングの目標であるかを述べるための自由回答形式の評価シートを用いる。罫線が入った1枚の紙に複数の目標を書き，それらに優先順位をつけることができる。左端が「要修正」で，右端が「修正の必要なし」とした直線を各目標の下に引く。その線上に各目標に関する現在の状態を記す。これはすばらしいトレーニング手段である。スーパーヴァイザーとセラピストは，スーパーヴィジョンの期間にその都度このことについて話し合うことができる。セラピストはまた定期的に評価スケールを使い，スーパーヴィジョン期間の最後に自らの成長を自ら査定することができる。もしスーパーヴィジョンが個人的な契約ならば，評価手続きはここで終わる。もしスーパーヴィジョンが組織で提供されているならば，第二段階が加わる。

第二段階

スーパーヴィジョン期間のおわりに，スーパーヴァイザーが重要だと考える基準の評価を記入する。それらの基準は，体系的臨床像を構成する能力，積極的に耳を傾ける能力，また思いやりや気遣いをもつことなどである。スーパーヴァイザーとセラピストの両者が，これらの基準に従って成長を評価する。そこで，二種類の記入内容について比較し議論する。両者が，他方の判断や解釈への応答をつけ加えることを勧める。両者の記録は，セラピストのトレーニング・ファイルに収められる。セラピストもまた，スーパーヴァイザーを匿名で評価するための書式があり，これらは適切な管理者のもとへ送られる。

評価シートは，スーパーヴァイジーである専門家（たとえば経験歴，理論的志向性，スーパーヴィジョンへの期待）やセラピーが行われる環境に応じて柔軟に作成される。さらに，公式の評価については，スーパーヴィジョン期間の最初と最後で話し合いをするが，スーパーヴァイザーとスーパーヴァイジーの両者がスーパーヴィジョンの実施中にも非公式に頻繁に評価することも賢明である。スーパーヴィジョンの目標達成に近づいているか。スーパーヴィジョンやセラピーがうまくいっているとき，セラピストは何をしているか。スーパーヴァイザーは何をしているか。私たちが提案したように，上記の第一段階で述べた自由回答形式の評価シートは，この種の継続評価にはとてもよい。しかし，スーパーヴァイザーとスーパーヴァイジーに対して，上述の簡単な評価のツールでは測ることができないようなより具体的な問題を定期的に評価することについて助言している。たとえば，ケース発表やケース報告書の質，出席や記録の時間厳守，スーパーヴィジョンやスーパーヴァイジーのケースに関する倫理的・法的事項を的確に認識すること，スーパーヴィジョンやセラピーに関する実証された文献から情報をある程度得ること，そしてスーパーヴィジョンの契約に含まれているトレーニング目標あるいはその他の側面を修正する必要性などである（AAMFT, 2002a）。

　一般的でしかもかなり具体的なスーパーヴァイジーのための評価書式がある。それには，セラピー上の課題が列挙されている。すなわち，対象家族にジョイニングすること，体系的でかつ正確にケースをアセスメント・解釈すること，理論と調査研究に基づく介入を計画・実施すること，介入を評価すること，柔軟に次段階の計画を立てること，セラピーを効果的に終結することの能力である。評価のリッカート尺度はそれぞれの項目を「少し，もしくは能力なし」から「同僚と同等レベルの遂行能力」や「優秀」までの五つのレベルをチェックできる。同じ作業であるが少し異なる書式を，図12.2に示す。スーパーヴァイジーとスーパーヴァイザーはそれぞれこの書式に記入して，そのあと話し合い，（うまくいけば）合意に達する。実践に関する治療上および制度上の基準は，評価シートの裏面に記載されている。

| スーパーヴァイジー氏名＿＿＿＿＿＿＿＿＿　　学期名＿＿＿＿＿

　この文書の目的は，スーパーヴァイジーとスーパーヴァイザー両者がスーパーヴァイジーの発達段階の領域を明確にし，次の学期のための目標を確認し，促すことです。以下の項目に，この学期でのあなたの進歩について端的に記してください。

1. セラピストとしてのあなたのストレングスは何ですか
2. セラピストとしてのあなたの弱点は何ですか
3. クライエントとのあなたの治療的ラポール* について評価しなさい
4. 専門家の実践基準** をあなたが満たしたかどうかについて説明しなさい
5. クリニックの方針と手続き*** にあなたがどのように従ったかを説明しなさい
6. スーパーヴィジョン・プロセスに対するあなたの理解力について述べなさい
7. 次の学期にあなたが望む少なくとも三つの目標を決めなさい
8. この学期全体を振り返ってあなた自身の評価は，0～5のスケールのうちどれか

0は該当せず，3は優れている，5は非常に優れている

スーパーヴァイジー　署名＿＿＿＿＿＿＿＿＿＿　年月日＿＿＿＿＿＿＿＿＿
スーパーヴァイザー　署名＿＿＿＿＿＿＿＿＿＿　年月日＿＿＿＿＿＿＿＿＿

* クライエントとの治療的ラポールには以下の項目が含まれるが，これらに限定されるわけではない
・対象家族全員とジョイニングすること
・同盟，連合に敏感になり，三角形に取り込まれるのを避けること
・多様なクライエントや課題に効果的に取り組むこと
・肯定的かつ非審判的な方法でフィードバックすること
・年齢，性，文化，人種，性的志向，身体障害，社会的経済的状態，宗教的志向などの課題について認知すること
・システム的視点から働きかけること
・スーパーヴァイジー自身の課題を認め，クライエントから切り離すことができ，自己開示を的確に行うこと
・対象家族全員に対して思いやり，温かさ，気づかいなどを示すこと
・セラピー・プロセスの方向づけにクライエントが手助けするように求め，治療的プロセスの本質にクライエントが力を貸すのを促すこと

** 専門家の実践行動基準には含まれないもの
・クライエントを身体的・言語的に非難すること
・クライエントとのデート，性的またはビジネス関係を含む二重の関係など，しかしこれらに限定されない
・見捨てること，無関心さ，あるいは非専門的行動によってクライエントを危険にさらすこと
・クライエントの秘密保持を侵害すること
・クライエントが危険にさらされている，あるいは児童虐待やネグレクトが疑われているのに法律またはクリニックの規定に従わなかったこと
・治療やクリニックの方針および手続きに対して十分に説明してインフォームド・コンセントを得なかったこと

*** スーパーヴァイジーに対するクリニックの方針と手続きに含まれるもの
・スタッフ・ミーティング，スーパーヴィジョンまたはクライエントとの面接で，無断欠勤しないこと
・セッションの前に適切な方法で面接室を準備して，去るときは次のセラピストのために面接室を整理整頓すること
・他のスーパーヴァイジーと協力してセラピー・ルームを使用すること
・専門家としての適切な服装を整えること
・時間通りにセラピーを開始して終了すること
・スーパーヴィジョンの振り返りのすべてのセッションをビデオテープに取ること
・同僚，家族療法クリニックないしはプログラム課程，学科，大学などの専門的評判を危険にさらさないように振る舞うこと
・記録を保管すること――すなわち，適切な時期と方法でファイルをすること，ケース記録にスーパーヴァイザーに毎週署名してもらうこと，記録を完了し署名をして月間記録を提出すること，スーパーヴァイザーとスタッフからの情報請求に適宜応じること |

図12.2　スーパーヴァイジー評価書式の見本

第12章 スーパーヴァイザーの責任と管理的側面のツール

年月日_____　スーパーヴァイザー_____

　この文書は,夫婦家族療法教育認定委員会（COAMFTE）の要件に従ってスーパーヴィジョン経験のフィードバックをスーパーヴァイザーに提示する目的で開発されました。この文書にあなたの回答をタイプか読みやすいよう活字体で書いてください。これにはサインをしないでください。記入後は_____へ郵送か持参してください。あなたの回答を他の人のものとまとめて整理するので,あなたを特定できないくらいの回答数になったときにスーパーヴァイザーに提示します。

1. あなたのスーパーヴィジョン経験すべてに関する意見を述べてください
2. スーパーヴィジョンについてのあなたの期待の中でもっとも重要なものは何ですか
3. あなたの経験では,これらの期待はどの程度達成されましたか
4. あなたのスーパーヴァイザーの強み*と思われる領域は何ですか
5. あなたのスーパーヴァイザーが不得意な領域は何ですか
6. あなたのスーパーヴァイザーによるスーパーヴィジョンに対して,あなたの総合的満足度を0〜5までのスケールで評価してください。
　　該当せず0,満足は3,非常に満足は5 _____
7. その他の意見

＊スーパーヴァイザーに求めるストレングス（強み）
・危険な状態にあるクライエントがいるかどうかを常にチェックすること
・スーパーヴィジョンは間違いを認めたり,間違いをしても安全でいられる場所とし,スーパーヴァイジーの問題点に敏感であること
・スーパーヴァイジーをエンパワーすること
・スーパーヴァイジーやクライエントに対して専門家として,尊重して接すること
・スーパーヴァイジーとクライエントの両者の年齢,性,文化,人種,性的志向,身体的障害,社会経済状態,宗教的志向などの問題に対して敏感になること
・助言は,臨床的に適切で,法規やAAMFT（米国夫婦家族療法学会）の倫理と一致していること
・時宜を得た方法で書類を作成し,またクリニックの方針と手続きに関して精通し,指導をすること
・スーパーヴィジョン・プロセスに他のスーパーヴァイジーを参加させること
・クライエントへの働きかけに理論的アプローチを柔軟に選び,またスーパーヴァイジーに理論の適用を探究させることをいとわない
・要求された文書に対してスーパーヴァイジーを助ける（たとえばケース記録や治療計画）
・スーパーヴァイジーのスーパーヴィジョン時間の正確な記録をつける
・ケース記録に必ずサインする
・スーパーヴァイジーのニーズを充足するためのスーパーヴィジョンを構成する
・時間管理の課題を意識すること。たとえば,それぞれのスーパーヴァイジーに十分な時間を与え,ライブ／ビデオに費やす時間の配分を管理すること

図12.3　スーパーヴァイザー評価書式の見本

　AAMFTの実践管理書式集には,スーパーヴァイジーに対する多くの評価ツールが記載されている（Hovestadt, 2001）。しかし,本書の序文とそれに続く章に述べたように,統合的スーパーヴァイザーが概念上や介入上のツールを柔軟に使用して,関係上の変化,スーパーヴァイザー・セラピスト・クライエントの発達段階レベル,三者の居心地のよさのレベルと様式,そして臨床上および診断上の対象家族の主訴などについて,システムに基づいたメタ理論による評価をするよ

うに勧める。Rigazio-DiGilio（1997）は，これと同様の助言をしている。

　最後に，スーパーヴァイジーにスーパーヴァイザーを評価する機会が与えられる。夫婦家族療法教育認定委員会は，そのようなフィードバックを要求する（COAMFTE, 2002）。Williams（1994）は，建設的なフィードバックのための触媒となるスーパーヴィジョン・フィードバック書式を作成した。図12.3にあるような方法を使用する人たちもいる。もし匿名で記入されその結果を適切な管理者に提出するならば，図12.3の調査は，士気を高めるのに役立ち，重要なフィードバック・ツールとして用いることができると考える。

目標達成尺度

　評価することはトレーニング・システムのどのレベルでも妥当性を示す。このシステムの多様性が限りなくあり，これに関わる人々のニーズや関心が独自性を持つとすれば，評価方法とプロセスも，そのトレーニングの場に特有なものとなるだろう。その場や対象者全体を網羅するような精密な定量化や比較化は可能ではないだろう。実際，これは，あなたの目標ではないかもしれないが，もし，目標であるならば，目標達成尺度（Kiresuk & Garwick, 1975）は，トレーニング・システムのすべてのレベルの関係者から妥当であるとみなされたトレーニングの成果を量的に評価するために使いうる方法である。目標達成尺度を使用することで，特定のケースのニーズを明確に記すことが可能となり，また，「成功」という言葉の定義の名のもとにそのケースを利用することができる。また，その成果が同一の尺度で評価されることから，諸ケースのそれぞれの介入の比較も可能となる。Smith（1988）は，それを個々の事例研究に効果的に適用し，Dalyと彼の同僚（Barnett et al., 1999 ; Daly, Witt, Martens, & Dool, 1997）はそれが実践中心のトレーニングの環境設定に役立つことを見出した。

　あなたはスーパーヴァイザーとして，それぞれのスーパーヴァイジーとめざす成果について交渉する。これには，トレーニングに対する個人的目標やセラピスト・クライエント関係について目指す成果も含まれる。あなたは管理者として，スーパーヴァイザーの言動あるいはスーパーヴァイザー・スーパーヴァイジー関係に焦点をあてるかもしれない。トレーニング・サブシステムの関係者はまた，トレーニング・システムそのものの環境に焦点をあてることもできるだろう。

　それぞれのスーパーヴィジョンの機能的レベルでは，妥当性のある成果としては5個ないしはそれ以上が典型的といえる（Smith, 1988）ので，容易に正確に

定量化することができ，これらの成果は特定の観察できる行動に固定されている。もしそのレベルが一つの変数で改良されるとしたなら，私たちはそれをどのようにして見つけ，何が見えてくるだろうか。理想的には，それぞれの項目に対する理論的解釈は，家族療法の統合的モデルやスーパーヴィジョンなどの確固たる理論的基盤をもつものである。

成果に関する個人的リストの各項目にそって5点の尺度範囲，すなわち，もっとも望ましくないトレーニング成果（−2）から，やや望ましくない成果，そして成功が期待されるレベル（0），トレーニングに対する最良の反応（＋2）までを付している。適切な参与観察者は，トレーニングのまとめとして，どの成果レベル（−2から＋2）が，成果スケール上の機能レベルをもっともよく説明するものであるかを決定する。もしそれが妥当であれば，総計のスコアが書類に記録される。

これと同じような書式についてLeeとBrann（1994）が述べている。それは，関係者が個人的経験に照らし合わせて自己の評価点数をつけるというものである。最後に，評価についての全体的な議論がトレーニング・システムの各レベルで望ましいとみなされる変数に否応なしに触れることになることから，私たちと他の人々が非常に重要だと考えるもの，レジリエンスについて記述したいと思う。

レジリエンス

著者たちは，評価プロセスにはレジリエンスを考慮に入れるべきであると考える。スーパーヴィジョンはコンピテンシーが基盤となっているとすでに述べた（たとえば第1章，13の基本原則の10）。レジリエンスに焦点をあてることは，この延長線上にあると思う。Walsh（1996）の家族に関する検討から推定するならば，レジリエンスの概念は，トレーニング・システムの関係者が危機やストレス下で対処する主なプロセスを確認し，強化するのに役立つ枠組みを提示すると考える。危機やストレスは，逃れうるものではない。トレーニングではスーパーヴァイジーの発達段階上のプロセス（第5章参照）で把握することができるものである。一方，問題状況は，対象家族が典型的に提示するものである。

レジリエンスの定義はこれまで変化してきたが，一般的な合意としては，レジリエンスの高い個人，夫婦，家族，ビジネス，トレーニング・システムを含めたその他の社会的ユニットには，トラウマ，状況変化，危険状態や他の形態のストレス下にあっても，うまく適応し，機能する力を発揮し，維持することができる

力をもつとしている (Cicchetti & Garmezy, 1993)。レジリエンスの高い社会的ユニットは，帰属の特性と支持的コンテクストからなり，ストレスに対抗する保護機能を果たし，調整に導く。

家族における子どもたちについて見出したものからトレーニング・システムを推定しようと思う（要約は Krovetz, 1999 ; Seligman, 1996 ; Walker & Lee, 1998 ; Walsh, 1996）。個人レベルでは，レジリエンスの高いスーパーヴァイザーとスーパーヴァイジーには以下の四つの特質があると仮定する。

1. **社会的コンピテンシー**：他者からの肯定的反応をひきだす力。たとえば，自分たちとヒエラルキーの上や下の人々あるいは仲間との肯定的関係をつくる
2. **問題解決スキル**：自身をコントロールでき，他者からの援助を求めることができる豊富な資源を準備すること
3. **自律性**：自己のアイデンティティの感覚をもち，自立して行動し，自己の環境をコントロールする力
4. **目的意識と未来志向**：目標，教育的向上心，粘り強さ，希望，またこれらに関する楽観性

トレーニング・チームという，より広範囲の社会的コンテクストにおける支持的システム要素には以下の項目が含まれる。

1. トレーニング・チームとそれぞれの社会的コンテクスト（たとえばトレーニング・プログラム，スーパーヴァイジーの臨床的環境）との境界線には透過性があり，外からの援助は可能になる
2. より広範囲の社会環境の中での凝集性
3. 管理的および仲間的関係の保護的影響。研究者によると，このような関係の中でもっとも保護的な性質のものとして，以下のものがある
   ・（時を経ても）安定した愛着関係
   ・個々人の感情的近づきやすさ
   ・恥と非難に対して温かさと受容の感覚

最後に，評価では，機能的ユニットとしてのトレーニング・システムそれ自身

がいかにストレスを扱うかに焦点をあてるかもしれない。レジリエンスに関する家族システムズ・モデルを，ここでは**トレーニング・システム・モデル**に応用して推定したものだが，相互依存関係のプロセスにみられる特性としてレジリエンスをみる（Choler, Stott, & Musick, 1995 ; Egeland, Carlson, & Sroufe, 1993 ; Walsh, 1996）。トレーニング・システムは，発達段階的システムであり，それは，継続的に変化し，また多様なコンテクストによって変化させられる。レジリエンスの高いトレーニング・システムは，既存の資源を使用し，新しいストレングスを発揮させ，危機の破壊的衝撃を最小限におさえる関係性を再編成することによって，ストレッサーに順応する。レジリエンスの高いトレーニング・システムは，危機に順応し，危機から益を得ることさえできる。多くの研究の中には注目すべき一貫性がある。その研究では，四つの特徴があり，基本的家族機能の促進と構成員の福利に不可欠であると指摘している。ふたたび，Walsh（1996）から推定すると，レジリエンスの高いトレーニング・システムとは以下のものを含むと考えられる。

1. 信念システムを肯定する。トレーニング・システムでは，危機的状況を活用し，いかにその意味づけをするかが課題である。私たちは何者であるのか，どうしたらよいのか，そして（「チャンス」や「個人的失敗」など），その出来事のどの事柄に意味があるのかについて，私たちの信念を互いに共有する。（「敗者」「勝者」「英雄的生存者」など）過去のスピリチュアルの価値や文化的遺産についての信念を共有することで，支援する上での悩みに意味を見出すことができる
2. 効果的なコミュニケーション・パターンを活用する。関係者は，その場で状況や自身の中で起こっていることについて建設的に話す力をもつ。彼らは，次に起こることに対応する方法を考え，フィードバックから互いに学ぼうとする
3. 柔軟で，凝集性があり，適応力のある関係を形成する
4. 外部のサポート・システムについて熟知し，それらを積極的に活用する

ストレスに耐える能力をもち，挑戦に向けて状況にうまく順応し，自信をもち，豊かな資源を活用できるように成長することは，クライエントと同様（Figley, 1997）セラピストにとっても非常に重要なこと（たとえば，Figleyの論評，2000b）

なので，未来のスーパーヴァイザーが，スーパーヴァイジー，スーパーヴァイザー，そしてプログラム評価において，これらの要素を取り入れる方法を見つけるように著者たちは奨励する。

文書作成，適正手続き，職務遂行の改善計画

　葛藤解決において，また協働作業をするうえで，あなたが使うスキルがなにであれ，かならずしもスーパーヴァイジーは分別がある人ばかりではないことに気づくであろう。そのうえ私たちは，訴訟好きな時代に生きている。それゆえに，セラピストの実践についてのあなたの懸念が生じたときはすぐに，具体的に，的確に，文書に書き留めておかなければならない（Welch, 1998a, 2001, 2003）。解決志向の専門家が開発した目標設定の方法を用いて，実施することを勧める（たとえばWalter & Peller, 1992）。つまり，セラピストが行ったこと，行わなかったことの問題点について文書作成をするときには，さらに，あなたの懸念を他人が理解できるように観察可能な言動に言い換えておくことを勧める。この場合，動機づけに原因を帰することはしない。

　論理的にいえば，不正行為や過失の本質は，用心深い人が起訴できるかどうかを考えるための証拠の量に影響を与える。セッション中に急に怒り出すこと，性的ハラスメント，あるいは酒に酔うなどの言動に対しては，文書の不備や紛失の場合よりもすばやく対応すべきである。しかし，私たちは法的弁護人から常にアドバイスを受けている。たとえば，スーパーヴァイザーとして不満を感じたとき，スーパーヴァイジーにその場で不満を告げるべきではない。突然に告げると，スーパーヴァイジーに，そのことについて苦情を訴える理由を与えることになる。スーパーヴァイザーとして問題言動についての懸念を文書に記録するだけでなく，問題になっているスーパーヴァイジーとの話し合い，改善計画，スーパーヴァイジーの返答についてそれぞれ日付の明記された文書に記録することが必要である。現代の基準では，人々や組織に関する明らかな不正ケースを除いて，実践改善計画を提案する義務がある（たとえばLangdon & Osborne, 2001）。この計画では，適切な実践が具体的にどの行動で，どのレベルで行われるかについて提示する。また，これらのスキルを身につける方法，上達を査定する方法，そして具体的な改善がなされるための期限を示している。上述のすべてに，スーパーヴァイザーの決断表明とスーパーヴァイジーのための適正手続きのメカニズムがなければならない。

この章における議論や概要は，やや法律的で，またおそらく不安を駆り立てるようなものであったかもしれない。しかし，経験を積んだスーパーヴァイザーや臨床教育者はこれらの問題すべての重要性を実践の中で長年にわたって学んできた。私たちの多くはキャリアの初期に手厳しいやり方で学ばされてきた。それは，事の重大さに気づかずナイーブであったか，または，自己の計画したキャリアを脅かされ，奪われたと信じ込んで怒りを表わしたスーパーヴァイジーによって示された敵意の度合いを真摯に受け取らなかったことによるものであろう。これらは，非常に重大な関心事であり，スーパーヴァイザーのスーパーヴィジョン・モデルと役割の明確な一部であることに留意してほしい。

　著者たちは，スーパーヴィジョンの実践的側面についての一連の章の最後でこれらの問題点を述べた。次に続く二つの章では，読者の皆さんがいろいろと検討できるように，統合的スーパーヴィジョン・モデルを明確にし，統合的アプローチの実践に関するいくつかの例を探究する。

第13章

スーパーヴィジョンにおける
あなた独自のモデルを明確にすること

Articulating Your Personal Model for Supervision

　この章は，他章と比べてさらに読者にとって各人各様の内容となる。ここでは，「スーパーヴィジョンの理念に関する考察（AAMFT, 2002a）」論文（監訳者注：認定スーパーヴァイザーになるための提出条件）を実際にまとめあげ，草稿する機会を与えることを意図している。読者がこれまでのエクササイズをやり終え，ノートにも記録し，さらに本章のガイダンスに従っていけば，この論文は自ずと完成されていくだろうと思われる。

　本書の冒頭で，読者には最良と最悪のスーパーヴィジョン体験を思い出すように求めた。それらの記憶を呼び起こすことで，読者にとって本書の内容が自己の体験と関連があり，効果的なスーパーヴィジョンについてすでに知っていることに気づいてもらうことを期待していた。スーパーヴィジョン・サービスの消費者として，すでに，スーパーヴィジョンのよさ，悪さ，ひどさについて独自の体験をしてきている。また，読者の「内なるスーパーヴァイザー」を感じることから開始してほしいと願った。それは，その部分が，読者自身の見解とアイデンティティを構築する方法に確実に影響を与えるからである。

　今や論文で，読者の内なるスーパーヴァイザーについて，スーパーヴィジョンの基本的な考え方や理念から論じるときである。多くのスーパーヴァイザー候補生にとって，このスーパーヴィジョンの理念に関する考察の論文作成は乗り越えなければならない大きな壁になるとFigley（2002a）が述べた。彼は，実践的なアウトラインを実際に提供した。これは，読者がこの課題を達成するうえで参考にしたいと思うかもしれない。しかし，本書の各章を読み，自己を見出し，振り返るためのエクササイズをやり遂げてきたならば，書く作業における，なすべきことのほとんどをもうすでに行ってきているといえる。これからすべきことは，読者がすでに書き終えたものを振り返り，整理してまとめ，参照することである。

本章を通して，考え方や理念についての文章は，スーパーヴィジョンについて信じているきわめて個人的な文章となるという意味合いであることを覚えておいてほしい (Storm, 2000b)。論文では，「私は……と信じている，私の理由としては……，私の経験では……」というように，主格の「私は」と所有格の「私の」という表現を使うことが求められ，それは受理されるための様式である。

　本章では，よく考えながら次のことを行ってほしい。まず，スーパーヴィジョンとは何かについて考える。そして自身の最善の判断ではスーパーヴィジョンがどうあるべきかについて……スーパーヴィジョンで扱うすべてのコンテクストに関連している関係者の一人ひとりの役割と目標を考慮に入れて，自身の考え方や理念について考察する。自身のスーパーヴィジョンの目標をリストにあげ，スーパーヴィジョンの基本原則を詳細に設定し，そして，自身のモデルを特徴づける主要な家族療法理論を説明してほしい。次に，個別スーパーヴィジョン／グループ・スーパーヴィジョン，ライブやビデオなどの事例検討の諸様式への時間の配分を具体的に示す。最後に，本書は，現代のスーパーヴィジョン文献を参照しているので，各章を一つひとつ実践してきたならば，今考えたり，論文に書いている内容は，その文献の刺激を受けている。そのため，今書いたものを見直し，どのようにそれが本書などで示されたスーパーヴィジョンの理論やリサーチに関連しているかを見極めること。その後，引用文献をつけ加える。ここまでのプロセスは表13.1にまとめられている。

論文を書き始めるにあたって

　第1, 6, 7, 8, 9章の自己発見エクササイズのノートにざっと目を通し，読者の記憶を呼び覚ましてほしい。読者は，スーパーヴィジョンを受けた豊富な体験からどんなことが価値あることかについて十分に学んできている。全体として，また，それぞれの発達段階において，役立ったことや役立たなかったこと，害にさえなったもの，あるいはまったく心に響かないような体験をしてきた。そのなかには，スーパーヴィジョン関係の本質に関わるものもあった。スーパーヴァイザーの特定の行動や反応もあった。長年にわたって獲得してきた知識に基づき，個人的に考えてきたスーパーヴィジョン理念の巨大像について，今が書き留めるときである。

　読者には理想的には，どんな人で，何をしたいのかを考えてほしい。**理想のスー**

第13章　スーパーヴィジョンにおけるあなた独自のモデルを明確にすること

表13.1　スーパーヴィジョンの考え方や理念の主要な構成要素

1. あなたが考えるスーパーヴィジョンの役割と目標を説明する
2. あなた自身のスーパーヴィジョンの基本原則を明確にする
3. あなたのモデルの基盤となる主要な家族療法理論を説明する
4. あなたがそれらの理論とアプローチを統合してきたプロセスを明確にする
5. あなたのスーパーヴィジョン・プロセスの全体図を説明する
6. あなたが選択した個人スーパーヴィジョンやグループ・スーパーヴィジョンそれぞれに対する具体的な時間配分を明確にする
7. ライブやビデオ，事例検討の諸様式について，あなたが望む活用方法を明確にする
8. スーパーヴィジョンの文化的側面へのあなたの認識とその具体例を明確にする。
9. 倫理的留意点へのあなたの認識とその具体例を明確にする
10. 契約上の，また，他の事務管理上の留意点を認識し，整理する
11. スーパーヴィジョンやその理論に関する文献を認識し，整理する

スーパーヴァイザーとなってセラピストといるさまを想像しよう。できるだけ具体的に，あるセッションを描く——部屋の内部，読者とセラピストの様子，服装，姿勢，表情など。そして，次のことを描写してほしい。

・セラピストは何をしていますか？
・読者であるあなたは何をしていますか？
・発達段階的構成要素が含まれていますか？
・あなたとセラピストが，スーパーヴィジョンについて，また互いについて，どのように感じ，考えていますか？
・これらの事柄を考慮に入れると，互いの関係性はどのようなものですか？
・どの一連の具体的な言動が，あなたとセラピストがうまく軌道に乗っていることを示していますか？
・あなたの描写したあなた自身やセラピストについての内容には，セラピストの人柄についての配慮が含まれていますか？　もし含まれていなければ，どんなふうにつけ足しますか？

これらのリフレクションを書きとめなさい。家族療法のスーパーヴァイザーの役割がどうあるべきか，またどんな行為かについて，読者の頭と心の中で考えた，大体の流れを描くようにしよう。

読者自身の具体的な目標と役割を明確にする

　論文作成の次のステップとして，第1, 3, 9章での自己発見エクササイズでのあなたのノートをもう一度見直しておくこと。ここでは，**スーパーヴィジョンを軌道に乗せたものに限定した範囲内**で，これまで明確にしてきた課題や構成要素を分類することを提案する。一般的なスーパーヴィジョンの側面（構造や技法）とスーパーヴィジョン関係という二つの見出しを設定するとよいと思われる。

　二つの見出しの中に，おそらくいくつかの抽象的な概念も含まれていると思われる。それらの抽象的な概念については，スーパーヴィジョンの特定言動を例示することで，さらに具体化してほしい。たとえば，「エンパワー」という言葉を用いた場合，そのアクションは視覚的にも聴覚的にも観察可能なものとしてはどのようなもので構成されているか。関係性について，あなたが「支持的」と書いたとしたなら，それに含まれる事柄は何か？　支持とは，「積極的に耳を傾けること」として表現できるかもしれない。しかし，その説明もまた抽象的である。そこで，「積極的に耳を傾けること」を観察できる言動を用いて説明することが役に立つであろう。最後に，これらの二つの見出しに書かれたリストを眺めながら，**読者の**スーパーヴィジョンの目標についてまとめること。この場合も具体的にまとめること。

　次に，ゆったりと座って，教師，社会的ファシリテーター，モニター，安心を与える者などスーパーヴァイザーの多様な役割について考える。教師としてのスーパーヴァイザーはセラピストが複雑さに対処し，理論を実践に統合していくことを助け，倫理や専門家としての規範を伝え，そして評価を行う（Caldwell & Diamond, 2000）。スーパーヴァイザーは，模範を示すこと，体験的学習をすること，対話，コーチングといった多様な方法で教師の役割を遂行する。スーパーヴァイザーは，社会的なファシリテーターでもある。スーパーヴィジョン関係を共に作り上げ，モニターし，そして学習のためのトレーニング・システムが安全な環境になるように努める。最後に，スーパーヴァイザーは管理者でもある。スーパーヴァイザーはクライエントの安全に責任をもち，スーパーヴァイジーの進歩を評価し，倫理・管理上の期待に合致しているかをモニターする。スーパーヴァイザーは，資格認定団体，職場，第三者機関から要求される記録も注意深くとる必要がある。

ここでは，さまざまな臨床の場にいる読者を想像してほしい。そのなかには，過去の場面もあれば，将来予想される場面もあるだろう。そこでのスーパーヴァイザーの役割とは何であろうか？ 読者がすでに体験した，あるいは今後期待されるであろうスーパーヴァイザーの役割をすべて列挙しよう。

読者であるあなたが列挙した目標，役割，臨床機関に焦点をあてて，あなたの理想のスーパーヴィジョン関係での自己を再考しよう。もう一度，あなたがこのようにありたいとするスーパーヴァイザーとして，セラピスト個人やグループに，教え，コーチングを行い，社会的ファシリテーターや管理的業務を行っているところを想像してほしい。目を閉じて，あなたが想像しうる，もっとも熟練したスーパーヴァイザーがいる場面を思い描こう。そのイメージの下では，あなたは理想としてどのような人で，どうありたいか？ あなたは，あなたの「仕事」をどう考えるのか？ その仕事のやり方についてはどう思うのか。もし，否定的なイメージが湧いてきたならば，しばらくそのイメージを消さずにおいて，その後に，それに代わってあなたはどうしたいのかを自問してみなさい。

ここまでのステップを終えて，読者のモデルはよりはっきりしてきたと思われる。読者はスーパーヴィジョンにおけるさまざまな役割遂行上の目標と，いかにそれをセラピストに対し遂行していくかについての目標の明確なリストができているはずである。

上位ルールと概念を見直す

第1章で設定したスーパーヴィジョンの13の基本原則を思い起こしてほしい。その基本原則は，効果的なスーパーヴィジョンには不可欠な構成要素であると著者たちが信じているものである。これらは非常に重要であり，もしも所属組織の管理部門がこの基本原則を無視，ないしは阻止することがあれば，スーパーヴァイザーの立場を辞することもあるだろう。実際にあったことだが，あるスーパーヴァイジーは自身が行った十分に記録で裏づけられた詐欺行為のために，学位取得の臨床プログラムから退去させられた。教授陣，弁護士，大学管理部門間の騒ぎが一段落した後で，スーパーヴァイザーであるプログラム・ディレクターは，管理部門からそのスーパーヴァイジーを元のプログラムに復帰させるようにと一方的に指示を受けた。さらにその後，このスーパーヴァイジーに対する**すべての**個人／グループ・スーパーヴィジョンには，非心理臨床のオブザーバー／「擁護

する人」を同席させる旨が告げられた。この経験をした著者たちの一人は,事実その職場を辞めたのである。

　ここで,このように深刻で,交渉余地のない状況下にスーパーヴァイザーであるあなたを置いてみてほしい。最初に時間を数分とって,理想のスーパーヴァイザーとなっているあなた自身をイメージしてみよう。そのときの障壁について思い描いてほしい。あなたが想像する限りでは,理想のスーパーヴァイザーになることを妨げるものには,あなたの中に,あるいは読者の周囲にどのようなものがあるだろうか？　さて,あなたの過去のよい,悪いスーパーヴィジョンの体験,あなたのスーパーヴィジョン関係の目標,そして肯定的・否定的なスーパーヴィジョンや社会的プロセスについてあなたが信じることすべてに基づいて,**あなたにとって特に基本となる,妥協することができないスーパーヴィジョンのルールを列挙しよう**（あなた自身が,大聖堂の扉の前に自分の信条を貼り出した宗教改革者マルティン・ルターだと想像しなさい）。それは,あなたのスーパーヴィジョン・プロセスにとって非常に重要であり,いかなる修正をも受け入れられず,職をも辞するほどの条件となる。

　譲ることのできないルールのリストには,以下の二つの**基本的な要素が含まれるべき**である（AAMFT, 2002a）。

1. あなたのモデルでは,治療とスーパーヴィジョンについて関係性という用語から概念化すること
2. あなたのモデルに含むべきことは,システムのさまざまなレベルで繰り返されるパターンや一連の反復作用を認識すること

個人的なリフレクションを加える

　読者は一体誰か？　スーパーヴィジョンの理念に関する論文では,読者であるあなたが信じていることについての個人的な記述となることから（Storm, 2006b）,読者自身の価値観やユニークな適応スタイルについて考え,そしてそれをあなたの論文に反映させていく必要がある。一方で,それらの要素はあなたにとって「道徳律」の事項であることに気づくこともよいだろう。第9章であなたはそのリストを作成している。たとえば,尊敬をどのように表現するのか,怒りはどの程度まで受けいれられるのか,どのような形態が,あるいはまたどのよ

第13章 スーパーヴィジョンにおけるあなた独自のモデルを明確にすること

うなことがプライバシーの侵害にあたるのかなど。もう一方で，あなたがどのように人生をプロセスし，問題解決に取り組んでいるかを見極めることも大切であろう。あなたは細部にこだわるタイプか，それとも大胆に取り組むタイプか。あなたは認知的か，それとも感情的か。あなたは傾聴と慈しみの価値を信じているのか，それともあなたは実行タイプか，問題解決タイプか。これらについて，他者があなたをどのように描写するかを考えてみるのはどうだろうか。もしあなたが『Myers-Briggs Type Indicator』（Briggs, 1980）や『16 Personality Factor Inventory』（Karson & O'Dell, 1975）などの性格分析テストを用いてプロファイルされた経験がなければ，次のエクササイズが役立つかもしれない。図13.1の人格の諸相を参照せよ。私たちが作成したこの表は，対となっている言葉を二極に置き，スーパーヴァイザーとして，またセラピストとしての読者自身を，直線上の位置にXのマークを付すことで，専門家としてプロファイルをするためのものである。読者が自分を「冒険的」だと考えた場合，これを証明するには，読者にとって重要な人物に，この表を使って同様に読者についてプロファイルしてもらい，その結果を話し合うことができるだろう。

　この段階で，これまでの人生経験，スーパーヴァイジーとしての体験，そして個人的なセラピーから得た教えに基づいて，読者であるあなたが理解してきた特性をあなたのプロファイルに加味することは適切であり推奨されることである。特に過去や現在の家族があなた自身の発達段階，セラピー，スーパーヴィジョンに与えた影響について，原家族ジェノグラムから何を学んだか。あなたが特にセラピーを受けている人について過敏になる事柄はあるのか。あなたが鈍感で滅多に質問をしない事柄はあるのか？　たとえば，互いに疎遠で，「礼儀正しく」，感情を表さない家庭に育ったスーパーヴァイザーは，対象家族の身体的愛情表現について，スーパーヴァイジーの見解を尋ねようとは思わないだろう。また，妹は「一人っ子」とよく冗談をいうスーパーヴァイザーは，対象家族の同胞間の関係性の問題についてスーパーヴァイジーに問いかけることはあまりないだろう。

　読者であるあなたが現在，そして将来的に担う多彩な人生役割を考えるうえで，あなたの中で利害衝突が生じるのはどこで，あなたはそれをどのように解決しようと考えているだろうか。譲れない優先順位はあるのだろうか。もしそうであれば，それは何で，相対的な順位はどうなるだろうか。たとえば，ある個人は次のように書いている。「基本的には，自分の子ども達のニーズを常に第一に考える。その次は，多分私のパートナーだと思う。でも，私の子どもやパートナーのニー

行動的な	....	内省的な
抑制的な	....	激情的な
冒険的な	....	保守的な
言語的な	....	映像的な
試行錯誤的な	....	分析的／系統的な
講義的な	....	体験的な
感情に焦点を当てる	....	思考に焦点を当てる
聴き手／養育的な	....	実行的／問題解決的な
放任的な	....	支配的な

図13.1　専門家としての人格プロファイル

ズが生死に関わらないときに，私のクライエントが大きな危機に直面しているならば，私はそのクライエントを優先して対応するだろう」。

理論的リソースを統合する

　第6章で行った経験的ノートを見て，うまく進行している最近のスーパーヴィジョンでの読者であるあなた自身を思い出してみよう。あなたのスーパーヴィジョン・モデルを特徴づける主要な家族療法理論にはどのようなものがあるか。そのなかで，あなたにもっとも適している理論はどれか。これらの問いに答えるうえで役立つものとして，Pitta（1996）は，Bowenの世代間理論として知られている例を，スーパーヴァイジーとの初回セッションの描写の中で示している。彼女は，スーパーヴァイジーをエンパワメントするという総体的な目標をもつスーパーヴィジョン課程にこれを拡大適用している。

　　私は，スーパーヴァイジーに対して，大きな全体の一部であるその人の機能を理解したい。私はスーパーヴァイジーの家族間の相互作用（三世代にわたるのが望ましい）について理解したい。これはジェノグラムを得ることで達成できる。スーパーヴァイジーがジェノグラムを提示したとき，私はボーエンのシステミックな理念を用いる。スーパーヴァイジー本人と彼らの家族システム内の不安，融合，三角形，分化，葛藤，遮断のレベルを探索する。私は，困難（行き詰まった）を生じさせる引き金と逆転移の課題とを明確にする。スーパーヴァイジーがジェノ

グラムを提示している間，私はコンテクスト的変数：ジェンダー，人種，民族的背景，婚姻状況，家族の位置づけ，地理的状況，社会経済的要因などを探す（p.16）。

同じく一人のスーパーヴァイザー候補生（Harper-Jaques, 2002）も書いている。

「セラピストが面接で用いたがっているセラピー・モデルを，私はサポートしていくことができるのか」と自問する。この問いへの答えとして，私はセラピストと，互いの取り組みに関する情報を提供するモデルについて話し合う……［しかし］私の臨床の枠組みは，ミラノ派，システミック，ビリーフ，ナラティヴというように多数の家族療法モデルによって特徴づけられている。私は，円環性，仮説設定，中立性，好奇心という概念を，スーパーヴィジョンにおける対話の内に取り入れようと努めている。私は，クライエント，クライエントの問題，そしてセラピストとクライエントとの関係性に関わるセラピストの信念に耳を傾ける。また，セラピストのクライエントに対する見方に影響を与え，面接の行き詰まりにつながりやすいクライエントについてのドミナントなディスコースにも耳を傾ける。私は多様な現実を受け入れる。ライブ・スーパーヴィジョンでのリフレクティング・チームを用いて，この多様な現実に触れてもらうようにしている。

第6章では，さまざまな家族療法理論の貢献について，また，読者自身の統合的モデルを発展させるための各理論に関連する要因の選択方法について検討した。そこでの検討と前述の2例は，理論に対する読者自身の見解をスーパーヴィジョンに組み入れるにあたってのよき出発点となると思われる。

スーパーヴィジョン様式を明確にする

第7章のノートに戻って，ライブ，ビデオ，事例提示法といったスーパーヴィジョンで取り入れられるアプローチの独自の特徴についての検討を振り返ってみよう。また，個別スーパーヴィジョンやグループ・スーパーヴィジョンのストレングスと留意点を取り扱った第8章のノートも見直そう。読者であるあなたがスーパーヴィジョンをするときには，様式によって提供可能なこと・限界などがあるが，たとえば，実践を行う環境の限界について，また，スーパーヴィジョンでの理論などを考慮に入れたとき，あなたは，ライブ，ビデオそして事例提示法

などのスーパーヴィジョンのそれぞれの様式に，どのような時間の配分をするのか。個別スーパーヴィジョンとグループ・スーパーヴィジョンを行う配分比率は，理想的にはどれくらいか。あなたのスーパーヴィジョンの理念に関する論文では，スーパーヴィジョン様式についてのあなたの判断と，どのようなときに特定の様式を他の様式よりも優先させるかに関して，その根拠も追記してほしい。

理論やリサーチを引用する

　読者であるあなたがこれからスーパーヴァイザーとしてどんなことを行うのかについて規定するモデルは，これまでも探求してきたが，あなたのスーパーヴィジョンの目標と言動が，本書で提供し引用してきたスーパーヴィジョンに関する理論やリサーチと，どのように関連しているかを認識することも大切なことである。あなたがこれまで書いてきたものを点検し，適切な箇所に家族療法分野での最新のスーパーヴィジョンの参考文献をつけ加えよう。あなたが考えたことと，理論家や研究者が最善の実践とする事柄とのつながりに注意してほしい。あなたの帰属性に寛大であるように。Storm（2000b）は，二つの「致命的な欠陥」への注意を喚起している。彼女は，スーパーヴァイザー候補生が，スーパーヴィジョンに関する文献ではなく，セラピーに関する文献を引用していることをよく見ると言っている。また，彼らは自分たちの考えを妥当化する文献を見つけていないと指摘している。したがって，仲間に依頼して，あなたのスーパーヴィジョン・モデルと最新の**スーパーヴィジョン**理論やリサーチとの関連性を見つけ出してもらうことは，あなたにとって役立つかもしれない。

スーパーヴィジョン理念の論文に関する
AAMFT（米国夫婦家族療法学会）の執筆要綱

　AAMFT（2002a）では，スーパーヴィジョン理念の論文を，行間をあけずに約3頁程度でまとめるよう記している。スーパーヴィジョン課程の講義の一環としてこの論文を書く場合には，講義担当者が読者であるあなたの論文を論評するだろう。どの場合でも，あなたのスーパーヴィジョンをトレーニングしたメンター（指導者）との話し合いが必要である。スーパーヴィジョン理念の論文では，AAMFTの七つの学習目標（AAMFT, 2002a, 本書の序文に掲載）が，読者自身

の家族療法のスーパーヴィジョン・モデル実践に統合されていることを示さなければならない。あなたのトレーニングをしたメンター（指導者）は，次の基準に従ってあなたの論文仮説を導いた理論原理を評価することを求められている。

- 治療モデルとスーパーヴィジョン・モデルについて，関係性という用語で考察したか
- さまざまなシステム・レベルにおける相互作用のパターンと連鎖への認識を示したか
- 最近のスーパーヴィジョンに関する文献を引用し，家族療法のスーパーヴィジョンについての知識を示しているか。また，スーパーヴィジョンの理念とその方法は，最新のスーパーヴィジョン文献と関連づけられているか
- セラピーの理念とスーパーヴィジョンの理念，またその両者のつながりを明確にすることにより，あなた自身が拠って立つ理論志向が明らかになっているか
- 発達的，生物的，社会文化的，ジェンダー，原家族からの課題に発展していく多層の意味づけに敏感であったか
- 個人的価値観，信念，人生経験や理論的仮説が，どのように読者のスーパーヴィジョン理念やスーパーヴィジョンの実践に影響を与えたかについて記しているか
- 一つの特定のモデル準拠であっても，統合的観点からであっても，理論的一貫性を示しているか。後者であれば，複数モデルの統合を論理的に説明しているか
- あなたのスーパーヴィジョン方法の選択論理と，それらの方法がどのようにあなたのスーパーヴィジョンの目標達成を推し進めるかについて提示しているか

理念論文を書き上げる

これまでのディスカッションや私たちが示した多くの課題リスト，それらのデータをプロセスして，統合してきた読者であるあなた自身の体験を基に，今こそあなたを解放するときである。スーパーヴィジョン理念の草稿に取り掛かろう。今まで記録してきたノートを参考にして，時間を十分にとって想像力を働かせて

みよう。最高のリフレクション，理解，そして考えを文章に反映させるのである。
　次章では，スーパーヴィジョンを実施するにあたり，その統合的モデルの価値と効果についての実践例を示す。

第14章

統合的スーパーヴィジョンの実際

Integrative Supervision in Action

　ここまでは，読者が自分なりの統合的スーパーヴィジョン・アプローチを導き出せるように，初心者のための統合的スーパーヴィジョン・モデルおよびその基盤について論じてきた。この章もまた，読者であるあなた自身に焦点をあて，著者の一人である Craig が完成した統合的モデルを適用した例について説明する。スーパーヴィジョンの2例が紹介されているが，それぞれまったく異なった結果をもたらしている。最初のケースは，第5章で論じた発達段階的モデルの諸側面から描写されている。ここでは，一連のスーパーヴィジョン・トレーニングのプロセスに沿って，スーパーヴァイジーの発達段階を示す**四期モデル**を用いる。

1. **開始期**：スーパーヴァイザーとスーパーヴァイジーが互いに理解し合うというコンテクストの中で，スーパーヴァイザーはスーパーヴァイジーの長所と短所をアセスメントする
2. **初　期**：スーパーヴァイジーがセラピー・ルームでシステム的な概念を適用できている
3. **中　期**：スーパーヴァイジーが「家族の生きた歴史」とそこに現れるシステムの読み取りを習得している
4. **終結期**：スーパーヴァイジーが家族の変化を概念化し，それに基づきセラピーが実践できている

スーパーヴァイジーの優れた認知能力が
スーパーヴァイザーを混乱させたケース

　このケースは，振り返りの際に，よりによってどうしてあのセラピストのスー

パーヴィジョンを引きうけてしまったのだろうと考えてしまうようなトレーニング・ケースのひとつである。読者もまた，このような経験をこれからするだろう。私は，スーパーヴィジョンを引き受ける前に，かなり徹底したスクリーニング・インタビューをすることにしているが，このセラピストにもそうしたのである。しかし，今こうして書きながらも，いまだに「危険信号をどうして見逃してしまったのか，気にとめなかったのか」と思う。

第一回スクリーニング・インタビュー

　ジムが家族療法のスーパーヴィジョンを希望した目的は，以前からこの分野に関心があったからである。ところが，彼が在籍していた大学院の専攻には，その種のコースやトレーニングは一切なかった。彼はまた，いずれは開業したいとの希望をもっており，家族療法を専門にできればとも考えていた。この面接の時点で，彼は地域の精神保健センターに勤務していた。インターンシップは退役軍人病院で終えてはいたが，それはいわば伝統的なものであったため，そこでの彼は，家族や夫婦それに子どもに関わる諸問題について経験する機会はほとんどなかった。ジムは，心理学の博士号をもっていたが，それは調査研究をベースにしたものであった。また，最初の修士号は化学に関するものであった。彼の成績証明書は一貫して好成績であった。

　ジムは 28 歳で，卒後の臨床経験は 2 年足らずであった。独身であり，別の地方に住む原家族とのつきあいは限られているとのことであった。また，もう一つの生涯をかけた目標である個人パイロットのライセンス取得のための最終段階にいた。

　全体的に見て，ジムのモチベーションはかなり高く，独学ながらも多くの書物を読んでおり，またワークショップへの参加などを通じて，家族療法に関する文献についての知識も豊富であった。彼は，かなり広範囲にわたる家族に関係するケースに対して接近手段を持っていた。また，上司からは，外部スーパーヴィジョンを受け，必要に応じてケースをビデオ録画する許可もとっていた。私との二度にわたるスクリーニング・インタビューでは若干「よそよそしく」みえたが，頭がよく，分析力もあり，反応も十分なものという印象を受けた。私は彼のスーパーヴィジョンを引き受けることにし，毎週 1 時間，私のオフィスでスーパーヴィジョンを行うことになった。また，ジムはすでに博士号をもっており，一般的な臨床経験もいくらかはあるが，私の役割は，まずは家族療法の初心者としての彼をスー

パーヴィジョンするということで合意した。彼はこの契約に賛同し，やる気十分に見えた。

開始期：相互に理解し合うというコンテクストの中で，スーパーヴァイジーの長所と短所をアセスメントすること

　スーパーヴィジョンの契約が成立した後に，私はセラピストのことを知るためにいくつかの開始時期の面接を行うことにしている。そこで，スクリーニング・インタビューで得た私の最初の印象をスーパーヴィジョンの作業計画に組み込む。通常，私は自分自身のトレーニングや治療経験についての個人的な考えをスーパーヴァイジーと共有することにしている。この開始期において，セラピストは，私について知る機会があり，私のスタイルや個人的オリエンテーションについて予想できる機会となる。どこから始めるか，また，どのように始めたらよいかを含めたジムとの第一回スーパーヴィジョン計画は，彼の家族療法に関する理解の程度，ケースを描写する際の専門家としてのスキル，私との関係における彼の個人的なスキル，さらに危険信号の存在の有無に基づいて作成された（これらの質問の概要については第3章で示している）。

　さて，出だしはなかなか好調と思われた。ジムは，自分が家族療法における単なる初心者ではないということを示すためか，家族システム論に関する専門用語を多数駆使し，理論的な質問を多くしてきた。しかしながら，第2回目のスーパーヴィジョン・セッションが終わるころ，私は腹部に緊張を感じはじめた。この緊張は私にとって，これでいいとは思えなかった，あるいは，自分が何かを見落としているのではないかと思わせる兆候であった。ただ，この時点で思いあたった課題としては，ジムがやや横柄であり，資料や意見を「完璧」に非のうちどころのない形で提示しなければならなかったという点であった。

　ジムはまた，私が以前受け持ったスーパーヴァイジーを少し思い出させることになった。熟練した精神分析家であり，生育歴を詳細に確認し，演繹的思考の傾向があり，動機の解釈に固執している。私は当初，ジムのこのようなオリエンテーションにやや魅力を感じていた。というのは，理論的な議論や仮説をひやかしたりすることが好きだからである。しかしながら，ジムには，自他の感情を認知し，それに反応し，接近するという能力がまったくないことが次第に明らかになってきた。スーパーヴィジョンを開始して3回目か4回目のセッションで，私は彼の知的かつ分析的な能力に惑わされていたこと，そして，彼にとっての有益なスー

パーヴィジョンを提供することは当初考えていたよりもはるかに難しいものであることに気づいたのである。

　この時点までのジムの特質については，次のように私自身のスーパーヴィジョン・チェックリストに記している。

- ジムは，家族療法の分野に関してそれなりの知識はもっており，システム論の用語を使うことができる。
- 彼の知識は理論に限定されたものであり，それは文献やワークショップを通じて得たものである。また，正式な家族療法のコースを修了していない。
- 彼は，これまでのスーパーヴァイザーから，彼の理論的知識を実際の臨床場面のダイナミクスに適用することを要求されたことがない。たとえば，境界線といった特定の概念が，当の家族面接の経験の中でどのように現れるかを推測することすらできなかった。
- ジムは，実際の対象家族との面接場面でも，このような概念がどのように現れるのかに気づくことも，経験することもできなかった。彼は，三角形の関係の定義は知っていても，実際の家族においてそれを認めることができなかった。面接ビデオテープで私が三角形の関係にある家族メンバーたちを示してみても，なお，それを認めることができなかった。
- ジムは，退役軍人病院でのインターンシップで，仕事に関して伝統的な心理学者からさえも丁寧なスーパーヴィジョンを受けたことがなかった。彼はトレーニングをもっぱらコンサルタントから受けていたが，それは診断が正確に下されているか否かの確認だった。実際，緊密なスーパーヴィジョン関係の中での私の役割に落ち着かなくなり，彼のまわりで生じているダイナミクスを定義し，説明し，選び出すことの要求にジムは従わなかった。
- ジムは私のことを押しつけがましいと思っていたに違いなく，自分の知的能力を頼りにして，なんとか回避しようとしていた。たとえば，あるスーパーヴィジョン・セッションの折，彼は，週末に準備し読み込んだ家族療法の文献からの家族システムにおける三角形の関係に関する注釈つき文献解題（論文集）を持ち込んできた（実際その論文集は，私が見たものの中でもなかなか優れたものであった）。
- 彼のケース・レポートと面接ビデオテープ2本を彼と一緒に見直したが，ジムは家族における感情のプロセスはおろか，基本的な臨床上の相互作用的な

ダイナミクスを認識する臨床能力にさえも限界をもつことが明らかとなった。
・ジムには,彼が治療的介入に関して話すことを許さず,まずは家族のアセスメントを綿密にして,彼が対象ケースの臨床的なダイナミクスを実際に見て,描写できたことを私に納得できるように説明してほしいと言うと,彼はすぐさま不満を露わにした。私は,彼に再考するための家族アセスメントに関するモデルの論文も提供した。

　スーパーヴィジョン・セッションの5回目には,ジムは確かに利口で,読書量も多いが,家族療法の重要な基盤となるものが欠如していることを認めざるを得なかった。そしてもっとも明らかになってきたのが,ジムが,自分自身についてはもとより担当ケースに関しても,彼自身の情動面での資源を認識し,それに接近していくための内的な能力に欠けているという点であった。
　スーパーヴィジョン・セッションで,彼が頼りとしている分析的な能力を私が容認してきたから,彼はまだ特に防衛的になっていなかった。彼は知的能力のお蔭で,容易に大学院に進み,そして飛行機の操縦の勉強もこなしてきたのだろう。しかし,一旦ジムの情動面での欠陥を批判しようものなら,彼の抵抗はすぐに強まることが予想できた。
　そこで,私は,ジムが家族機能について認知的な観点から統合的に捉えるための地図を作るという,ややリハビリテーション的な内容のスーパーヴィジョン計画を立てた。ジムには出来事を知的化させ(そうせざるを得なかったということもあるが),同時に,彼の家族機能に関する理論的モデルを実際の家族の中で認知できるダイナミクスに組み込んで見ることができるように,さらに,これらのダイナミクスを実際の臨床プロセスで確認できるようにサポートした。
　彼の情動面での欠陥についてはしばらく私の頭の中にのみとどめておくことにした。この部分でジムの抵抗を刺激してしまったなら,これらが彼自身の発達,あるいは,原家族との距離に関わるさまざまな問題と本質的にリンクしてくるので,彼をもう一度基礎的な概念に集中させるのが困難になるのではないかと懸念した。また,ジムが今後,家族療法における介入や臨床プロセスをどの程度マスターできるかということについては,正直かなり懐疑的にはなっていたけれども,それでもなお,基礎段階的なことにいくらか取り組んでもらってどこまでできるかということだけは確認しておきたいと思ったのである。この選択は,スーパーヴァイザーであれば誰もが行わなければならないものである。しかし,そこには

スーパーヴァイジーがシステム的に考えられるようになるだけでなく，臨床現場で実際にシステム的に援助ができるようになるために超えなければならない，いわば見えざる線が横たわっている。その線を超えるべく，もがき，苦闘しているスーパーヴァイジーとどこまで付き合っていけばよいか，これこそ，スーパーヴァイザーに常に問われているものである。

初　期：セラピー・ルームでシステム的な概念を適用できること

　システム的な概念を使いこなすにあたり，私の統合的アプローチが有益だろうと考えた。より広範な資源の中からであれば，ジムの集中力を高めるのに役立つものを選択できる。単一のアプローチ，たとえば戦略的なもの，あるいは原家族に焦点をあてるものだけを選択したならば，おそらくそれらに見合う臨床データだけに目が行き過ぎて，ジムはよりよいシステム的な基礎を得ることができなかったであろう。また，そうしたやり方は，生きたケースに不安をもつジムをさらに落胆させることになったであろう。

　私たちはまず，家族システムの概念リスト（第3章）から始めた。ジムに，家族機能にとってきわめて重要と考えている三つの概念を選択するように指示した。彼が選んだのは**ヒエラルキー，境界線**，そして**三角形の関係**であった。彼の担当の両親と子ども二人というケースのビデオテープを提出させ，これらの三つの概念を確認することに集中してほしいと言った。翌週，私たちは30分間そのビデオテープを見た。第一に，ジムは家族メンバー間での相互作用の何を見ればよいのかも分かっていなかった。彼は行き詰まっており，「間違い」を恐れてダイナミクスの推測すらできずにいた。この段階をややおもしろおかしく指導していくと，ジムは家族のヒエラルキーに集中したが，ここでも家族の中で父親か母親が本当に主導権をもっているのかという判断に行き詰まってしまった。ジムは，じっと考えているうちに，母親，父親それぞれが彼自身に向けた詳細な言葉の中にその根拠を見出そうとした。しかし，彼はこの面接中，子どもたちと両親との相互作用，子どもたちと自分との相互作用，また，家族のメンバー全体の相互作用をも考慮することはなかった。

　そこで，私は「よきシステミック・スーパーヴァイザー」として，ジムに，ゆったり座って，テープで家族の様子をただ見るようにと指示した。音も消してみた。ジムは完全に当惑し，私たちはそのことについて二人で笑うことができた。しかし，そうした機嫌のよい状態にあっても，ジムはプロセスの問題点について推測

することや確認することができなかった。次に，自分のその他のケースを見直し，リストにあげた家族ダイナミクスのいくつかを確認できるビデオテープを次回に持ってくるよう伝えた。実際に担当したセラピーをみるときには「音を出して見てもいいからね！」とユーモアたっぷりにいった。というわけで，私はジムに対して，ものごとをシステム的に見ることと考えることを教えると同時に，オフィスでの日々の実際のケースを記録し，彼自身が見失わないようにサポートするという二重の役目を果たすようになっていた（特にこの後者の問題に関して私は非常に心配になっていたのである）。

　ここで統合的スーパーヴィジョンのモデルが基本的資源となることを見出すことになる。私は，ジムにいきなり体系的ではない，コンテクスト上意味のない臨床的な介入をするように指導することよりも，このモデルを使ってシステム的な思考基盤を習得できるように専念してサポートすることができた。

　ジムにとって，これはまさに最良のスタートラインであった。この段階で彼も私も成功すれば，ジムが今後この職業を続けて行くうえで，必要なシステム的な知識と考え方の基礎を身につけることになるだろう。また，スーパーヴィジョン・セッションで提示しているケースを一歩下がって観察し，より大きなシステム的な像で捉えることができるようになるだろうと考えた。スーパーヴァイジーたちはそれぞれの職業経験をして多様な介入方法やテクニックを学んでいくことになるだろう。しかし，彼らがこの初期段階での統合的トレーニングで学んだことは，今後扱うすべてのケースの見方を形作るうえで，将来的に臨床家としてある程度の成功を収めるうえでも影響を与えるであろう。

　ジムに対して，ビデオテープの宿題と焦点を絞ったスーパーヴィジョンはその後8週間続いた。彼は相変わらず自分のケースにおけるダイナミクスの確認に困っていたので，私は彼にMinuchinの臨床テープを何本か検討するように勧めた。それは，Minuchinが家族面接をした後に彼自身が気づいたダイナミクスについて論じているものであった。これはほんの少しの間，ジムにとって役に立った。明らかにこの練習課題は，彼が関わっているケースとは直接的には関係がなかったので，彼はいつもと比べて不安もなく，より客観的でありえたのである。ところが，ジム自身の対象家族の最初のビデオテープに戻ると，彼は相変わらずヒエラルキーを特定するのに苦労した。

　ジムは，いつもの有能な分析能力が通用しないため，だんだん挫折感を強める一方であった。そこで，客観的により大きな像で捉えていないのではないかと私

が言ったことでいくらかの進展は見られた。しかし，それでもまだ言われていることが十分理解できていなかった。そこでさらに，この家族における権力は，彼がもっぱら焦点をあてていた両親のどちらかではなく，ひょっとすると親の役割を果たしている年長の子どもにあるのではないかと指摘した。ジムは，15分近く不可解な表情をしながら，どういうことなのかと推し測った末に，ようやく理解し始めた。このことは，彼がシステム的に考えられるようになっただけでなく，頭（読書に基づいた知識）で理解しただけでもなく，目の前の臨床データから多くのことが得られるのだということに気づいた第一歩となった。彼は，焦点を子どもに移すということが理に適っていることを理解することで，少なくとも認知レベルの扉を開けたようであった。

　次の8週間，ジムは少しずつだが，進歩を示した。少なくとも臨床場面でのダイナミクスに目を移すようになっていた。彼は，自分がその家族に対して何をすべきかだけではなく，家族の中で実際に起こっていることに焦点を置くようになった。私たちはシステム的な概念のリストを徐々に増やしていき，ジムはついにそれらすべてを家族ビデオで確認できるようになった。これは彼にとっては大きな達成感となった。複数の家族メンバーによって展開されたダイナミクスを確認したプレゼンテーションを行ったとき，彼は嬉しそうだった。

　この目標の達成は，私にとってはスーパーヴィジョンの初期段階の完了を意味していた。ジムの進歩は認知的機能にやや限定されたものではあったが，この段階でシステム論的に考えるための基礎はできていた。仮に私が臨床的な介入にもっと焦点をあてていたなら，ジムはこれを習得する重大な経験を逸していただろう。もっとはっきりいえば，彼は臨床的に何かをしようとしてフラストレーションを起こし，スーパーヴァイジーとしてはおそらくかなり落ち込み，もしかすると，自滅的にさえなっていたかもしれない。個々のケースが短期，長期にわたって何を必要とするかという情報に基づいた統合的な判断を下す能力もないままに，クライエントに相当な数の介入をしてしまうセラピストになっていただろうとも想像できる。私は，他にもそのような方法で臨床している家族療法家を含むセラピスト初心者たちを見てきた。そのような非統合的アプローチは，長く続いている腹痛を訴えてかかりつけの医者に行っているのに，はっきりした診断に基づくことなく，抗生物質から始まり，ステロイド，抗うつ剤，抗不安剤と次々処方されるのと似た状況である。

　統合的モデルのもとに指導しているスーパーヴァイザーにとって，最初の目標

第14章　統合的スーパーヴィジョンの実際

はシステム的な概念や考え方の基礎をしっかり植えつけることである。この基礎はアセスメント／診断過程でも活用され，さらに，これらの判断をもとに，情報に基づいた，その後の介入を選択できるのである。

中　期：「家族の生きた歴史」とそこに現れるシステムの読み取りを習得すること

　スーパーヴィジョンの中期では，セラピストに教え，駆り立て，直面させ，おだてて，家族システムがそこにあることを体験させることに焦点をあてる。ある意味，Ackerman（1968）が「家族の生きた歴史を浮かび上がらせる」ようにセラピストたちに勧め，論じたことと似ている。しかし，それだけではない。このステップでは，一つのシステムとしての家族に参与，関与することを学ぶことになる。ここで多くのセラピストの初心者たちは失敗してしまう。この後，スーパーヴィジョンの中で作らせたシステム概念のチェックリストを実行に移す段階であり，対象家族がどうまとまっているかを吟味し，その家族の構成やプロセスのどの点がユニークなのか，家族内の権力はどこにあるのか，そして，それぞれのメンバーの関わり方を理解できるようになる必要がある。**これは，理論と実践を統合する第1歩である。**

　セラピストは**構造**（そのシステムの相互作用的構成）と**プロセス**（そのシステムの相互作用的データおよび情動）の間を往き来することを学ぶ。ここで，セラピストの初心者に別の生のシステムを体験させ，関わることについて教えることは，常に興味深いプロセスである。なぜなら，先に論じたように，セラピスト自身の原家族体験のユニークな特性を引き出すことになるからである。

　ジムにとって，これは彼のスーパーヴィジョンにおける最難関の局面であった。彼は，家族メンバー間にあまりかかわりがみられなかった原家族の出身であった。成長期において，愛情や思いやりの表現は明らかなものではなかった。彼は両親や二人の姉妹とも，近しくはなかった。彼は，家族とうまくやっていく認知的な術を身につけていたが，情動の使い方は身につけてこなかった。セラピストを目指そうする者にとって，家族のメンバー間で情動の分かちあい方を示す内的モデルを持たないこの種のパターンは，重大な欠陥となりうる。これらの不運なセラピストたちは，自分自身やクライエントの情動の表現や理解に悩むのはもちろん，対象家族が情動的な反応を示したときには非常に居心地が悪くなるのである。これは，セラピストが傍観者的になり認知的にしか対応できず，通常，非常に分析

的になると解することができる。まさにこれと同形のことが，私が審査面接において すでにジムに対して感じていたものであり，彼のこのような特徴こそ危険信号であった。ジムは，個人であれ家族であれ，いずれのケースにおいてもこれらすべての特徴を示したのだが，さて，これからどのように進めていくべきだろうか。

　ジムは，初期の段階でシステム論の概念を認知的に統合することができていたので，構造上の諸課題を視覚化することができた。もちろん，実際のセラピーの流れの中で彼がこれらの特質に気づくことは困難であった。なぜなら，対象家族内の情動のプロセスを確認したり，経験したりすることができなかったのである。それは，面接室で実際に彼の目の前で起きていることと，彼の頭の中の知識との間をつなぐ通路が抜け落ちているかのようであった。いつも，彼は対象家族との面接において質問することに終始していたのである。彼は，セラピストの初心者のほとんどが経験する不安を乗り越えたときでさえ，なおも多くの認知的な質問を投げかけ続けた。それは，彼がその対象家族とどう関わればよいのか，あるいは，彼らが経験していることをどう彼に表現させればよいのかが分からなかったからである。

　ジムが認知的なアプローチの諸側面をわずかでも統合できることを期待して，彼の原家族体験やそこでの役割について彼と一緒に探ってみた。それによって原家族に対して認知的にコーチングをすることができれば，スタートを切ることができるだろうと思ったからである。しかし，これはほとんど効果がなかった。彼自身が見出し，臨床の仕事に適用できるような原家族のデータは，ほとんどなかった。そこで，私は，ジムに補助的に個人療法を受けさせることも考えた。しかし，私がスーパーヴィジョンで彼の情動的な気づきに接近できないのだから，ジムにセラピストをつけたところで，大差ないだろうと判断した。

　私は，スーパーヴィジョンにおいて担当セラピストに行き詰まりを感じるようになると，セラピスト自身の生活体験のさらに広範なシステムに手掛かりを求めることにしている。しかし残念ながら，ジムにはこの数年，緊密な個人的関係は見当たらなかった。もし，そのような関係を持っていたならば，カップル・セラピーを受けさせたかもしれない。それができていれば，彼が処理すべきなんらかの生きたデータが提供されただろう。ジムがペットを飼った経験でもあればいいのに，とさえ願ってしまった。私はかつて，ペットを使ってセラピストや家族がもっている対人相互関係における個人独自のモデルを確認したり，探ったりしたことがあったからである。

そこで私は，ジムが現在の生活状況において唯一の対人関係の経験として報告したもの，つまり，彼の臨床ケースに焦点をあてることにした。私たちは彼の面接ビデオテープや他の家族療法家による指導ビデオテープを何本か見始めた。認知的・分析的スタイルに頼りすぎるスーパーヴァイジーの場合によくするように，私は音声をオフにし，じっとジムと座って，面接の非言語プロセスを一緒に観察して何が起きているのかを検討してみた。ジムがこのスーパーヴィジョンにおける介入に対して，少しでもやる気を感じ始めるまでに，たしか5時間はかかったと思う。それでも，対象家族における彼の位置を同定できるような彼自身やクライエントの言葉がないとき，彼はどうしたらよいかと途方に暮れてしまった。

同時に，私はジムに面接中の対象家族との時間をゆっくりとるようにと指示し，彼がやるべき課題は，普通の社会的状況におかれた場合と同じように，ともかく，ごく普通に彼らと語り，知り合いになることであると伝えた。この練習課題は，ビデオテープを見ながら面接過程を検討することよりもうまくいった。彼の職場では，ライブ・スーパーヴィジョン（ワンウェイ・ミラー使用）を導入できるような環境ではなかったので，彼が担当しているカップル・セラピー1ケースおよび家族療法2ケースの継続面接に私が同席することを申し出た。それは，彼の担当ケースについて，口頭報告やビデオテープによる検討だけではそれほど効果をあげることができないとわかったからである。彼の担当ケースに私が同席し，実際のプロセス課題をとりあげながらモデルを示した。

このようなライブ・スーパーヴィジョンでは，対象家族に対しては，私がセラピストのスーパーヴァイザーであり，コンサルタントであると自己紹介をするようにしている。個人的には，オブザーバーとして黙ってセッションにサイレント・スーパーヴァイザーで参加するのはどうも居心地が悪い。また，これまでの経験ではそうした状態は対象家族にとっても落ち着かないものである。またコ・セラピストという役割は，多くのトレーニング・プログラムでは採用されているものであるが，私はこの役割が好きではない。なぜならば，スーパーヴァイジーが果たすべきセラピストとしての役割を低下させてしまうと考えるからである。

ときには，初心者のセラピストがスーパーヴァイザーの実際の面接での技術を観察することが有益な場合もある。しかし，私はそれを常に慎重に用いてきた。普通は一連のトレーニング・プロセスの初期にのみ用いる。私がコンサルタントとしてのアイデンティティを持つほうが，スーパーヴァイジーにとっては，専門家としての成長に役立つように思う。というのも，スーパーヴァイジーが継続

的にセラピストとしての役割を果たすのに対して，コンサルタントはあくまでその補助的な役割をとりながら，なおかつ対象家族と直接関わることができるからである。このような仕事では，目の前の対象家族のためにスーパーヴァイザーは全力をあげてセラピストをサポートし，エンパワーのための努力を惜しまないことが何よりも重要である。

　スーパーヴァイザーがスーパーヴァイジーと共に面接室に現れ，そのまま面接を乗っ取ってしまうのを見てぎょっとすることがよくある。しばしばセラピストは脇に追いやられてしまうのである！　このようなやり方は明らかにスーパーヴァイザーのエゴの問題であり，セラピストにとっては生産的ではない。かつて私がコンサルタントとして携わっていた大きなクリニックの博士課程研修プログラムで，そのようなことが起きた時の様子をはっきり覚えている。私がマジック・ミラーの裏側から静かに観察していると，スーパーヴァイザーが面接の進行に割り込み，面接を乗っ取ろうとしていた。そのとき，対象家族のメンバーは，3カ月間彼らの担当をしてくれたセラピストに対して，必死にしがみつこうとして，アイ・コンタクトを取っていた。彼らはセラピストに対してスーパーヴァイザーに立ち向かうことを非言語的に懇願しているかのようであった。セラピストの権威も，この対象家族に対するその後の役割も弱体化されていくのを目のあたりにして，私は気の毒に思った。

　ジムに対するライブ・スーパーヴィジョンの準備も，他のセラピストと同様に行った。同席面接の直前のスーパーヴィジョンで，私はスーパーヴァイジーと一緒に起こりうる課題について予測し，慎重にリハーサルをした。これはフットボールのコーチが，ゲームの最初の8～10種類の攻撃的行動を読むのに似ている。私は，対象家族に対するセラピストの役割と権威を慎重に支持するために，スーパーヴァイジーがある意味で権威をもって家族面接に取り組めるよう，最初のいくつかの「動き」を示すのである。私はセラピストには，後ろを振り向いて私にサポートを求めたり，批判を気にすることなどは求めていない。

　リハーサルでは，私はジムに，面接の冒頭で，私を彼のスーパーヴァイザーであり，コンサルタントとして紹介するよう頼んだ。これもまた，彼自身のセラピストとしての役割を強化するためである。私たちは次の二通りの応答（介入ではなく）について計画した。彼の最初の課題は家族に対してごく普通に「今週もお会いできて嬉しいです」と言うことであった。計画どおりに進めていると私が思うか，また，家族の話を聞けているかどうかについては，私を見て，私の非言語

的サインで確認することになっていた。彼が道をそれていない限りは，私が家族に挨拶する以外何も言わないことも彼に伝えていた。また，彼には，まずは家族が状況を語ってくれるように，そして，彼の挨拶に応じてくれるような段取りを指示しておいた。

しかし，残念ながら，家族の人たちは，それまでのジムとの面接経験から，彼が先導してくれるものと思っていた。そのため，彼らは自発性に欠き，彼の質問にも待って「答える」ようになっていた。ジムが私に助け舟を求めてきたので，私は介入することを決意した。家族が自らの状況を語る形で面接を始めるにはどのようにするか。この私の目標をなんとかジムに示そうとがんばることにした（「家族自らが面接で語る歴史」について何度となくAckermanを引用してきたはずであった）。

最初に面接室に入る際に，私は家族の中で最年少の8歳の少女に2,3おもしろいことを話かけていた。それで，私はジムの導入の言葉を受けて，彼女に「今週は学校どうだった？」と続けた。すると，彼女は喜んで答えてくれた。このことから，私はジムがこれまでのセッションでおそらく彼女には一度も個人的に話しかけたことがなかったのだろうと想像した。彼女は兄や両親よりも先に私から声を掛けられたことを喜んでいるようであった。彼女は遠足があるのだけれど，両親が行かせてくれないのではないかと心配しているといった。私が「まあ」と返事すると，前日の夜，両親が「ひどい喧嘩」をして，自分は部屋に鍵をかけて出て来なかったから，お仕置きをうけているので外出禁止になっていることを自分から話した。

もちろん，これは最高だった！　私がジムをちらっと見ると，彼は驚いているようだった。両親は自分たちの喧嘩のことがこれほど露骨に持ち出されること，娘が自分たちのことを家族の中の悪者にしてしまうことなど予想もしていなかったので，椅子の上できまり悪そうにしていた。

私はふたたびジムの方を見て，飛び込むチャンスを与えようとしたが，彼は絶望的な顔をしていて動こうともしなかった。私は少女に，「もっと教えて」と言った。これが面接全体の突破口となった。ジムは結局二つ目のやり取りであった「今週はどんなことがありましたか」を言えずじまいだった。彼は面接の終わりごろになっても，きっとこの二つ目の言葉を言うチャンスを探っていたのだと思う。たとえそれがどれほど不適切であろうとも。両親が「喧嘩」について説明したり正当化しようとしている間，彼は自分なりにほんの少し両親とのやり取りだけを

した。しかし，彼のやり取りはすべて親一人ずつに対してであり，説明を明確化するための質問という形のものであった。彼は子どもとのやり取りを継続するという私の手本をフォローすることはなかった。

　私は，このような面接を行った場合，かならずその直後にセラピストとの30〜60分間の振り返りやディブリーフィングのための面接を持つようにしている。実際，セラピストがこの直後のフォローアップ面接に参加できなければ，ライブ・スーパーヴィジョンの予定は入れないようにしている。というのも，数時間待つだけでも，家族面接で得られた生きたデータやセラピストが感じたことの大半が失われてしまう可能性があるからである。ジムの中では，自分ではどうにも解決できないようなさまざまな感情が混在していた。彼は，直接的な質問がなかったにもかかわらず，非常に多くの感情面でのデータが家族で共有されたことに驚いていた。「子ども」がどういう風に突破口を開いたかについて珍しく活発に話し，また，両親が家族の中で生じた出来事を「明確化」する「手助け」ができたことに満足しているようであった。私が両親のことを気の毒に思ったかどうかを尋ねると，彼はそう思ったことは認めたが，どうしてそう思ったかははっきり言えなかった。しかし，彼がどちらの子どもともやり取りできなかったことについては気づいていなかった。私がしたことは理解したが，彼自身がこの子とあのように何気なくやり取りしているところを想像することはできなかったのである。

　ジムは，自分にもっとやれるべきことがあったのではないか，ということで自らを責めていた。そこで，私は，どういうことをもっと違った風にしたかったのかと尋ねてみた。彼は次のように答えた。「両親がなぜ喧嘩していたのかをもっと知りたかったし，いつごろからこのように喧嘩をしていたのかも」。彼はいまだに，この家族と実際の家族面接の中で生じていた今・ここで起こっている感情のプロセスやダイナミクスの豊かさに満ちたドラマを一歩下がって見ることができずにいたのである。

　スーパーヴィジョンの中期段階は，ビデオテープの中で，スーパーヴァイジーが最初の2, 3回目の面接のころには穏やかに座り，家族システムの中に楽しく入り込み，そのダイナミクス，構造，プロセスについて明確かつ簡潔に反応している様子が伺えれば終了する。このような行動から，セラピストが家族のダイナミクスを認知できるようになり，自分自身の個人的な安心感と資源を統合する力がついてきていることがわかる。これこそが総合的セラピーの基礎である。家族の構造とプロセスに耳を傾け，そのこと自体を経験するという基本的なリソースを

習得する力がセラピストになければ，そこから先の介入はすべてよくても成り行き任せで，行きあたりばったりということになる。最悪の場合，その後の介入はセラピストの無意識のうちの個人的ニーズに左右されることになってしまう。悲しいことに，ジムはこの先に進むことはできなかった。

終結期：家族の変化を概念化し，それに基づきセラピーの中で実践すること

　統合モデルへのジグソーパズルの最後の一片には，スーパーヴァイジーが治療プロセスのタイミングと家族システムの構成に適した臨床的介入を選択し，効果的に実践する能力が含まれている。これは，主たる理論的アプローチの統合，もっと正確にいえば，第6章で論じた理論的アプローチ（たとえば，構造理論と精神分析理論，または，構造理論と戦略理論など）の諸側面を組み合わせる過程と同じではない。異なる理論的アプローチを組み合わせて，理にかなった効果的な臨床的介入ができるようになるには，家族療法家として少なくとも5年の臨床経験を要すると私は考える。しかし，統合的アプローチでは，そのような作業は不必要である！

　スーパーヴィジョンの終結期では，セラピストがアセスメント・チェックリストを調べ，家族システムのコンテクストの中で対象家族にとってもっとも意味のある変化を生み出すのはどの特定のダイナミクス（かならずしも症状ではない）かを考える能力が問われる。統合的な視点からいえば，これは週末の研修会で実演された介入を単純に試してみることでもなく，ある症状を強化するような特定のパターンを探すこととは別に，ただ過去の歴史をたどるというようなものでもない。それは，構造的，多世代的あるいは体験的なアプローチの種類を問わず，セラピストとしての自覚をもち，その家族に対してある変化（一次あるいは二次）を起こしうるものは何かを考えることである。

　そこで，セラピストにその人の個人的な介入スタイルと，対象家族から学んだものと，その家族に見るものとを統合するようにあなたが教えるとすれば，どこから始めるだろうか。ジムのケースに戻ろう。スーパーヴィジョンを開始して5カ月目に入っていた。この期に入り，さらにセラピストが応用できるかどうか確認するためにもう半歩前進させてみたいと思った。私自身のスーパーヴィジョンのチェックリストの結果によると，彼がいまだひとつ前の中期のはじめにいて，そこから前進するための個人的スキルを持ち合わせているという証拠は見当たら

なかった。しかし，以前の私の体験では，私がスーパーヴァイジーに一歩先に進むようにと追い込んだことで，実際に介入での「やり遂げた」という体験ができ，対象家族のプロセスに気づき，直接触れることができたスーパーヴァイジーもいたのである。

そこで，先ほどのジムのケースを取り上げることにする。私はその家族とは先に述べたようにライブ・スーパーヴィジョンで会ったことがあり，いい感触をもっていた。初心の家族療法家の場合，通常わかりやすい構造理論による介入を勧める。長年の経験から，研修生たちが家族構造を変えることを思い描くことができ，それがうまくいけば，いくらか実力がついたと感じるようになることを知っている。ジムと同席面接を行った家族のケースを振り返り，両親の大喧嘩についての秘密をばらしてしまった娘の強力な役割について彼と議論した。彼は，対象家族とのその後の面接を通して，少女がたびたび両親の喧嘩に割り込んでいることを知った。彼女は，実際，物理的に両親の間に割り込むこともした。これが不健康な家族ダイナミクスであることにジムも同意した。

私は，ジムが少女と兄との同胞システムに関われるように，構造理論に基づく方略を次の面接までに一緒に編み出そうと提案した。この考え方は，兄妹サブシステムを強化する一方で，彼らが両親から距離を置けるようになにげなく境界線を作ることである。これによって夫婦サブシステムにおける問題点が露呈するのではないかと期待した。そこで私は，両親の不安や不愉快さを，ジムが観察するかもしれないこと，また，両親が子どもたちに関わることを直接的に妨害するのではないかと伝えた。これはすべて理論的な推論だったので，ジムはそれについて私と熱心に議論し，実際，次の家族面接を楽しみにするようになった。ところが，どういう風に子どもたちと関わるつもりかと尋ねると，彼はなかなかアイデアが浮かばないようであった。しばらくすると，彼は次のように提案した。「兄妹それぞれの部屋の様子を聞いてみてもいいですね」。

結局，私は，家族が面接に来たときにジムがそれぞれの座る位置を変更するという単純なシナリオを準備した。つまり，子どもたちが面接室の片側に一緒に座り，両親が子どもたちから少し離れてその部屋の反対側の椅子に掛けるように，と。これで必然的に，少女を両親の隣には座らせず，引き離すことになる。すると，彼はこう尋ねてきた。「つまり，私は子どもたちに椅子を移すように言うだけでいいのですか？」そこで，私は，ジムが子どもたちと別々に話すための口実だけを考えておくように提案した。

最初の目標が達成できれば，その次の目標は，できれば10分ぐらい子どもたちと遊ぶことであった。その後，自分の椅子の向きを変え，子どもたちから少し離れて両親に話しかけるようにジムに提案した。再度私は，彼が率先して家族の動きをコントロールするこの微妙な相互作用が家族システムの中でのはっきりした境界を作り出すと説明した。ジムはこの説明を聞いて，そういえばそうだったというように，その目標を理解したようにみえた。ところが，ジムは動けなくなった。どうにも勝手が違うという様子だった。ジムは，概念を頭で理解していたが，自分の話し言葉に自信がなかった。介入について彼は一つひとつ説明されていたにもかかわらず，彼は，自分の認知的知識と実際のやり取りをとおして，家族の言動を変えるというプロセスを統合するために，個人的な資源を持ち合わせているようにはみえなかった。

　私は，ジムが気楽にできるようになるまで今回の介入はしなくてもいいと言ったが，彼はそれに挑戦したいと申し出た。次のスーパーヴィジョンの際に彼はそのときの面接のビデオテープを持ってきた。対象家族が面接室に入ると同時にジムが神経質になり，落ち着かなくなっている様子が映し出された。予想どおり，少女は母親の隣に，少年は一人面接室の反対側に腰掛けた。ジムはあまりの緊張から家族に挨拶はおろか，軽い言葉もかけることができずにいた。数分間のぎこちない沈黙の末，父親が金銭上の問題についての苦情を訴え始めた。ジムはこうして金銭問題で父親といつもの議論を始めて介入のチャンスを見失った。

　ビデオのこの部分を見ながらジムは，「頭が真っ白になった」と説明した。さらに，父親がついに話を切り出したときはほっとしたとつけ足した。その面接の目標を見失い，そこから面接は坂を下るようにうまくいかなくなった。ジムはたまらない気持ちになり，困惑していた。頭がとにかく真っ白になったという彼の言葉は，その通りだろうと信じることを伝えた。

　私はその後の1カ月間，自分があとどれぐらいジムのスーパーヴィジョンをきちんとやっていけるかを考えていた。彼が有能な臨床家や家族療法家になるための個人的資源を持ち合わせていないのは明らかだった。そこで，次のスーパーヴィジョン面接で，彼の手に負えないような介入方法を勧めたことについて，私は謝った。彼はいくらかほっとしたようだったが，落胆もしていた。彼が臨床という仕事に向いているかどうか危惧していることも告げた。彼の最後の数回の面接について議論し，彼の苦闘，挫折や落胆についても振り返った。ジムは私が予想したほどの驚きも動揺もなかった。彼はどこかほっとしながらも，専門的な概念と用

語のみで成立するアカデミックな世界では経験したことのなかった失敗の感覚を受け入れるのに戸惑っているようであった。

　私たちは，補助的に個人療法を受けるという選択についても話し合った。私は喜んで推薦状を準備するが，スーパーヴィジョンの継続はできないことを告げた。個人療法でジムが持ち合わせていない資源を注ぎ込むことができると楽観視することはできなかった。そして，ジムにこのまま臨床分野で仕事を続けていけると思わせたくなかった。その後もう一度彼とスーパーヴィジョン面接をして，そこでスーパーヴィジョンを打ち切ることで同意した。私は，彼が概念，理論，分析的思考を駆使する能力があることから，彼に臨床以外の領域で教えることを勧めた。幸いなことに，彼は，ある大規模の短期大学の夫婦家族関係のクラスで教鞭をとる職に就くことに決めた。

「解決してあげる」ことをやめられなかったセラピスト

　つぎは，スーパーヴィジョン中期の重要な課題をめぐってかかわったセラピストの実例である。キャシーは，26歳，夫婦家族療法教育認定委員会（COAMFTE）認可の家族療法プログラムの修士課程2年生であった。少数民族の出身で，両親が揃っていて長女だった。彼女には兄と妹，弟がいた。彼女は自分の原家族のことを巻き込む家族（enmeshing）と評し，自身がしばしばアルコール依存症の両親の世話役をしていたことを自覚していた。高校時代の恋人と結婚したが，家族療法プログラムに入る2年前に離婚した。彼女は頭がよく，十分成熟しており，クライエントや他の学生たちともうまく関わっていた。

　キャシーはスーパーヴィジョンの初期，中期のころはまったく問題がなかった。システム的な概念をうまく統合し，家族内の相互作用に対する観察力も鋭く，効果的なアセスメントを行うことができた。ともかく，私のスーパーヴァイジーの中では一番優秀だった。スーパーヴィジョンを開始して1カ月目の終わりには，臨床場面でのダイナミクスを的確にとらえた介入を説明することができていたのには感心させられた。この段階で彼女が継続的に苦闘していたのは客観性についてであり，スーパーヴィジョンでの目標はそこにおかれた。キャシーは，クライエントを「解決してあげる」，あるいは面倒をみなければならない，という原家族から由来する潜在的な必要性を，セラピーに持ち込んでいた。

　私は，彼女のビデオテープやライブ・インタビューを観察して，キャシーが対

象家族の内的ダイナミクスや相互作用に巻き込まれてしまうような位置にいると何度も指摘した。彼女と一緒に，モニタリングとして**親密／分離の問題**に関して検討した。彼女は例によって特定の家族メンバーや家族全体に同情的な世話役として巻き込まれてしまうのであった。たとえば，ある面接場面で，家族の両親が，押しつけがましい父方祖母のことでもめていた。そこで，キャシーは，実際に面接場面を離れて祖母に電話をかけ，祖母の態度や電話が家族にどんなに問題を引き起こしているかを説明したのである。

このようなキャシーの「解決してあげる」志向性は，家族面接で二つの特定の問題をもたらした。まず，それまでの創造的で的確な介入が台なしになってしまった。キャシーは，容易に構造的変化をもたらし，優しい戦略的介入を効果的に使う能力があった。ところが，決まって家族の問題にすぐに巻き込まれてしまうため，ほとんどの場合，非常によく考えられた介入が進展する間もなく終わってしまうのであった。第二に，この「解決してあげる」特質は，家族メンバー間で口論が起こった際に，それが夫婦間であろうと，子ども対親の口論であろうと，キャシーが不必要にどちらかの側につくという状況をいつも作り出していた。実は，すでに二つの家族が彼女のセラピーから脱落してしまい，どちらのケースでも父親が戻ることを拒否したとのことだった。そのうちの一人は，セラピストが妻と一緒になって自分に対抗したと言った。

私の経験では，キャシーのように家族メンバー間の巻き込みがきわめて強い原家族の出身で，しかもキャシーのように自信とエネルギーがないセラピストは，強力な家族システム内の相互作用の中で自分を見失ってしまう傾向がある（このような原家族の特徴をもつキャシーの重荷と，家族メンバー間のかかわりが薄い原家族の欠陥に苦しむジムとの違いに注目してほしい）。原家族の中で親代わりをさせられていたセラピストが，巻き込みの強い家族システムのセラピーに臨んだときには，それなりのコントロール能力を発揮する傾向があるのを観察してきた。しかし，一方で，親代わりをさせられていた人で，かなり客観的かつコントロールのできるセラピストが，きわめて巻き込みの強い対象家族を相手にしたときに，完全にそのなかに呑み込まれてしまうというドラマティックな瞬間を目のあたりにしたこともある。

ここに，トレーニング・テープがある。これは，博士課程2年次の男女の治療チームに，ある大家族の最初の面接を担当させたものである。その家族は，両親と青年一人それに二人のアダルトチルドレンといえる子どもたちで構成されていた。

家族は言葉でコントロールする受動攻撃的な父親に支配されていた。私は，よくこのテープを，スーパーヴァイジーたちに再生して見せて，インタビューの冒頭の 10 分間についてこう質問する。「この部屋にいるみんなの中で，この二人のセラピストと同じように巻き込まれてしまう人がいますかね。誰と誰か教えてください」と。ほとんどの場合，誰も答えない。私は実は，男性のセラピストはどちらかといえば無関心で（このことが，彼自身の学習の課題の一つであったことから），この家族に誘い込まれることがないだろうと期待していた。ところが，テープの中の二人のセラピストはともにこの強力で，しかも巻き込みの強いシステムに完全に呑み込まれていたのである。セラピストの一人は，彼女自身，巻き込みの強い原家族において親代わりをさせられていた経緯があり，もう一人の男性のセラピストは，逆に，各メンバー間のつながりがきわめて薄い原家族の出身だった。

　キャシーは，スーパーヴィジョンを受けて私の懸念を理解していたが，あくまで彼女流の「救出」と「解決してあげる」傾向に従ったのである。彼女は，離婚後 6 カ月間個人療法を受けた経験からわかったことは，「飲酒問題があったから。……面倒を見るために前夫と結婚した」ということである。彼女は，トレーニング・プログラムの一環であるセラピスト自身の原家族ジェノグラムを検討する研修も修了していた。そこで，私は，次のスーパーヴィジョン面接にそのジェノグラムを持ってくるように頼んだ。キャシーは，ジェノグラムを説明していくなかで，自分の原家族は巻き込みの強い家族であったと語り，彼女自身の家族内での役割が親代わりをさせられていた子どもであるとラベルづけをしていた。彼女は，かなり密接で巻き込みの強い家族システムから，自分で自己分化を深めていた。彼女はまた，自らの原家族における経験や役割が，目の前の対象家族の似たようなパターンやダイナミクスを認識するのに役立っていることにも気づいていた。

　キャシーはこれらの原家族ダイナミクスに関しては，より客観的であり，議論することにもそれほどの苦痛を感じていないようであった。そこで，私は，キャシーが「解決してあげる役」（これは私が，ユーモアを交えて，その役割を表現したメタファーであった）から撤退するように，彼女に働きかけることはやめることにした。また，私は，彼女からすでに優れたセラピー経験の報告を受けており，ジェノグラムを検討した結果から，個人内の心理的ダイナミクスに関しても比較的客観的に捉えられているようだったので，この時点で彼女に補助的なセラピーを勧める必要もないと，判断した。

　この判断は，統合的スーパーヴァイザーだからこそ広範な活用可能なリソース

を提供できるという利点がある。統合的スーパーヴァイザーは，ひとつの介入モデルに固執せず，対象家族にとってはどの治療法での介入が適切なのか，またそのセラピストにとってもっとも有効で成果のあがるアプローチは何かを決めることを援助する。キャシーは，構造的，戦略的介入の能力を発揮していたが，その能力は彼女の客観性や「解決してあげる」傾向をうまく処理することには役立たなかった。実際，構造的介入における彼女の成功は，むしろ「解決してあげる役」を強化しているように感じられた。そこで，私は，彼女が治療的役割にもっと多世代的モデルを統合するよう集中させることにした。私は，彼女が，積極的で，何かを「する」のを好んだので（ものごとについて「話す」のが好きだったジムとは違っていた），より控え目でかつ多世代的，内省的な観点に立つことによって，生まれつきの能力や世話好きへの偏向に対して客観性が持てるようになるのではないかと考えた。

　キャシーに Framo や Bowen の文献を復習させ，家族や夫婦機能の改善の一部として自己分化の課題が明確にされていることを考えるようにいった。もちろん，ここでの私の戦略は，自己分化の課題を明確にするために，キャシーに対象家族の歴史に焦点をあて，同時に，彼女自身のセラピー・モデルに彼女の分化の課題を統合するための基礎を築くことであった（これはまた，並行のプロセスとアイソモーフィズムを示している）。スーパーヴァイザーは，スーパーヴァイジーの生来の特徴がセラピストとしての役割によくも悪くも影響を与えることを理解する必要があると思う。セラピストが個人としてもっている重荷が必ずしも機能不全に結びつくと仮定すべきではない。だからこそ，個人のリソースと知識や臨床的なスキルとを統合するこのプロセスは重要である。

　キャシーが，私の勧めた治療的役割を変えるにあたっては，多少なりとも苦労すると思われたので，私はその後の面接を何回かライブで観察することを申し出た。それはあるカップルとの面接であったが，開始直後わずか10分ほどのところで，キャシーは，夫の仕事のスケジュールのことで夫婦間の議論が始まったとき，その妻に同調し始めた。その後，休憩中にコンサルテーションを行った。キャシーは自分がしてきたことに気づいていた。彼女は夫婦二人から原家族の歴史を平等に聞き取る決心をしてセラピー・セッションに戻った。私はキャシーに，彼女自身のジェノグラムを明らかにするつもりで，ただデータを集めるとよいと言った。この策は功を奏し，彼女は多世代的情報に集中しはじめ，次のケースでもそれを持続させることができた。

数週間後キャシーは，以前クライエントを「解決してあげる」ことばかりに固執していたことに対して，客観的で楽な気持ちで対応できるようになったことを伝えた。「解決してあげる」ことへの固執の必要性がどこからきていたのか，また，それが知らないうちに彼女の邪魔をしていたことも理解できていた。彼女はスーパーヴィジョンの経験から，臨床の仕事に統合できる大切な介入のための資源を得ることができたと確信していた。

　この認識は，キャシーにとってターニング・ポイントになった。対象家族の歴史に関するデータを治療面接と統合することによって彼女自身はより客観的になれたのである。また，対象家族の情動システムにあまり個人的に巻き込まれることなく，対象家族を「救出し・解決してあげる」ための諸側面も見極めることができる経験をした。キャシーにとっての統合的な視点の重要な一歩として，ある臨床アプローチ（この場合は，原家族へのアプローチ）の活用を学んだ。これによって，彼女は直接的な臨床家としての役割に集中し続けることができるようになっただけでなく，彼女自身の個人的な課題やリソースの諸側面を治療モデルの発展へと結びつけることができるようになったのである。

　ジムのトレーニングにみられた苦闘や広範囲な資源の統合的な活用の例を示したことで，手のかかるスーパーヴァイジーに対しても，この統合的なアプローチが価値あることを理解できたと期待したい。キャシーのスーパーヴィジョンで肯定的な結果をもたらすことができたのも，多くの資源から彼女の個人的スタイルにもっとも有効なものを選び，統合できるように促した結果であると私は信じたい。

第15章

私たちの旅路の第一段階を終えるにあたって

Bringing the First Stage of Our Journey to a Close

　最終章の前半部分は，非常に私論的なものであり，引用文献を用いていないという特徴をもつ。ここでは，皆さんとこれまで進んできた歩みを要約し，そして家族療法スーパーヴァイザーであることの生涯をかけたプロセスについて，私的な思いを分かち合っていきたい。後半ではスーパーヴィジョンのスーパーヴィジョンについて述べる。

要点の再確認と結論

　本書は家族療法スーパーヴィジョンの入門書である。出版前に本書を読んだ人が，本書にはパラドックスが秘められていると言った。一方では，本書の目標は，基本的かつ簡潔なものを提供することにあった。難解な概念や専門用語はできるだけ避けたかった。基本的な概念を明解に記すことを望み，微に入り細にいったような分類で，かえってわかりにくくさせないようにと願った。もう一方では，経験を積んだ臨床家のために書いたものであるが，ときには経験を積んだスーパーヴァイザーを念頭に入れて述べた。難解な概念をキャンバスに太いタッチで描写しているもので，高度な教育と経験を積んだ人々にとっては，本書はシンプルすぎると感じられるかもしれない。実際にはそうではないと思う。読者は，本書を読み進める旅を続けていくうちに，本書が臨床経験，文献からの知識，そして研究の積み重ねによって特徴づけられていることに気づかれるであろうと確信している。しかしながら，本書を通して共に旅路を歩みながらも，読者各人の出発点や終着点も異なることを理解している。本書は，スーパーヴァイザーを目指す一人ひとりの現在の立ち位置から開始して，それぞれ異なる次のステップに歩むことの手助けをするためにデザインされている。

家族療法のスーパーヴィジョン——統合的モデル——

　図書館の書架にはすでに出版された2冊の家族療法スーパーヴィジョンの優れた専門書がある。では，なぜ新しい本を著したのだろうか。本書は，パイオニアとその後に続く二つの世代のスーパーヴァイザーたちと関わり，夫婦家族療法の実践の変化に応じて，新たに統合したアプローチを発展させたものである。その変化は，専門職，理論と介入，臨床環境の多様性によって特徴づけられてきた。本書を書き進めるなかで，「どの状況にも適する」ようなアプローチは，実際には活用できないものであるということを認識するようになった。もしスーパーヴァイザーがハンマーとすれば，スーパーヴァイジーは皆釘にあたるわけではない。それは，セラピーが押しつけがましいカウチ（寝椅子のようなもの）ではないのと同様に，スーパーヴィジョンもまたしかり。ワークショップや授業の中で，特定の学派だけを扱う教育にはフラストレーションを感じるという意見を，参加者が言っているのをよく耳にした。彼らは，自分たちの学びの目標——つまり，自分たちの臨床現場やクライエント層に適した具体的なスーパーヴィジョンを得ること——が達成できなかったと不平を言っていた。また，彼らの経験や独自のストーリーが尊重されたとは感じられなかったとも言った。参加者は，言語，非言語でのコミュニケーションではあるが，彼ら自身の定義から始まり，彼らの独自の学習目標を含むコラボラティヴな学習体験を主張した。しかし，そのプロセスが自己愛的な旅路となることは望んでいなかった。彼らは，その旅路において，主要な家族療法の理論の影響ともっともアカデミックなスーパーヴィジョン学に触れることを欲していた。そして，その大半の人々は，AAMFT（米国夫婦家族療法学会）認定のスーパーヴァイザー資格のための教育的な要件を満たすことをも求めていた。

　本書を通して，折衷主義や直観的アプローチに関する見解を述べてきた。洞察は，行動上の変化をもたらすと同じくらい大切であると考える。行動上の変化は，スーパーヴァイジーに安堵をもたらす一方で，認知による学びは，スーパーヴァイザー側の臨床的な資源の部分であり，発生した問題状況に適用できるものである。また，家族療法の優秀な教育者が，セラピーとは「アート」であり「ダンス」であると雄弁に説いてきた。それは，実際には，長年の教育，訓練，臨床経験によって形成された人間関係上の行動に関するメタ（内在する）理論による芸術的な才能である。「アーティスト」とは，サイバネティックスのサイバネティックスを理解する科学者すなわち臨床家である。マスター・セラピストのセッションを見た人の中で，セラピストの行動を直観的なものであると捉えた者もいるが，

第15章 私たちの旅路の第一段階を終えるにあたって

実際にはそうではないことがある。ここで，スーパーヴィジョンのコンサルタント（Joseph Dreyer）が，何年も前に言った忠告を思い出す。スーパーヴァイジーあるいはスーパーヴァイザーが，とっさに反応する，つまり直観で行動するときは，無意識のプロセスが影響する。無意識は創造性の力強い源となりうる。しかし，それは，意識的，精巧な，熟練した，問題志向の才能による仲介を必要とする。**いま自分がしていることについて，なぜそれをしているのかを知っている必要がある。**

　これらの目標をすべて頭に入れながら，家族療法の「ジェネリック」なスーパーヴィジョンへの旅路をあなたと共に開始した。しかし，あなたが家族療法スーパーヴァイザーとして誰で，何を究極的に必要としているのかを尊重したので，あなた独自のコンテクストにそって，あなたが今あるいはこれからの実践で用いることと関連づけて解説してきたのである。まず，基本的な概念について述べ，あなた自身が経験を思い出し，それらを整理できるように，ソリューション・フォーカストのエクササイズを用いた。この方法によって，(a)あなた自身がすでにスーパーヴィジョンをしてきているならば，あなたの経験をまとめることができるであろうし，また(b)初心者のスーパーヴァイザーならば，スーパーヴィジョンを始めることができるだろう。どの家族療法スーパーヴィジョンの環境であっても求められるものとして，ルールと方法について述べた。そして，トレーニング・システム全体の発達的特徴を取り入れた統合的なスーパーヴィジョンの入門モデルを提示したのである。主要な家族療法理論がスーパーヴィジョン・プロセスに貢献してきた事柄について考えた。スーパーヴィジョンのツールとしては，ライブ・スーパーヴィジョン，ビデオ，事例提示法の様式，および個別スーパーヴィジョンとグループ・スーパーヴィジョンの形態のそれぞれの独自性について述べてきた。私たちはトレーニング・システムにおけるコンテクストの問題を概観した。また，問題解決のための管理上のツールとリソースについて議論した。以上，これらの章で述べてきた事柄は，エクササイズを通して，あなたがスーパーヴィジョンの自己モデルを形成し，時間とコンテクストを超えて発展させたダイナミックな構成概念を構築するものである。全体を通して私たちは，家族療法スーパーヴィジョンについて，今日のスーパーヴィジョンの環境における実践や日々の適用に焦点をあて，あなたと対話できるようにと心がけてきた。

　著者たちが提示した13の基本原則（表1.1）は基盤となるものであるが，私たちは，これをもってスーパーヴァイザーのための「聖なる教典」を提示しようと

したのではない。セラピストやスーパーヴァイザーを目指して生涯学習する者は，自分自身の経験による価値観をもったファシリテーターであると考える。また，洗練されたセラピーやスーパーヴィジョンの統合的なモデルというものは，他者から教えこまれたり，外から課せられたものではないと信じる。あなたのセラピーやスーパーヴィジョンのモデルは，内的に構成されて生まれ，発展したものであると信じる。あなた自身の長年の読書や実践で遭遇した出来事を認め，ふり返ることで，あなたの思考プロセスを通して浸みだしてくるものである。これらの一連の流れは，何が家族療法やスーパーヴィジョンであるかを内在化し，確信することにつながる。これらは，スーパーヴァイジーに対する訓練の仕方のガイドラインになる。著者たちのモデルは，スーパーヴィジョンの環境の中で，妥当な方法である。モデルの中のあるものは目を見開かせ，あるものは見えなくさせる。その究極の価値は，あなた自身にとってどの程度役に立つかということにある。

　家族療法スーパーヴァイザーになることは生涯のプロセスであり，スーパーヴァイザーとして発展し続けるための絶対的構成要素ではあるが，本書の読者には『Approved Supervisor Designation : Standards and Responsibilities Handbook』(AAMFT, 2002a)に述べられている目標を本書の終わりの章で達成できていることを期待している。まず，あなたは，家族療法の主要なモデルも家族療法のスーパーヴィジョンの理念的な仮説も，さらに実践的な意義について熟知した上で，自己のスーパーヴィジョン・モデルを，既存のスーパーヴィジョン・モデルと選択したセラピーの方法を援用して構築しているだろう。またスーパーヴァイザー・セラピスト・クライエントのシステムが示唆することを考慮して，あなたはセラピスト・クライエント関係とスーパーヴァイザー・セラピスト・クライエント関係とが相互発展するのを促し，そこに起こる問題を明らかにし，評価もできるだろう。あなたはスーパーヴィジョンを構築し，問題を解決し，スーパーヴィジョンの形態や様式（ライブ，ビデオ，あるいは個別，グループ・スーパーヴィジョン）を用いてスーパーヴィジョンをすることができるだろう。最後に，あなたは多様なコンテクスト上の変数，たとえば文化，ジェンダー，民族，経済にも，またスーパーヴィジョンの倫理的および法律的な問題にも敏感になれるだろう。

家族療法スーパーヴァイザーになるためのプロセス

　著者たちの見解はすでに伝えたように，家族療法スーパーヴァイザーになることは生涯にわたるプロセスであり，そのプロセスにおいてスーパーヴァイザーとして発展し続けることができる人が，絶対的要素である。それは，臨床体験（消費者や実践家として，セラピーとスーパーヴィジョンの両方），フォーマルな学習体験（家族療法とスーパーヴィジョンの理論とリサーチに継続的に関わる），そして個人や専門家としての発達の軌跡の，三つの相互依存関係を**自覚できる**プロセスであることが望ましい。このような多変数の方程式とトレーニング・システムの「事実」からモデルや介入が生まれて，それらは監査で評価の対象となる。スーパーヴィジョンにおけるあなた自身は，これらの評価結果に順応すべきである。
　この評価は，一種のケース・スタディやフィールド調査のようなものであり，それには個々人が自由裁量をもって貢献すると考える。フォーマルな調査では常に満足するレベルであるとは限らない。むしろ，私たちができることに最善を尽くしたことであり，すべきことの最小限を示すことである（さらに議論を深めるためには Moon & Trepper, 1996 を参照のこと）。
　スーパーヴァイザーの専門職としての生涯において，教えるという体験に対する熱意は，二つの領域でくじかれる。まず，家族療法の調査研究では，一つの理論が他の理論よりも優るという実証がなされていない（Pinsof & Wynne, 1995）。セラピストによっては，ある特定の理論を使って他よりもよい結果を出すこともあれば，またクライエントも然りである。私たちは，セラピストが誰であり，クライエントが誰であるかが，どの程度ポジティブな変化をもたらすことに影響するのかを十分に関心をもって考える。また，ある特定の理論がある特定の臨床状況にのみ重要なのか，それともすべてに共通するような成長を促す要因があるのかについても関心を持つ（Sprenkle, 2002 ; Sprenkle, Blow, & Dickey, 1999）。セラピーの研究をスーパーヴィジョンの研究に適用するならば，スーパーヴァイザーが誰で，セラピストが誰であるかを明確にすることは理にかなっていて，彼らの相互作用に焦点をあてた理論を使うよりもずっと重要かもしれない。またこの研究からは，成功するようなスーパーヴィジョンの共通要因，たとえば，表1.1 にあげた **13の基本原則**のような要因を見つけることができるかもしれない。そのうえ，スーパーヴァイザーは，伝統的な家族療法理論の中の特定の理論以上の

結果を得ようとするかもしれない。たとえば、スーパーヴァイジーの資源力と忍耐力を増させることを目標に、トレーニングの場でレジリエンスを促進する諸側面を何度も教え込もうとするかもしれない。

著者たちは、家族療法のスーパーヴァイザーに対して、トレーニングで、実際に逸話、証明、あるいは個人的なリアクションを用いて、モデルや介入の有効性を「証明する」ことに慎重であるようにと忠告する。事例提示者は、普通成功を証明できるケースを選ぶ。応用不可能な事例をあげることは滅多にない。提示者は、しばしば適用したモデルの示唆するものや矛盾点については語らない。トレーニング・プロセスの途中でやめた人や面白くないと言った人に関する情報はあまり語られない。スーパーヴァイジーが他のスーパーヴァイザーのもとで、あるいは他のスーパーヴィジョン・プロセスで、同じようによくできるか、それともさらによい結果を出すかについて知る手がかりがない。ある場合には、提示者が、自分の持つもの以外に他の概念枠組（理論、実践、あるいはリサーチ）をもたないことがある。尊敬を集めているスーパーヴァイザーのマスター・セッションでは、特定の一回のイベントの中で実際のスーパーヴィジョンのコンテクストや実情から遠く離れているような形でその人の英知を示すことが行われる。そのようなマスター・セッションへの出席、あるいは、ある特定のワークショップに参加するなかで、個人の情動レベルの課題が、その時点での臨床実践のニーズに結びつかないことがある。

最後に、読者にはスーパーヴィジョンの教育プログラムをあなた自身で開発することを勧める。能動的、協働的な学びは、受動的、講義による学びよりも効果がある（Johnson, Johnson, & Holubec, 1994）。スーパーヴィジョンを他の人に教えることによって、あなたが知っていることと、他の人の批判や異なった体験から得たものを統合する機会を得るだろう。専門用語ではなくあなたの意見や考えを伝えることで、あなた自身が、内容領域とプロセスをより理解するようになる。

スーパーヴィジョンのスーパーヴィジョン

認定スーパーヴァイザー候補生の要項

読者の大半はAAMFTの認定スーパーヴァイザーの資格をとるために、この本を読んでいるだろう。資格取得のための要件は改正された（2002年10月）。現在

の方針と手続きについては,『Approved Supervisor Designation : Standards and Responsibilities Handbook』(AAMFT, 2002a ; 以下,ハンドブック)に,書類とチェックリストと共に掲載されている。この概要はオンラインの www.aamft.org で入手できる。冊子は,以下に資料請求をすることができる。

Approved Supervisor Specialist
The American Association for Marriage and Family Therapy
112 South Alfred Street
Alexandria, Virginia 22314
電話:(703) 838-9808

このハンドブックは,資格取得を真剣に考える人にとって不可欠である。認定を受けるまでのプロセスの主要な特色を簡潔に述べる。

1. まずトレーニングを受けようとして,スーパーヴィジョンのメンター(指導者)との契約を結ぶとき,あなたは認定スーパーヴァイザーへの歩みをスタートしたのだと認識するだろう。あなたとトレーニング・プランを一緒に立てるスーパーヴィジョンのメンター(指導者)は,あなたを指導し,あなたの進み具合をモニターし,のちにあなたを認定スーパーヴァイザーの申請の際に推薦してくれる
2. AAMFT 認定のスーパーヴィジョンの基礎コースを修了し,夫婦家族療法のセラピストにスーパーヴィジョンをし,スーパーヴィジョンのメンター(指導者)から指導を受ける
3. AAMFT の臨床会員でない場合は,臨床会員になること,あるいは今まですでに臨床会員になるように勧められていたことを示しなさい
4. AAMFT 認定スーパーヴァイザーになるためのすべてのトレーニングと経験についての要件を満たした時点で,正式の申請を提出することができる
5. 5年毎に認定スーパーヴァイザーの資格を更新することが必要となる

あなたが他のどのような責務をもっていても,認定スーパーヴァイザーとスーパーヴァイザー候補生は両方とも,AAMFT の臨床会員になることを目指している個人に対して訓練することが求められている。AAMFT 認定スーパーヴァ

イザーは，しばしば州の臨床資格を目指している人，あるいは特定の資格を持った人から臨床スーパーヴィジョンの依頼を受ける。その目的が AAMFT の資格要件を満たすためであっても，あるいは州の法規であっても，夫婦家族療法のスーパーヴィジョンは，以下の特徴を満たしていることが求められている（AAMFT, 2002a）。

- 毎週スーパーヴァイジーとスーパーヴァイザーが直接，通常一時間会って面談をする
- スーパーヴァイジーの学びのプロセスは，持続的でしかも中身濃く維持され，継続中の臨床実践の生のデータに焦点をあてる
- このプロセスは，個人のサイコセラピーとは異なったものである
- 通常は少なくとも一年以上継続され，終了する

一方，スーパーヴァイジーのメンター（指導者）による指導も，持続的な，中身の濃いプロセスである（AAMFT, 2002a）。これには包括的な側面が含まれ，スーパーヴィジョンのメンター（指導者）は候補生の仕事ぶりを監督し，スーパーヴィジョンの指導を行い，候補生の歩みを評価し，候補生が認定スーパーヴァイザーの資格を最終的に申請するのを援助する。スーパーヴァイザーの指導では以下の基準を満たすことが求められている。

- ライブ，あるいはビデオによるスーパーヴィジョンを中心に行う
- メンター（指導者）と候補生が直接会って面談を通常一時間行う
- スーパーヴィジョンのメンター（指導者）による指導では，二人以上候補生がいることはできない
- スーパーヴィジョンのメンター（指導者）によるセッションでの焦点は，候補生のスーパーヴィジョンのスキルの向上におかれる

方針と手順の詳細，および候補生の特殊な状況については，再度**ハンドブック**を参照されたい。

スーパーヴィジョンのスーパーヴィジョン・プロセス

　スーパーヴァイザーのスーパーヴィジョンは，セラピストをスーパーヴィジョンするのとは異なると何人かの専門家は述べている（Storm, Todd, McDowell, & Sutherland, 1997）。私たちはその説には納得していない。スーパーヴィジョンのメンター（指導者），スーパーヴァイザー，セラピスト，そして対象家族はすべて，作業同盟（互いの目標達成のための協働関係）を築かなければならない。スーパーヴィジョンのメンター（指導者），スーパーヴァイザー，セラピストは，トレーニング・システムの四つの段階すべて（第4章の図4.1参照）について，自身の独自の認知や貢献をも含めて注意を払い，管理することが必要である。それらの三組の関係者は，それぞれのレベルにおいて発達段階上，また作業上適切な学習体験をともに作り上げ，また発達段階上適切な結果を出す責任を負う。スーパーヴァイザー候補生，セラピスト，そして対象家族は，それぞれ同一化や依存性から，個体化／解放へと移行する必要がある（Bardill, 2000）。三組の関係者は問題解決し，評価し，門番としての機能も果たすが，それらは四つの側面のトレーニング・システム・モデルと四つの知識基盤（第11章の図11.1参照）というコンテクストで理解される。

　スーパーヴィジョンのスーパーヴィジョンは，一方ではアイソモーフィズムにより，もう一方では家族システムと発達段階上のダイナミクスによって，トレーニング・システムのすべてのレベルにおいて，相互のレベル間において，またトレーニング・システムのダイナミクスから分離することはできない（第3～5章）。著者たちが示した統合的モデルの導入時期は，スーパーヴィジョンのスーパーヴィジョンを包含しており，あなたのモデルにも同じことがいえると思う。

　スーパーヴィジョンのスーパーヴィジョンでは，トレーニング・システムのすべてのレベルにおけるコンテクストの問題，専門家としての責務，倫理的な実務基準に注目する。セラピストがクライエントという人に注意を払うように，スーパーヴァイザーはセラピストという人に対して，またスーパーヴィジョンのメンター（指導者）はスーパーヴァイザーという人に対して，個人として，専門家としての発達に影響を与える多世代的に受け継ぐものやコンテクスト的な要因に注目する（Le Roux, 2000）。スーパーヴィジョンのメンター（指導者）は，期待や雰囲気，介入の力によって安全にトレーニングやセラピーのできる環境をともに作りだそうとする。また管理者としての責務としてスーパーヴィジョンのメ

ンター（指導者）は，トレーニング・システムの他のメンバーの責務に注意して，入手できる管理上もっとも適切なツールを用いることを意識する必要がある。第12章でふれた管理上の責任，倫理，実務基準や管理に役立つリソースやツールは，スーパーヴィジョンのスーパーヴィジョンにも適用される。たとえば，スーパーヴァイザー候補生はトレーニング・システムの管轄の範囲内で，またコンテクストの要件（監査を受ける，記録をつける，レポートを書く）を満たして臨床をする。さらにスーパーヴィジョンのメンター（指導者）は，スーパーヴァイザーに対して，仕事をビジネスとして準備させ，さらに人生の他の領域と職業的な仕事とを連動させることができるように指導することが期待されるだろう（Storm, 2000c）。

文　献

Ackerman, N. W. (1968). *Psychodynamics of family life.* New York : Basic Books.
Ackerman, N. W., & Behrens, M. (1956). The family group and family therapy : The practical application of family diagnosis. *International Journal of Sociometry, 1,* 52-54.
Akinyela, M. M. (2001). Sometimes I rage : Black men, therapy, and resilience. Presentation to the 59th annual conference, American Association for Marriage and Family Therapy, Nashville, TN.
Allen, W. D., & Olson, D. H. (2001). Five types of African-American marriages. *Journal of Marital and Family Therapy, 27,* 301-314.
American Association for Marriage and Family Therapy. (2001). *AAMFT Code of Ethics.* Washington, DC : Author.
American Association for Marriage and Family Therapy. (2002a). *Approved supervisor designation : Standards and responsibilities handbook.* Washington, DC : Author.
American Association for Marriage and Family Therapy. (2002b). International supervisees : A different perspective on cultural competency. *Family Therapy Magazine, 12,* 44-45.
Andersen, T. (1991). *The reflecting team.* New York : Norton.
Andersen, T. (1993). See and hear, and be seen and heard. In S. Friedman (Ed.), *The new language of change : Constructive collaboration in psychotherapy* (pp. 303-322). New York : Guilford.
Anderson, H. (1993). On a roller coaster : A collaborative systems approach to therapy. In S. Friedman (Ed.), *The new language of change : Constructive collaboration in psychotherapy* (pp. 323-344). New York : Guilford.
Anderson, H. (2000). "Supervision" as a collaborative learning community. In *Readings in family therapy supervision* (pp. 8-11). Washington, DC : American Association for Marriage and Family Therapy.
Anderson, J. (2000). Supervising in an urban multi-cultural agency. In *Readings in family therapy supervision* (pp. 202-203). Washington, DC : American Association for Marriage and Family Therapy.
Anderson, S. A., Rigazio-DiGilio, S. A., Schlossberg, M., & Meredith, S. (2000). Four dimensions deemed essential to quality supervision : Theoretical, personal, and empirical account. In *Readings in family therapy supervision* (pp. 64-66). Washington, DC : American Association for Marriage and Family Therapy.
Anderson, S. A., Schlossberg, M., & Rigazio-DiGilio, S. (2000). Family therapy trainees' evaluations of their best and worst supervisory experiences. *Journal of Marital and Family Therapy, 26,* 79-91.
Aponte, H. J. (1994). How personal can training get? *Journal of Marital and Family Therapy, 20,* 3-15.
Ard, B. N. (1973) Providing clinical supervision for marriage counselors : A model for supervisor and supervisee. *Family Coordinator, 22*(1), 91-97.
Bardill, D. R. (2000). Fostering creativity in the supervisory process. In *Readings in family therapy supervision* (pp. 229-231). Washington, DC : American Association for Marriage

and Family Therapy.
Barnett, D. W., Daly, E. J., Hampshire, E. M., Rovak Hines, N., Maples, K. A., Ostrom, J. K., & Van Buren, A. E. (1999). Meeting performance-based training demands : Accountability in an intervention-based practicum. *School Psychology Quarterly, 14,* 357-379.
Bean, R. A., Perry, B. J., & Bedell, T. M. (2002). Developing culturally competent marriage and family therapists : Treatment guidelines for non-African-American therapists working with African-American families. *Journal of Marital and Family Therapy, 28,* 153-164.
Becvar, D. S. (2000). Professional boundaries and ethics : Ongoing considerations. In *Readings in family therapy supervision* (pp. 157-159). Washington, DC : American Association for Marriage and Family Therapy.
Becvar, D. S., & Becvar, R. J. (2003). *Family therapy : A systemic integration* (5th ed.). Boston : Allyn & Bacon.
Berg, I. K., & DeShazer, S. (1993). Making numbers talk : A solution-focused approach. In S. Friedman (Ed.), *The new language of change* (pp. 5-24). New York : Guilford.
Bernard, J. M., & Goodyear, R. K. (1998). *Fundamentals of clinical supervision* (2nd ed.). Boston : Allyn & Bacon.
Bischoff, R. J., McKeel, A. J., Moon, S., & Sprenkle, D. H. (1996). Therapist-conducted consultation : Using clients as consultants to their own therapy. *Journal of Marital and Family Therapy, 22,* 359-379.
Black, L., & Piercy, F. P. (1991). A feminist family therapy scale. *Journal of Marital and Family Therapy, 17,* 111-120.
Blow, A. J., & Sprenlde, D. H. (2001). Common factors across theories of marriage and family therapy : A modified Delphi study. *Journal of Marital and Family Therapy, 27,* 385-401.
Bograd, M. (1992). The duel over dual relationships. *The Psychotherapy Networker, 16,* 33-37.
Bordin, E. S. (1979). The generalizability of the psychoanalytic concept of the working alliance. *Psychotherapy : Theory, Research, and Practice, 16,* 252-260.
Bowen, M. (1978). *Family theory in clinical practice.* New York : Aronson.
Boyd-Franklin, N. (1989). Five key factors in the treatment of Black families. *Journal of Psychotherapy and the Family, 6,* 53-69.
Breunlin, D. C., Karrer, B. M., McGuire, D. E., & Cimmarusti, R. A. (1988). Cybernetics of videotape supervision. In H. A. Liddle, D. C. Breunlin, & R. C. Schwartz, (Eds.), *Handbook of family therapy training and supervision* (pp. 194-206). New York : Guilford.
Breunlin, D. C., Liddle, H. A., & Schwartz, R. C. (Eds.). (1988a). *Handbook of family therapy training and supervision.* New York : Guilford.
Breunlin, D. C., Liddle, H. A., & Schwartz, R. C. (1988b). Concurrent training of supervisors and therapists. In H. A. Liddle, D. C. Breunlin, & R. C. Schwartz, (Eds.). *Handbook of family therapy training and supervision* (pp. 207-224). New York : Guilford.
Breunlin, D., Schwartz, R., & Mac Kune-Karrer, B. (1992). *Metaframeworks : Transcending the models of family therapy.* San Francisco : Jossey-Bass.
Briggs, I. B. (1980). *Gifts differing : Understanding personality type.* Palo Alto, CA : Consulting Psychologists Press.
Bronfenbrenner, U. (1992). Ecological systems theory. In R. Vasta (Ed.), *Six theories of child development* (pp. 187-249). London : Jessica Kingsley.
Caldwell, K., & Diamond, D. (2000). In the cauldron : A case study of training for clinical supervisors. In *Readings in family therapy supervision* (pp. 241-243). Washington, DC : Ameri-

can Association for Marriage and Family Therapy.
Carlson, T. D., & Erickson, M. J. (2001). Honoring the privileging personal experience and knowledge : Ideas for a narrative therapy approach to the training and supervision of new therapists. *Contemporary Family Therapy : An International Journal, 23*, 199-220.
Carolan, M. T. (1999). Integrating gender into the practice of supervising marriage and family therapists. In R. E. Lee & S. Emerson (Eds.), *The eclectic trainer* (pp. 17-37). Galena, IL : Geist & Russell.
Carter, B., & McGoldrick, M. (Eds.). (1998). *The expanded family life cycle : Individual, family, and social perspectives* (3rd ed.). Boston : Allyn & Bacon.
Caust, B. L., Libow, J. A., & Raskin, P. A. (1981). Challenges and promises of training women as family systems supervisees. *Family Process, 20*, 439-447.
Chaney, S. E., & Piercy, F. P. (1988). A feminist family therapist behavior checklist. *American Journal of Family Therapy, 16*, 305-318.
Cicchetti, D., & Garmezy, N. (1993). Propsects and promises in the study of resilience. *Development and Psychopathology, 5*, 497-502.
Cohler, B. J., Stott, F. M., & Musick, J. S. (1995). Adversity, vulnerability, and resilience : Cultural and developmental perspectives. In D. Cicchetti & D. Cohen (Eds.), *Developmental pathology, Vol. 2 : Risk, disorder, and adaptation* (pp. 753-800). New York : Wiley.
Colapinto, J. (1988). Teaching the structural way. In H. A. Liddle, D. C. Breunlin, & R. C. Schwartz, (Eds.), *Handbook of family therapy training and supervision* (pp. 17-37). New York : Guilford.
Commission on Accreditation for Marriage and Family Therapy Education (2002). *Standards of Accreditation* (version 10.1). Washington, DC : Author.
Constantine, M. G., Juby, H. L., & Liang, J. J-C. (2001). Examining multicultural counseling competence and race-related attitudes among white marital and family therapists. *Journal of Marital and Family Therapy, 27*, 353-362.
Corey, G., Corey, M., & Callanan, P. (1988). *Issues and ethics in the helping professions*. Pacific Grove, CA : Brooks/Cole.
Daly, E. J., Witt, J. C., Martens, B. K., & Dool, E. J. (1997). A model for conducting a functional analysis of academic performance problems. *School Psychology Review, 26*, 554-574.
Daniels, H. (1996). *An introduction to Vygotsky*. New York : Routledge.
Dicks, H. V. (1967). *Marital tensions*. New York : Basic Books.
Di Nicola, V. (1997). *A stranger in the family : Culture, families, and therapy*. New York : Norton.
Doehnnan, M. (1976). Parallel process in supervision and psychotherapy. *Bulletin of the Menninger Clinic, 40*, 9-104.
Doherty, W. J., & Simmons, D. S. (1996). Clinical practice pattems of marital and family therapists : A national survey of therapists and their clients. *Journal of Marital and Family Therapy, 22*, 9-25.
Dumka, L. E., Martin, P., & Sprenkle, D. H. (1995). Development of brief scales to monitor clients' constructions of change. *Journal of Family Psychology, 9*, 385-401.
Dwyer, T. F. (1999). Barging in. In R. E. Lee & S. Emerson (Eds.), *The eclectic trainer* (pp. 133-143). Galena, IL : Geist & Russell.
Dwyer, T. F., & Lee, R. E. (1999). A picture is worth a thousand words : Exploring metaphors in training. In R. E. Lee & S. Emerson (Eds.), *The eclectic trainer* (pp. 88-104). Galena, IL : Geist & Russell.
Egeland, B., Carlson, E., & Sroufe, L.A. (1993). Resilience as process. *Development and Psycho-

pathology, 5, 517-528.
Elliot, R. (1986). Interpersonal process recall (IPR) as a psychotherapy process research method. In L. Greenberg & W. Pinsoff (Eds.), *The psychotherapy process : A research handbook* (pp. 503-527). New York : Guilford.
Ekstein, R., & Wallerstein, R. S. (1958). *The teaching and learning of psychotherapy.* New York : Basic Books.
Emerson, S. (1999). Creating a safe place for growth in supervision. In R. E. Lee & S. Emerson (Eds.), *The eclectic trainer* (pp. 3-12). Galena, IL : Geist & Russell.
Everett, C. A. (1979). The masters degree in marriage and family therapy. *Journal of Marital and Family Therapy, 5,* 7-13.
Everett, C. A. (1980a). An analysis of AAMFT supervisors : Their identities, roles, and resources. *Journal of Marital and Family Therapy, 6,* 215-226.
Everett, C. A. (1980b). Supervision of marriage and family therapy. In Allen Hess (Ed.), *Psychotherapy supervision : Theory, research, and practice.* New York : Wiley.
Everett, C. A. (Ed.). (2000). *Family therapy glossary* (3rd ed.). Washington, DC : American Association for Marriage and Family Therapy.
Everett, C. A. (in press). Family therapy for Parental Alienation Syndrome : Understanding the interlocking pathologies. In R. Gardner & R. Sauber (Eds.), *International handbook of Parental Alienation Syndrome : Legal and clinical issues.* New York : Haworth Press.
Everett, C. A., & Everett, S. V. (1994). *Healthy divorce.* San Francisco : Jossey-Bass.
Everett, C. A., & Everett, S. V. (1999). *Family therapy for ADHD.* New York : Guilford.
Everett, C. A., & Everett, S. V. (1998). *Short term family therapy with borderline patients.* Galena, IL : Geist & Russell.
Everett, C. A., Halperin, S., Volgy, S., & Wissler, A. (1989). *Treating the borderline family.* Boston : Allyn & Bacon.
Fairbairn, W. R. D. (1963). Synopsis of an object-relations theory of the personality, *International Journal of Psycho-Analysis, 44,* 224-225.
Falicov, C. (1988). Learning to think culturally. In H. A. Liddle, D. C. Breunlin, & R. C. Schwartz, (Eds.), *Handbook of family therapy training and supervision* (pp. 335-357). New York : Guilford.
Falicov, C. (1995). Training to think culturally : A multidimensional comparative framework. *Family Process, 34,* 373-388.
Figley, C. R. (1997). *Burnout in families : The systemic costs of caring.* Boca Raton, FL : CRC.
Figley, C. R. (2000a). Helping our supervisors-in-training (SITs) write their supervision philosophy statement. In *Readings in family therapy supervision* (pp. 46-48). Washington, DC : American Association for Marriage and Family Therapy.
Figley, C. R. (Ed.). (2000b). *Treating compassion fatigue.* New York : Brunner-Mazel.
Foley, V., & Everett, C. A. (1982). *Family therapy glossary.* Washington, DC : American Association for Marriage and Family Therapy.
Framo, J. (1976). Family of origin as a therapeutic resource for adults in marital and family therapy : You can and should go home again. *Family Process, 15,* 193-210.
Friedman, E. (1991). Changing the line : An interview with Edwin Friedman. *The Commission on Supervision Bulletin, 4*(3), 1-2.
Friedman, S. (Ed.). (1993). *The new language of change : Constructive collaboration in psychotherapy.* New York : Guilford.
Gladding, S. T., Huber, C. H., Remley, T. P., & Remley, T. P., Jr. (2000). *Ethical, legal, and*

professional issues in the practice of marriage and family therapy. Upper Saddle River, NJ : Pearson Education.

Goldenthal, P. (2000). A matter of balance : Challenging and supporting supervisees. In *Readings in family therapy supervision* (pp. 61-62). Washington, DC : American Association for Marriage and Family Therapy.

Goolishian, H., & Anderson, H. (1992). Strategy and intervention versus nonintervention : A matter of theory? *Journal of Marital and Family Therapy, 18*, 5-15.

Grant, B. (2000). Supervisory power as an asset. In *Readings in family therapy supervision* (p. 63). Washington, DC : American Association for Marriage and Family Therapy.

Grunebaum, J. (1987). Multidirected partiality and the "parental imperative" [Special Issue : Psychotherapy with Families]. *Psychotherapy : Theory, Research, Practice, and Training, 24*, 646-656.

Haber, R. (2000). Supervision as an ethical gym. In *Readings in family therapy supervision* (pp. 167-168). Washington, DC : American Association for Marriage and Family Therapy.

Haley, J. (Ed.). (1971). *Changing families : A family therapy reader*. New York : Grune & Stratton.

Haley, J. (1976). *Problem-solving therapy*. San Francisco : Jossey-Bass.

Hardy, K. (1990). The theoretical myth of sameness : A critical issue in family training and treatment. In G. Saba, B. Karrer, & K. Hardy (Eds.), *Minorities and family therapy* (pp. 17-33). New York : Haworth.

Hardy, K. V. (1993). Live supervision in the postmoderm era of family therapy. Issues, reflections, and questions. *Contemporary Family Therapy : An International Journal, 15*, 9-20.

Hardy, K. V., & Laszloffy, T. A. (1995). The cultural genogram : Key to training culturally competent family therapists. *Journal of Marital and Family Therapy, 21*, 227-237.

Harper-Jaques, S. (2002). *Supervision philosophy statement*. Unpublished document submitted in partial fulfillment of an AAMFT-sponsored supervision course.

Hastings, C. (2002). So, how do you become culturally competent? *Family Therapy Magazine, 1*(2), 18-24.

Heath, A., & Engleberg, S. (2000). Legal liability in supervision : An interview with AAMFT legal counsel. In *Readings in family therapy supervision* (pp. 162-164). Washington, DC : American Association for Marriage and Family Therapy.

Hedges, L. E. (2000). *Facing the challenge of liability in psychotherapy : Practicing defensively*. Northyale, NJ : Aronson.

Hoffman, L. (1981). *Foundations of family therapy*. New York : Basic Books.

Hoffman, L. (1997). Deconstructing family therapy. Presentation to the 55th annual conference, American Association for Marriage and Family Therapy, Atlanta, GA.

Holloway, E. (1995). *Clinical supervision : A systems approach*. Thousand Oaks, CA : Sage.

Hovestadt, A. (Ed.). (2001). *Practice management forms : Tools for the business of therapy*. Washington, DC : American Association for Marriage and Family Therapy.

Huber, C., & Peterson, C. M. (2000). MFT supervision : Evaluating and managing critical issues. In *Readings in family therapy supervision* (pp. 160-161). Washington, DC : American Association for Marriage and Family Therapy.

Isaacs, M. R., & Benjamin, M. P. (1991). Towards a culturally competent system of care. Washington, DC : CASSP TechnicalAssistance Center, Georgetown University.

Johnson, D. W., Johnson, R. T., & Holubec, E. J. (1994). New circles of learning : Cooperation in the classroom and school. Alexandria, VA : Association for Supervision and Curricu-

lum Development.
Jordan, K. B. (2000). Live supervision of all therapy sessions : A must for beginning therapists in clinical practica. In *Readings in family therapy supervision* (p. 116). Washington, DC : American Association for Marriage and Family Therapy.
Karson, S., & O'Dell, J. W. (1975). A new automated interpretation system for the 16 PF. *Journal of Personality Assessment, 39,* 256-260.
Keeney, B., & Ray, W. (2000). Shifting from supervision to superaudition. In *Readings in family therapy supervision* (p. 55). Washington, DC : American Association for Marriage and Family Therapy.
Keiley, M. K., Dolbin, M., Hill, J. Karuppaswami, N., Liu, T., Natrajan, R., Poulsen, S., Robbins, N., & Robinson, P. (2002). The cultural genogram : Experiences from within a marriage and family therapy training program. *Journal of Marital and Family Therapy, 28,* 165-178.
Keiley, M. K., & Piercy, F. P. (1999). The consulting-your-consultants interview : A final narrative conversation with graduating family therapy masters students. *Journal of Marital and Family Therapy, 25,* 461-468.
Keyes, C. (2001). Risk management issues for clinicians who treat suicidal patients in managed systems. In J. M. Ellison (Ed.), *Treatment of suicidal patients in managed care* (pp. 153-172). Washington, DC : American Psychiatric Association.
Killian, K. D. (2000). Locating self in relation to "other" : Supervision and white privilege. In *Readings in family therapy supervision* (pp. 188-190). Washington, DC : American Association for Marriage and Family Therapy.
Kiresuk, T. J., & Garwick, G. (1975). Basic goal attainment scaling procedures. In B. E. Compton & B. C. Galaway (Eds.), *Social work processes* (pp. 47-66). Homewood, IL : Dorsey.
Kniskern, D. P., & Gurman, A. S. (1988) Research. In H. A. Liddle, D. C. Breunlin, & R. C. Schwartz, (Eds.), *Handbook of family therapy training and supervision* (pp. 368-378). New York : Guilford.
Kohis, L. R., & Knight, J. M. (1994). *Developing intercultural awareness : A cross-cultural training handbook.* Yarmouth, ME : Intercultural Press.
Kostelnik, M. J. (1999). Everyone has a culture. In R. E. Lee & S. Emerson (Eds.), *The eclectic trainer* (pp. 147-163). Galena, IL : Geist & Russell.
Krovetz, M. L. (1999). *Fostering resilience : Expecting all students to use their minds and hearts well.* Thousand Oaks, CA : Sage.
Langdon, K., & Osborne, C. (2001). *Peiformance reviews.* New York : DK Publishing.
Langs, R. (1994). *Doing supervision and being supervised.* London : Karnac.
Laszloffy, T. A. (2000). The implications of client satisfaction feedback for beginning family therapists : Back to the basics. *Journal of Marital and Family Therapy, 26,* 391-197.
Lawless, J. (2002). A Caucasian male's journey toward cultural competence. *Family Therapy Magazine, 1*(2), 26-29.
Leaf, M. (1975). Baking and roasting. In J. P. Spradley & M. A. Rynkiewich (Eds.), *The Nacirema : Readings on American culture* (pp. 19-20). Boston : Little, Brown.
Lebow, J. (1987). Developing a personal integration in family therapy : Principles for model construction and practice. *Journal of Marital and Family Therapy, 13,* 1-14.
Lebow, J. (1997a). The integrative revolution in couple and family therapy. *Family Process, 36,* 1-17.
Lebow, J. (1997b). Rejoinder : Why integration is so important in couple and family therapy.

Family Process, 36, 23-24.
Lee R. E. (1994). The marriage and family therapy examination program. *Contemporary Family Therapy, 15,* 347-368.
Lee, R. E. (1999a). Seeing and hearing in therapy and supervision : A clinical example of isomorphism. In R. E. Lee & S. Emerson (Eds.), *The eclectic trainer* (pp. 8 1-87). Galena, IL : Geist & Russell.
Lee, R. E. (1999b). Getting started. In R. E. Lee & S. Emerson (Eds.), *The eclectic trainer* (pp. 33-44). Galena, IL : Geist & Russell.
Lee, R. E. (2002a). *Who is being licensed?* Unpublished report to the Association of Marital and Family Therapy Regulatory Boards, Cincinnati, OH.
Lee, R. E. (2002b, October 27). Ethical issues and responsibilities for supervisors. Presentation to the 60th annual conference, American Association for Marriage and Family Therapy, Cincinnati, OH.
Lee, R. E., & Brann, D. (1994). Women retrospectively identify and weigh the emotional events of their lives : Exploration of a scaling technique. *Psychological Reports, 74,* 1307-13 11.
Lee, R. E., Emerson, S., & Kochka, P. B. (1999). Using the Michigan State University Family Therapy Questionnaire for training. In R. E. Lee & S. Emerson (Eds.), *The eclectic trainer* (pp. 107-119). Galena, IL : Geist & Russell.
Lee, R. E., Eppler, C. S., Kendal, N., & Latty, C. R. (2001). Critical incidents in the lives of 1st year MFT students. *Contemporary Family Therapy : An International Journal, 23,* 51-61.
Lee, R. E., Nichols, D. P., Nichols, W. C., & Odom, T. (in press). Supervision in family therapy : Trends over 25 years. *Journal of Marital and Family Therapy.*
Lee, R. E., & Sturkie, K. (1997). The national marital and family therapy examination program. *Journal of Marital and Family Therapy, 23*(3), 255-269.
Lerner, R.M. (1991). Changing organism-context relations as the basic process of development : A developmental contextual perspective. *Developmental Psychology 27,* 27-32.
Lerner, R. M. (2001). *Concepts and theories of human development* (3rd ed.). Mahwah, NJ : Erlbaum.
Le Roux, P. (2000). Developing the person of the supervisor : An approach to training. In *Readings in family therapy supervision* (pp. 227-228). Washington, DC : American Association for Marriage and Family Therapy.
Liddle, H. A. (1982). Family therapy training : current issues, future trends. *International Journal of Family Therapy, 4,* 81-97.
Liddle, H. A. (1984). Toward a dialectical-contextual-coevolutionary translation of structural-strategic family therapy. *Journal of Strategic and Systemic Therapies, 3*(3), 66-79.
Liddle, H. A. (1988). Systemic supervision : Conceptual overlays and pragmatic guidelines. In H. A. Liddle, D. C. Breunlin, & R. C. Schwartz, (Eds.), *Handbook of family therapy training and supervision* (pp. 153-171). New York : Guilford.
Liddle, H. A., Breunlin, D. C., & Schwartz, R. C. (1988a). Family therapy training and supervision : An introduction. In H. A. Liddle, D. C. Breunlin, & R. C. Schwartz (Eds.), *Handbook of family therapy training and supervision* (pp. 3-9). New York : Guilford.
Liddle, H. A., Breunlin, D. C., & Schwartz, R. C. (Eds.). (1988b). *Handbook of family therapy training and supervision.* New York : Guilford.
Liddle, H. A., Davidson, G. S., & Barrett, M. J. (1988). Outcomes of live supervision : Trainee perspectives. In H. A. Liddle, D. C. Breunlin, & R. C. Schwartz, (Eds.), *Handbook of family*

therapy training and supervision (pp. 386-398). New York : Guilford.
Lowe, R. (2000). Supervising self-supervision : Constmctive inquiry and embedded narratives in case consultation. *Journal of Marital and Family Therapy, 26*, 511-521.
Mazza, J. (1988). Training strategic therapists : The use of indirect techniques. In H. A. Liddle, D. C. Breunlin, & R. C. Schwartz (Eds.), *Handbook of family therapy training and supervision* (pp. 93-109). New York : Guilford.
McAdoo, H. (2002). The ever expanding African tapestry in America. Presentation to the 60th annual conference, American Association for Marriage and Family Therapy, Cincinnati, OH.
McCollum, E. E., & Wetchler, J. L. (1995). In defense of case consultation : Maybe "dead" supervision isn't dead at all. *Journal of Marital and Family Therapy, 21*, 155-166.
Mead, E. E. (2000). Assessing supervision : Social validity and invalidity of evaluation. In *Readings in family therapy supervision* (pp. 85-86). Washington, DC : American Association for Marriage and Family Therapy.
Midori Hanna, S., & Brown, J. H. (1995). *The practice of family therapy : Key elements across models.* Pacific Grove, CA : Brooks/Cole.
Minuchin, S., & Fishman, H. C. (1981). *Family therapy techniques.* Cambridge, MA : Harvard University Press.
Monahan, J. (1993). Limiting therapist exposure to Tarasoff liability : Guidelines for risk containment. *American Psychologist, 48*, 242-250.
Montalvo, B. (1997). Live supervision : Restrained and sequence-centered. In T. C. Todd & C. L. Storm (Eds.), *The complete systemic supervisor : Context, philosophy, and pragmatics* (pp. 289-297). Boston : Allyn & Bacon.
Moon, S. M., & Trepper, T. S. (1996). Case study research. In D. H. Sprenide & S. M. Moon (Eds.), *Research methods in family therapy* (pp. 393-410). New York : Guilford.
Moultrop, D. J. (1986). Integration : A coming of age. *Contemporary Family Therapy, 8*, 157-167.
Nazario, A. (2000). Latina/os, Latino/a families, therapy and supervision. In *Readings in family therapy supervision* (pp. 194-197). Washington, DC : American Association for Marriage and Family Therapy.
Nelson, K. W., Brendel, I. M., Mize, L. K., Lad, K., Hancock, C. C., & Pinjala, A. (2001). Therapist perceptions of ethnicity issues in family therapy : A qualitative inquiry. *Journal of Marital and Family Therapy, 27*, 363-375.
Newfield, N., Sells, S. P., Smith, T. E., Newfield, S, & Newfield, F. (1996). Ethnographic research methods : Creating a clinical science of the humanities. In D. H. Sprenkle & S. M. Moon (Eds.), *Research methods in family therapy* (pp. 25-63). New York : Guilford.
Newman, B. M., Newman, P. R., & Morgan, K. (2002). *Development through life : A psychosocial approach.* Pacific Grove, CA : Brooks/Cole.
Nichols, W. C. (1968). Personal psychotherapy for marital therapists. *Family Coordinator 17*, 83-88.
Nichols, W. C. (1975). *Training and supervision* [cassette recording no. 123]. Claremont, CA : American Association for Marriage and Family Therapy.
Nichols, W. C. (1988). An integrative psychodynamics and systems approach. In H. A. Liddle, D. C. Breunlin, & R. C. Schwartz, (Eds.), *Handbook of family therapy training and supervision* (pp. 110-127). New York : Guilford.
Nichols, W. C. (1992). *The AAMFT : Fifty years of marital and family therapy.* Washington, DC : American Association for Marriage and Family Therapy.

文　献

Nichols, W. C. (1995). *Treating people in families.* New York : Guilford.
Nichols, W. C. (1997). The maturing of family therapy. Invited presentation to the 55th annual conference, American Association for Marriage and Family Therapy, Atlanta, GA.
Nichols, W. C., & Everett, C. A. (1986). *Systemic family therapy : An integrative approach.* New York : Guilford.
Nichols, W. C., & Lee, R. E. (1999). Mirrors, cameras, and blackboards : Modalities of supervision. In R. E. Lee & S. Emerson (Eds.), *The eclectic trainer* (pp. 45-61). Galena, IL : Geist & Russell.
Nichols, W. C., Nichols, D. P., & Hardy, K. V. (1990). Supervision in family therapy : A decade review. *Journal of Marital and Family Therapy 16*, 275-285.
Northey, W. F. (2002). Characteristics and clinical practices of marriage and family therapists : A national survey. *Journal of Marital and Family Therapy, 28*, 487-494.
O'Hanlon, W. H., & Weiner-Davis, M. (1989). *In search of solutions : A new direction in psychotherapy.* New York : Norton.
Papero, D. V. (1988). Training in Bowen theory. In H. A. Liddle, D. C. Breunlin, & R. C. Schwartz (Eds.), *Handbook of family therapy training and supervision* (pp. 62-77). New York : Guilford.
Pearson, J. L., Stanley, B., King, C. A., & Fisher, C. B. (2001). Intervention research with persons at high risk for suicidality : Safety and ethical considerations. *Journal of Clinical Psychiatry, 62*, 17-26.
Perlesz, A. J., Stolk, Y., & Firestone, A. F. (1990). Patterns of learning in family therapy training. *Family Process, 29*, 29-44.
Perlesz, A. J., Young, J., Paterson, R., & Bridge, S. (1994). The reflecting team as a reflection of second order therapeutic ideals. *Australian and New Zealand Journal of Family Therapy, 15*, 117-127.
Peterson, M. (1992). *At personal risk : Boundary violations in professional-client relationships.* New York : Norton.
Peterson, M. (2000). Covert agendas in supervision : Identifying the real culprit. In *Readings in family therapy supervision* (pp. 169-170). Washington, DC : American Association for Marriage and Family Therapy.
Pike-Urlacher, R. A. (1996). Towards the development of the Supervisee Developmental Needs Scale (SDNS) : An instrument for assessing the developmental needs of family therapy supervisees (Doctoral dissertation, Purdue University, 1995). Dissertation Abstracts International, 56(9-B), 5220.
Pinsof, W. M. (1983). Integrative problem centered therapy : Toward the synthesis of family and individual psychotherapies. *Journal of Marital and Family Therapy, 9*, 19-35.
Pinsof, W. M., & Wynne, L. C. (1995). The efficacy of marital and family therapy : An empirical overview, conclusions, and recommendations. *Journal of Marital and Family Therapy, 21*, 585-613.
Pitta, P. (1996) An integrated supervisory model. *The Family Psychologist,* Winter, 16-18.
Proctor, B. (2000). *Group supervision : A guide to creative practice.* Thousand Oaks, CA : Sage.
Protinsky, H. (1997). Dismounting the tiger : Using tape in supervision. In T. C. Todd & C. L. Storm (Eds.), *The complete systemic supervisor : Context, philosophy, and pragmatics* (pp. 298-307). Boston : Allyn & Bacon.
Protinsky, H., & Preli, R. (1987). Intervention in strategic supervision. *Journal of Strategic and Systemic Therapies, 6*, 18-23.

Quinn, W. H. (1996). The client speaks out : Three domains of meaning. *Journal of Family Psychotherapy*, 7(2), 7 1-83.

Quinn, W. H., & Nagirreddy, C. (1999). Utilizing clients' voices in clinical supervision : The Interpersonal Process Recall method. In R. E. Lee & S. Emerson (Eds.), *The eclectic trainer* (pp. 120-132). Galena, IL : Geist & Russell.

Quinn, W. H., Nagirreddy, C., Lawless, J., & Bagley, R. (2000). Utilizing clients' voices in clinical supervision. In *Readings in family therapy supervision* (pp. 98-100). Washington, DC : American Association for Marriage and Family Therapy.

Rambo, A. H., & Shilts, L. (1997). Four supervisory practices that foster respect for diversity. In T. C. Todd & C. L. Storm (Eds.), *The complete systemic supervisor : Context, philosophy, and pragmatics* (pp. 83-92). Boston : Allyn & Bacon.

Reimers, S. (2001). Understanding alliances : How can research inform user-friendly practice? *Journal of Family Therapy*, 23, 46-62.

Reiner, P. A. (1997). Psychoanalytic approaches to supervising couple and family therapy. In T. C. Todd & C. L. Storm (Eds.), *The complete systemic supervisor : Context, philosophy, and pragmatics* (pp. 135-155). Boston : Allyn & Bacon.

Reiss, B. (1960). The selection and supervision of psychotherapists. In N. Dellis & H. Stone (Eds.), *The training of psychotherapists*. Baton Rouge : Louisiana State University.

Rigazio-DiGilio, S. A. (1997). Integrative supervision : Approaches to tailoring the supervisory process. In T. C. Todd & C. L. Storm (Eds.), *The complete systemic supervisor : Context, philosophy, and pragmatics* (pp. 195-216). Boston : Allyn & Bacon.

Rita, E. S. (1998). Solution-focused supervision. *Clinical Supervisor*, 17(2), 127-139.

Roberto, L. G. (1997). Supervision : The transgenerational models. In T. C. Todd & C. L. Storm (Eds.), *The complete systemic supervisor : Context, philosophy, and pragmatics* (pp. 156-172). Boston : Allyn & Bacon.

Roberts, H. (2000). Contextual supervision involves continuous dialogue with supervisees. In *Readings in family therapy supervision* (pp. 183-187). Washington, DC : American Association for Marriage and Family Therapy.

Roberts, J. (1997). Reflecting processes and "supervision" : Looking at ourselves as we work with others. In T. C. Todd & C. L. Storm (Eds.), *The complete systemic supervisor : Context, philosophy, and pragmatics* (pp. 334-348). Boston : Allyn & Bacon.

Scharff, J. S., & Scharff, D. E. (1995). *A primer of object relations theoiy*. Northville, NJ : Aronson.

Schneider, J. G. (1994). *Legal issues involving "repressed memory" of childhood sexual abuse*. Washington, DC : National Register of Health Service Providers in Psychology.

Schutz, B. M. (1982). *Legal liability in psychotherapy : A practitioner's guide to risk management*. San Francisco : Jossey-Bass.

Schwartz, I. S., & Baer, D. M. (1991). Social validity assessments : Is current practice state of the art? *Journal of Applied Behavior Analysis*, 24, 189-204.

Schwartz, R. C., Liddle, H. A., & Breunlin, D. C. (1988), Muddles in live supervision. In H. A. Liddle, D. C. Breunlin, & R. C. Schwartz, (Eds.), *Handbook of family therapy training and supervision* (pp. 183-193). New York : Guilford.

Selekman, M., & Todd, T. (1995). Co-creating a context for change in the supervisory system : The solution-focused supervision model. *Journal of Systemic Therapies*, 14, 21-33.

Seligman, M. (1996). *The optimistic child : A proven program to safeguard children against depression and build lifelong resilience*. New York : HarperPerennial.

文　　献

Sells, S. P., Smith, T. E., & Moon, S. (1996). An ethnographic study of client and therapist perceptions of therapy effectiveness in a university-based training clinic. *Journal of Marital and Family Therapy, 22*, 321-342.

Simon, F. B., Steirlin, H., & Wynne, L. C. (1985). *Language of family therapy : A systemic vocabulary and sourcebook.* New York : Family Process.

Smith, R. E. (1988). The logic and design of case study research. *The Sport Psychologist, 2*, 1-12.

Solomon, M. F. (1992). *Narcissism and intimacy : Love and marriage in an age of uncertainty.* New York : Norton.

Sprenkle, D. H. (2002). A therapeutic Hail Mary. In D. A. Baptiste (Ed.), *Clinical epiphanies in marital and family therapy : A practitioner's casebook of therapeutic insights, perceptions, and breakthroughs* (pp. 20-28). New York : Haworth.

Sprenkle, D. H., Blow, A. J., & Dickey, H. M. (1999). Common factors and other nontechnique variables in marriage and family therapy. In M. A. Hubble, B. L. Duncan, & S. Miller (Eds.), *The heart and soul of change : What works in therapy* (pp. 329-359) Washington, DC. American Psychological Association.

Storm, C. L. (1997). The blueprint for supervision relationships : Contracts. In T. C. Todd & C. L. Storm (Eds.), *The complete systemic supervisor : Context, philosophy, and ragmatics* (pp. 272-282). Boston : Allyn & Bacon.

Storm, C. L. (2000a). Live supervision as a window : An interview with Braulio Montalvo. In *Readings in family therapy supervision* (pp. 109-110). Washington, DC : American Association for Marriage and Family Therapy.

Storm, C. L. (2000b). Greasing your pen : Showing you know the literature. In *Readings in family therapy supervision* (pp. 43-45). Washington, DC : American Association for Marriage and Family Therapy.

Storm, C. L. (2000c). Increased responsibility for preparing supervisors : Preventing supervisees from experiencing the kiss of death. In *Readings in family therapy supervision* (pp. 225-226). Washington, DC : American Association for Marriage and Family Therapy.

Storm, C. L., & Engleberg, S. (2000). Supervising defensively : Advice from legal counsel. In *Readings in family therapy supervision* (pp. 165-166). Washington, DC : American Association for Marriage and Family Therapy.

Storm, C. L., & Minuchin, S. (2000). Supervisors as social engineers : Creating family therapy-friendly organizations. An interview with Salvador Minuchin. In *Readings in family therapy supervision* (pp. 59-60). Washington, DC : American Association for Marriage and Family Therapy.

Storm, C. L., Peterson, M., & Tomm, K. (1997). Multiple relationships in supervision : Stepping up to complexity. In T. C. Todd & C. L. Storm (Eds.), *The complete systemic supervisor : Context, philosophy, and pragmatics* (pp. 253-271) .Boston : Allyn & Bacon.

Storm, C. L., Todd, T. C., McDowell, T., & Sutherland, T. (1997). Supervising supervisors. In T. C. Todd & C. L. Storm (Eds.), *The complete systemic supervisor : Context, philosophy, and pragmatics* (pp. 373-388). Boston : Allyn & Bacon.

Stromberg, C. D. (1987). Managing the risk of practice. *Register Report : The Newsletter for Psychologist Health Service Providers, 1*, 349.

Sturkie, D. K., & Bergen, L. P. (2000). *Professional regulation in marital and family therapy.* New York : Pearson Education.

Sturkie, K., & Lee, R. E. (2001). Assessing professional competence : Marital and family therapy examination programs. In K. Sturkie (Ed.), *Professional regulation in marriage and family therapy*. Boston : Allyn & Bacon.

Szapocznik, J., Kurtines, W., Santisteban, D. A., & Pantin, H. (1997). The evolution of structural ecosystemic theory for working with Latino families. In J. G. Garcia & M. C. Zea (Eds.), *Psychological interventions and research with Latino populations* (pp. 166-190). Needham Heights, MA : Allyn & Bacon.

Taibbi, R. (1995). *Clinical supervision : A four-stage process of growth and discovery*. Milwaukee, WI : Families International.

Todd, T. C. (1997a). Problems in supervision : Lessons from supervisees. In T. C. Todd & C. L. Storm (Eds.), *The complete systemic supervisor : Context, philosophy, and pragmatics* (pp. 241-252). Boston : Allyn & Bacon.

Todd, T. C. (1997b). Purposive systemic supervision models. In T. C. Todd & C. L. Storm (Eds.), *The complete systemic supervisor : Context, philosophy, and pragmatics* (pp. 173-194). Boston : Allyn & Bacon.

Todd, T. C. (1997c). Privately contracted supervision. In T. C. Todd & C. L. Storm (Eds.), *The complete systemic supervisor : Context, philosophy, and pragmatics* (pp. 125-134). Boston : Allyn & Bacon.

Todd, T. C., & Storm, C. L. (1997). Thoughts on the evolution of MFT supervision. In T. C. Todd & C. L. Storm (Eds.), *The complete systemic supervisor : Context, philosophy, and pragmatics* (pp. 1-16). Boston : Allyn & Bacon.

Tomm, K. (1984). One perspective on the Milan systemic approach : Part II. Description of session format, interviewing style and interventions. *Journal of Marital and Family Therapy, 10*, 253-271.

Tomm, K. (1992). The ethics of dual relationships. *The Calgary Participator : A Family Therapy Newsletter, 1*, 11-15.

Tucker, B., Hart, G., & Liddle, H. A. (1976). Supervision in family therapy : A developmental perspective. *Journal of Marriage and Family Counseling, 2*, 269-276.

Turner, J. (2000). Males supervising females : The risk of gender-power blindness. In *Readings in family therapy supervision* (pp. 185-187). Washington, DC : American Association for Marriage and Family Therapy.

Turner, J., & Fine, M. (1997). Gender and supervision : Evolving debates. In T. C. Todd & C. L. Storm (Eds.), *The complete systemic supervisor : Context, philosophy, and pragmatics* (pp. 72-82). Boston : Allyn & Bacon.

VandeCreek, L., & Knapp, S. (2001). *Tarasoff and beyond : Legal and clinical considerations in the treatment of life-endangering patients* (3rd ed.) Sarasota, FL : Professional Resource Press.

Vesper, J. H., & Brock, U. W. (1991). *Ethics, legalities, and professional practice issues in marriage and family therapy*. Boston : Allyn & Bacon.

Von Bertalanify, L. (1980). *General system theory* (rev. ed.). New York : George Braziller.

Walker, J. P., & Lee, R. E. (1998). Uncovering strengths of children of alcoholic parents. *Contemporary Family Therapy, 20*, 521-538.

Walsh, F. (1996). Family resilience : A concept and its application. *Family Process, 35*, 261-281.

Walter, J. L., & Peller, J. E. (1992). *Becoming solution-focused in brief therapy*. New York : Bmnner-Mazel.

Wark, L. (2000). Research : Trainees talk about effective live supervision. In *Readings in family therapy supervision* (p. 119). Washington, DC : American Association for Marriage and Family Therapy.

Warr, P. B., & Knapper, C. (1968). *The perception of people and events.* NewYork : Wiley.
Watson, M. F. (1993). Supervising the person of the therapist : Issues, challenges, and dilemmas. *Contemporary Family Therapy, 15,* 21-23.
Watzlawick, P., & Weakland, J. H. (Eds.). (1993). *The interactional view : Studies at the Mental Research Institute, Palo Alto,* 1965-1974. New York : Norton.
Wedge, M. (1996). *In the therapist's mirror : Reality in the making.* New York : Norton.
Welch, B. L. (1998a). Reducing liability in a litigious era. *Insight : Guarding psychologists against liability risks* (Ed. 1). Simsbury, CT : American Professional Agency.
Welch, B. L. (1998b). Walking the documentation tightrope. *Insight : Guarding psychologists against liability risks* (Ed. 2). Simsbury, CT : American Professional Agency.
Welch, B. L. (1999). Protecting you from the managed care tinderbox. *Insight : Guarding psychologists against liability risks* (Ed. 2). Simsbury, CT : American Professional Agency.
Welch, B. L. (2000a). Reducing your suicide liability. *Insight : Guarding psychologists against liability risks* (Ed. 1). Simsbury, CT : American Professional Agency.
Welch, B. L. (2000b). Borderline patients : Danger ahead. *Insight : Guarding psychologists against liability risks* (Ed. 2). Simsbury, CT : American Professional Agency.
Welch, B. L. (2001). Caution : State licensing board ahead. *Insight : Guarding psychologists against liability risks* (Ed. 1). Simsbury, CT : American Professional Agency.
Welch, B. L. (2003). Supervising with liability in mind. *Insight : Guarding psychologists against liability risks* (Ed. 1). Simsbury, CT : American Professional Agency.
Westheafer, C. (1984). An aspect of live supervision : The pathological triangle. *Australian Journal of Family Therapy, 5*(3), 169-175.
Wetchler, J. L. (1990). Solution-focused supervision. *Family Therapy, 27*(2), 129-138.
Wetchler, J. L., & McCollum, E. E. (1999). Case consultation : The cornerstone, of supervision. In R. E. Lee & S. Emerson (Eds.), *The eclectic trainer* (pp. 62-75). Galena, IL : Geist & Russell.
Wheeler, D., Avis, J. M., Miller, L. A., & Chaney, S. (1986). Rethinking family therapy education and supervision : A feminist model. In F. P. Piercy (Ed.), *Family therapy education and supervision* (pp. 53-71). New York : Haworth.
When supervision is mandated : Education or punishment? (2000). In *Readings in family therapy supervision* (pp. 176-177). Washington, DC : American Association for Marriage and Family Therapy.
Whitaker, C., & Ryan, M. O. (Eds.) (1990). *Midnight musings of a family therapist.* New York : Norton.
White, M., & Epston, D. (1990). *Narrative means to therapeutic ends.* New York : Norton.
White, M. B., & Russell, C. S. (1995). The essential elements of supervisory systems : A modified Delphi study. *Journal of Marital and Family Therapy, 21,* 33-53.
White, M. B., & Russell, C. S. (1997). Examining the multifaceted notion of isomorphism in marriage and family therapy supervision : A quest for conceptual clarity. *Journal of Marital and Family Therapy, 23,* 3 15-333.
Willi, J. (1982). *Couples in collusion.* New York : Aronson.
Willi, J. (1984). *Dynamics of couples therapy.* New York : Aronson.
Williams, L. (1994). A tool for training supervisors : Using the supervision feedback form (SFF). *Contemporary Family Therapy, 20,* 311-315.
Williams, L. M., & Dombeck, H. J. (1999). To speak or not to speak : Guidelines for selfdisclosure in supervision. In R. E. Lee & S. Emerson (Eds.), *The eclectic trainer* (pp. 22-30).

Galena, IL : Geist & Russell.
Woodside, D. B. (2000). Reverse live supervision : Leveling the supervisory playing field. In *Readings in family therapy supervision* (pp. 113-114). Washington, DC : American Association for Marriage and Family Therapy.
Woody, R. H., & Woody, J. D. (Eds.). (2001). *Ethics in marriage and family therapy*. Washington, DC : American Association for Marriage and Family Therapy.
York, C. D. (1997). Selecting and constructing supervision structures : Individuals, dyads, co-therapists, groups, and teams. In T. C. Todd & C. L. Storm (Eds.), *The complete systemic supervisor : Context, philosophy, and pragmatics* (pp. 320-333). Boston : Allyn & Bacon.
Young, J., Perlesz, A., Paterson, R., & O'Hanlon, B. (1989). The reflecting team process in training. *Australian and New Zealand Journal of Family Therapy, 10*(2), 69-74.

あとがき

はじめに：スーパーヴァイザー認定制度制定への本書の貢献

　本書，Robert E. Lee, Craig A. Everett 著『The Integrative Family Therapy Supervisor : A primer』(2004) は，2008年に日本家族研究・家族療法学会の機関誌『家族療法研究』第25巻第2号において日本で最初にその詳細を紹介したものである。監訳者の一人，石井千賀子が「米国における家族療法スーパーヴァイザー教育の文献紹介」と題し，概説した（家族療法研究, 25-2 : 180-183, 2008）。当学会で家族療法家の育成が喫緊の課題とされていた当時，家族療法のスーパーヴィジョンは重要な役割を果たすと認知されていたが，文書化されたスーパーヴィジョンの参考文献は刊行されていなかった。先行研究では，家族療法各学派によるスーパーヴィジョンはスーパーヴァイジーの自己評価を高めるというミクロ・レベルの効果を目的としたものが多かった。しかし，当学会は，メゾ・レベルの学会組織としてのスーパーヴァイザー認定制度を模索している時期でもあり，スーパーヴィジョン学としての基盤を示せるもの，すなわち統合的スーパーヴィジョンを示唆してくれるものが求められていた。その動機から，多種多様の論文や著書の中から，本書を推薦するにいたったのである。

スーパーヴィジョンにおける人の理解の重要性

　2009年に行われた家族療法研究・家族療法学会第26回大会の学会企画シンポジウム『スーパーヴィジョンを考える』の中で，「スーパーヴィジョンについて」と題し，臨床心理，精神分析，ソーシャルワークなどの先行研究，スーパーヴィジョンの発展の経緯についてシンポジストの一人である石井千賀子が概説し（家族療法研究, 26-1 : 21, 2009），本書を紹介した。本書は，スーパーヴィジョンについて，スキルや方法の範疇からスーパーヴィジョン学として構築するために，スーパーヴィジョンの原則である人間の尊厳の保持を打ち出し，スーパーヴィジョン・システムに包含される対象家族をはじめ，トレーニング指導者にいたるまでのすべての層の関係者間の交互作用を尊重している。これについて，本書では多世代構造というキー概念によって位置づけている。

同年，当学会において家族療法スーパーヴァイザー資格制度制定への動きが活発化し，当学会機関誌の中で，児島達美（2009）が「家族療法スーパーヴァイザー資格制度の創出について」（家族療法研究，26-2：188-189）と題し，当学会での経緯を報告している。

　もう一人の監訳者に，2007～2009年まで当学会機関誌の編集委員長をしていたことから，福山和女が加わった。監訳者二人は実際に監訳協働プロセスでも，この多世代構造の交互作用の様を体験したことを申し上げたい。

　監訳協働プロセスにおいてもっとも重視したのが，家族療法の専門家や学術者で構成された評議員会に本書の翻訳をお願いしたことである。それぞれの訳者は家族療法の見解や視点に独自性があり，訳語に多様性がみられたが，監訳者二人は各理論による専門用語を尊重することに努めた。結果的には統合的スーパーヴィジョンとしての用語の整理が必要であることを強く意識させられることとなった。

　本書においては，監訳者の立場から用語の統一を試みたので，その詳細を以下に記す。

○統合的アプローチ／多世代的構造

　　統合的アプローチに関して，「integrative」は，完全にする，集成的な，統合的な，という意味合いがあるが，本書では，各理論の独自性を尊重した統合をめざしていることから，「統合的」という訳語に統一した。

　　多世代的構造の「intergenerational」は，複世代，世代間，世代相互のという意味合いよりも，スーパーヴィジョン・システムやトレーニング・システムが組織を超えた環境整備の中の関係者をすべて含むことから，多重性を意識して，「多世代的」と訳した。

○アイソモーフィズム・異種同型

　　「isomorphism」は，アイソモーフィズムとカタカナ表記に統一した。和訳としては，「異種同形的」が訳者により提案されたが，類型的な視点を採用するということから，「異種同型的」を使用した。

○情動，三角形

　　「emotion」と「triangle」については，両者ともMurray Bowenの家族システムズ論に基づき，藤縄他監訳『家族評価』（金剛出版，2001）を参照し，「情動」と「三角形」を用いた。

あとがき

○スーパーヴィジョンをする，ないしはエンパワメントをする

　スーパーヴァイズする・エンパワーするとした訳者からの提案に対して，名詞の用語を和訳で動詞表記する場合には，名詞を目的語にして，用いることとした。

○コンテクスト・文脈／レジリエンス

　参考文献によると「context」や「resilience」は，コンテキスト，脈絡や文脈，またリジリエンスやリジリアンス，回復力，しなやかさなどが混在して使われていた。一方，訳者によってもさまざまであった。そこで，コンテクストとした。レジリエンスについては，多用されているものを採用した。

○メンター（指導者）／スーパーヴァイザー候補生

　「mentor」や「approved supervisor candidate」に関して，メンターについてはスーパーヴァイザーのスーパーヴァイザーという意味合いであるが，メンター（指導者）として統一した。また，認定資格取得のためのトレーニング中のスーパーヴァイザーを意味することから，スーパーヴァイザー候補生とした。

○スーパーヴァイジー，セラピスト，対象家族

　スーパーヴィジョン・システムの中では，スーパーヴァイジーと訳したが，トレーニング・システムの中では，セラピストと訳している場合もある。特に，ライブ・スーパーヴィジョンの場合，セラピーの臨床現場でクライエントに会っているということもあり，クライエントの家族を対象家族と位置づけ，スーパーヴァイジーとセラピストとを文脈に沿って使い分けている。

○コンピテンシー

　「competency」は，コンピテンシーと表記した。これは，人がもつ資質や能力を指すが，経済学などでは広義のコンピテンシーが用いられている。ここでは，適度な分別のある理解や行動をする能力をも含める。

○ダイナミクス

　「dynamics」は力動として捉え，名詞表現をする意味で，ダイナミクスと表記した。また，形容詞としては，ダイナミックと表記した。

多世代的構造に存在する価値

　本書では，家族療法スーパーヴィジョンの基盤として，13の基本原則（第1章参照）が挙げられている。これは，多世代的構造をもつスーパーヴィジョンの

展開ではスーパーヴァイザーが準じなくてはならない事柄が，明確に示されているものである。たとえば，スーパーヴィジョンは，①明確に規定された臨床的なトレーニング・システムであり，また，②安全な場を確保し，③段階的に関係性が発達し，④ヒエラルキーと権威性を含むダイナミクスで展開する。スーパーヴァイザーは，⑤倫理的原則に順じ，セラピスト，対象家族，臨床現場・機関，そして自身に対して同次元の責任をもつ，などが規定されている。

13の基本原則の中の上述の5項目は，家族をシステムとして捉える専門家に対するスーパーヴィジョンの特性を反映していると考える。これらを本書の特徴として，また，家族療法スーパーヴィジョンの意義として，捉えたい。

本書に存在する価値（本書の特徴：監訳者の視点から）

統合的スーパーヴィジョン・モデル（第4章参照）

このモデルでは，近年の多世代理論および発達理論のより広い資源を精査し，すべての主要な家族療法の独自の理論的資源を整理し，それらを直接的にスーパーヴィジョンの過程に適用している。この考え方は，質が高く，かつ調整された複合体であり，広範囲の家族療法スーパーヴァイザーとスーパーヴァイジーにとって有用であると述べられている。そのモデルが示唆する内容は，「読者である皆さんを説き伏せることができるであろうと考える。それは，トレーニング・システムの過程およびそれらの妥当性を明らかにして，理論および戦略と介入の一貫性を高め，読者が統合的な実践への道を切り開いていくことの手助けをすることである（p. 54）」と著者たちが統合的スーパーヴィジョン・モデルの効果を提示していることは興味深いものである。

また，初心者スーパーヴァイザーについてその特徴を記し，臨床でのスーパーヴィジョン体験と多世代家族システムとしてのトレーニングとが，異種同型的で同時進行するとして，概念化する方法を教えることの有益さを，著者たちは見出したと力説している点は，スーパーヴィジョンのトレーニングにおいて，この統合的スーパーヴィジョン・モデルのもう一つの効果であると考えられる。

おわりに

今後，さらに効果的なスーパーヴィジョン・モデルが日本内外の論文・文献等で提唱されると考えられる。その意味では，日本の実践領域に適したスーパーヴィジョンのモデルの開発が求められるであろう。実践現場でその開発・構築に向け

て本書が貢献できるものであると信じている。

　統合的スーパーヴィジョン・モデルの適用範囲は，家族療法領域だけでなく，心理領域，社会福祉領域，医療・保健領域をも包含したものであると考える。そこで活躍している対人援助の専門家たち，家族療法家，医師，看護師，臨床心理士，ソーシャルワーカー（社会福祉士，精神保健福祉士など），ケアマネジャー，ケアワーカー（介護福祉士など）等の実践に対して，また育成に対してバックアップ体制の効果的モデルであるといえる。皆さんがこのモデルを参照し，各領域のスーパーヴィジョン実践に適用可能であるかどうかを検討していただけることを期待したい。

　本書刊行にこぎつけるまでに2009年，2010年をかけ，そして，2011年3月に初校完了を迎えたのであるが，3月11日の東日本大震災と福島原発事故から未曾有の被害を受けた。被災された人々や家族の失われた命の尊さ，すべての喪失に立ち向かうことの人，物，心のエネルギーや資源の大切さをひしひしと感じ，また，被災された人々や家族のために救助に当たる専門家たちやボランティア，知人，友人，他人とその家族を考えると，人のネットワークや協働体制の必要性ばかりでなく，これらの人々へのバックアップ体制の重要性も毎日再確認させられている。今回の被害の影響は，何年も人々や社会に及んでいくであろう。今後家族療法家として何ができるか，どんな責任を持っているかを熟考することが求められるだろう。

　謝　辞

　家族療法学会評議員の皆さんの提案を受け，中村伸一会長のリーダーシップのもとに，本書の作製を開始しました。評議員の皆様に翻訳をお引き受けいただき，ここに協働完訳を迎えることができましたことは，多くの方々のご協力，励まし，また信頼を受けたことの賜物であると思います。特に本書の推薦文を楢林理一郎前会長にご依頼申し上げ，本書の意義について理論的，学術的価値を見落とすことのないようにとのご助言をいただきましたことは，監訳者として身の引き締まる思いを体験することになりました。また，初校，再校の段階できめ細やかなご助言をいただきましたことは，私どもにとって深い学習につながりました。ここに感謝申し上げます。FKグループ研究所（萬歳芙美子，對馬節子，荻野ひろみ，照井秀子諸氏），辻井弘美氏，金剛出版の高島徹也氏，北川晶子氏に特に感謝の意を捧げます。

福山和女
石井千賀子

索　引

数字
13 の基本原則 27, 247

アルファベット
AAMFT 5
　　──の資格要件 252
Bowen 8, 40
Haley 8, 40
Minuchin 8, 40

あ行
アイソモーフィズム 6, 32
アイデンティティ 211
アセスメント 10, 52
　　初期── 83
　　長所と短所を──する 225
あなた独自のモデル 211
依存性 253
受けやすい攻撃 185
エクササイズ 12, 148
円環性 43
オリエンテーション 8, 10
音声テープ 107

か行
開始期 223
介入計画 35
概念化 237
概念枠組 250
家族システム 6
家族の生きた歴史 223, 231
家族ライフサイクル 146
家族療法家に対して法的義務 181
家族療法スーパーヴァイザーになるための
　　プロセス 249
家族療法スーパーヴィジョン 38
家族療法モデル 42
家族療法理論 41
カップル・セラピーおよび家族療法試験
　　プロセス 43
管理者としての責務 253

機能不全の家族 59
基本的指針 47
基本的システム論 49
境界線 67
共通要因モデル 42
協働 33
記録チェックリスト 183
記録保管 183
クライエントの報告 153
グループ・スーパーヴィジョン 127, 132
　　──の形態 247
　　──の利点 133
契約書の作成 193
ケース・プレゼンテーション 107
権威性 143
原家族 43
　　多世代的（──）理論 87
現実検討 176
権力 27
　　ヒエラルキーと── 32
構造 10, 43
構造的モデルによるスーパーヴィジョン ... 91
構造的理論 87
行動主義モデル 87
コーチング 215
個体化／解放 253
個別およびグループ・スーパーヴィジョンの
　　組み合わせ 138
個別スーパーヴィジョン 127
コンテクスト 8
　　世代間（多世代）の── 57
コンピテンシー 35
　　──と秘密保持 192
　　社会的── 206
　　文化的── 142

さ行
再構成 43
最適な専門の判断 187
サイバネティックスのサイバネティックス
　　... 246
作業同盟 29

索引

三角形 43, 64
ジェノグラム 43
資格要件 194
資源 10
　　スーパーヴァイザーの—— 25
自己探求 148
自己の肯定的モデル 24
システム的な概念 228
システム論 11
　　——的概念 51
　　——モデル 87
執筆要綱 220
実用的統合 44
社会的コンピテンシー 206
社会的ファシリテーター 215
終結 195
終結期 223
上位ルール 215
症候 10
情動レベルの課題 250
情報開示の契約書 185
初期 223
　　——アセスメント 83
初級のセラピスト 71
職務遂行の改善計画 208
自律性 206
事例検討 212
事例提示法 12, 107
　　——によるスーパーヴィジョンの利点
　　 121
事例提示法の様式 247
人格プロファイル 218
親密/分離 241
スーパーヴァイザー 5
　　——候補生 211, 253
　　——にとっての価値 129
　　——の資源 25
　　——の責任 181, 182
　　——の達成課題 78
　　——の目標 48
　　認定——候補生 5
スーパーヴァイザー・セラピスト・
　クライエント 7
　　——の世代間システム 7
スーパーヴァイジー
　　——の安全性 28
　　——の重荷 170

　　——の達成課題 78
　　——の評価項目 73
スーパーヴィジョン 5
　　——過程 23, 50
　　——環境 155
　　——関係の弊害 169
　　——契約書 184, 196
　　——上での同盟 29
　　——とセラピーの境界 177
　　——における効果的な実践 153
　　——の介入 35
　　——の考え方や理念 213
　　——の関係 25
　　——の基本原則 23
　　——の記録項目 184
　　——の記録様式 184
　　——の形態 127
　　——の実施要綱と手続き 8
　　——のスーパーヴィジョン 8, 250
　　——のダイナミクス 32
　　——のチェックリスト 237
　　——の方法 194
　　——の三つのレベル 49
　　——の様式 107
　　——の様式（ライブかビデオ，個人か
　　グループ） 8
　　——の倫理的および法律的な問題 ... 248
　　——様式 219
　　——理念 220
家族療法—— 38
構造的モデルによる—— 91
戦略的モデルによる—— 93
ソリューション・フォーカスト・モデル
　による—— 88
対象関係論モデルによる—— 98
多世代的（ボーエン）モデルによる——
　 95
統合的—— 10, 47
統合的——・モデル 5
フィードバック中心の——：理論志向
　 163
ポストモダン・モデルによる—— 101
リフレクティング・チームを
　活用した—— 139
スクリーニング・インタビュー 224
ストレングス 108, 202
生活体験 142, 173

精神力動モデル 87
責任 36
　　スーパーヴァイザーの── 181, 182
　　地域社会の── 181
世代間 6, 60
　　──（多世代）オリエンテーション 56
　　──（多世代）のコンテクスト 57
　　──ダイナミクス 31
　　スーパーヴァイザー・セラピスト・
　　　クライエントの──システム 7
折衷 9
折衷主義 44
折衷的な 6
セラピー・プロセス 159
セラピスト 253
　　初級の── 71
　　スーパーヴァイザー・──・
　　　クライエント 7
　　スーパーヴァイザー・──・
　　　クライエントの世代間システム 7
セラピスト・クライエント 7
セラピストにとっての価値 129
専門家としての実践基準 181
戦略的モデルによるスーパーヴィジョン 93
戦略の理論 87
相互作用的パターン 61
相互性 43
喪失 6
ソーシャル・スキル 38
ソリューション・フォーカスト 12
　　──・アプローチ 87
　　──・モデルによるスーパーヴィジョン
　　　.. 88

た行

第一期移行期 78
対象家族 10, 27, 56, 253
　　──へのセラピー 30
対象関係論 87
　　──モデルによるスーパーヴィジョン
　　　.. 98
第二期移行期 81
多重の関係 189
多世代
　　──的（原家族）理論 87
　　──的（縦） 58

──的（ボーエン）モデルによる
　　スーパーヴィジョン 95
──理論 53, 55, 60
世代間（──）オリエンテーション 56
世代間（──）のコンテクスト 57
地域社会の責任 181
地図 44
中期 223
中級，上級レベル 72
調査研究 249
長所と短所をアセスメントする 225
治療的同盟 6
治療同盟 43
治療モデル 70
適正手続き 195, 208
適切なモデル 25
同一化 253
等価性 6
統合的アプローチ 237
統合的スーパーヴィジョン 10, 47
統合的スーパーヴィジョン・モデル 5
統合的な 6
統合的なアプローチ 44
統合的モデル 44, 223
　　──の教育 49
統合的臨床実践 5
特権 181
取り決め項目 193
トレーニング・システム 10, 57
トレーニング計画 184

な行

認知能力 223
認定監査チーム 127
認定申請に必要な基本的指針 5
認定スーパーヴァイザー候補生 5

は行

発達段階 10, 173
　　──的側面 69
発達理論 55
発達レベル 10
バランス（ホメオスタシス） 10
ハンドブック 251
ヒエラルキー 27, 43, 59
　　──と権力 32

否定的モデル 24
ビデオ 107
評価 195
　　──シート 201
　　──書式 202
　　──プロセス 198
開かれた感覚 155
開かれた質問法 158
フィードバック中心 158
フォーマット（様式） 12
不適切なモデル 25
プロセス 10, 45
分化 6, 43
文化的コンピテンシー 142
文化的ジェノグラム 150
文化的資質 46
文化的多様性の認識 145
文化の構成要素 146
文書作成 208
並行した関係 7
並行プロセス 32
変化の可能性 10
偏見 10
防衛的態度 28
補助的個人セラピー 178
ポストモダン 9
　　──・アプローチ 87
　　──・モデルによるスーパーヴィジョン
　　 101
　　──の理論家たち 143

ま行

マイノリティ文化 141
巻き込む家族 240
マジョリティ文化 141
マスター・セラピスト 246
ミシガン州立大学家族療法質問票 165
ミドルクラス 141
明確な意図と目的 44
メタファー 43
メタ理論 10
メンター（指導者） 5, 157
目的意識と未来志向 206
目標達成尺度 204
モニター 214
問題解決スキル 206

や行

四期モデル 223
四世代
　　──のトレーニング・システム 60
　　──モデル 58

ら行

ライブ 107
ライブ・スーパーヴィジョン 12, 108
　　──に関する留意点 110
　　──の効果的活用法 112
ライフサイクル 6
理想のスーパーヴァイザー 212
理念 12, 211
リフレーミング 43
リフレクション 216
リフレクティング・チーム 139
　　──を活用したスーパーヴィジョン .. 139
理論的リソース 85, 218
理論と実践を統合する 231
理論やリサーチ 220
臨床アセスメント 51
臨床実践のニーズ 250
臨床的介入 237
臨床的視座 48
臨床的トレーニング・システム 31
倫理綱領 181
倫理的原則 27, 37
倫理的考察 195
レジリエンス 205
論文作成 211

著者略歴

Robert E. Lee（ロバート・E・リー）
　ミシンガン州立大学大学院夫婦家族療法課程の臨床ディレクターであり，またフロリダ州立大学大学院の客員教授として夫婦家族療法課程のディレクターをも務める。33年間にわたって家族療法を実践し，現在，AAMFT（米国夫婦家族療法学会）の認定スーパーヴァイザーとして家族療法やスーパーヴィジョンの広範囲にわたる教育・訓練に携わっている。全米夫婦家族療法監査評議員会の前委員長であり，また夫婦・家族ライフ，個人・家族のアセスメント，および専門家の訓練など，多領域にわたる著書がある。

Craig A. Everett（クレッグ・A・エベレット）
　アリゾナ家族療法研究所のトレーニング・プログラムの共同ディレクターであり，『Journal of Divorce and Remarriage』の編集委員長である。AAMFTの元会長であり，その分野の多くの書物を著した。AAMFTの認定スーパーヴァイザーであり，現在，アリゾナ州ツーソンにて家族療法家として開業している。

監訳者

福山和女（ふくやま・かずめ）
　ルーテル学院大学大学院

石井千賀子（いしい・ちかこ）
　ルーテル学院大学，TELLカウンセリング・センター

訳者一覧

序文／著者について............石井千賀子（いしい・ちかこ：ルーテル学院大学）

- **第1章**............生島　浩（しょうじま・ひろし：福島大学大学院）
  神尾直子（かみお・なおこ：福島県警察本部）
  渡部望美（わたなべ・のぞみ：福島大学大学院）

- **第2章**............本田　徹（ほんだ・とおる：ほんだクリニック）

- **第3章**............小森康永（こもり・やすなが：愛知県がんセンター中央病院）

- **第4章**............中村伸一（なかむら・しんいち：中村心理療法研究室）
  藪垣　将（やぶがき・しょう：東京大学大学院）

- **第5章**............後藤雅博（ごとう・まさひろ：新潟大学）

- **第6章**............中釜洋子（なかがま・ひろこ：東京大学大学院）
  土屋瑛美（つちや・えみ：東京大学大学院）

- **第7章**............鈴江　毅（すずえ・たけし：香川大学）

- **第8章**............吉川　悟（よしかわ・さとる：龍谷大学）

- **第9章**............渡辺俊之（わたなべ・としゆき：高崎健康福祉大学）

- **第10章**............村上雅彦（むらかみ・まさひこ：広島ファミリールーム）

- **第11章**............福山和女（ふくやま・かずめ：ルーテル学院大学大学院）

- **第12章**............緒方　明（おがた・あきら：城ヶ崎病院／九州ルーテル学院大学）
  緒方　釈（おがた・とき：熊本大学医学部附属病院）

- **第13章**............遊佐安一郎（ゆさ・やすいちろう：代官山カウンセリングルーム）
  鈴木美砂子（すずき・みさこ：岐阜県総合医療センター）

- **第14章**............児島達美（こじま・たつみ：長崎純心大学）
  児島咲子（こじま・さきこ）

- **第15章**............石井千賀子（いしい・ちかこ：ルーテル学院大学）

家族療法のスーパーヴィジョン
――統合的モデル――

2011年6月20日印刷
2011年6月30日発行

著　者	ロバート・E・リー／クレッグ・A・エベレット
監訳者	福山和女／石井千賀子
訳　者	日本家族研究・家族療法学会評議員会
発行者	立石正信
発行所	株式会社金剛出版

〒112-0005　東京都文京区水道1-5-16
電話 03-3815-6661　　振替 00120-6-34848

印刷・平河工業社　製本・誠製本

ISBN978-4-7724-1193-6　C3011　　　　　　　　Printed in Japan　©2011